ENCICLOPEDIA *de* JUGOS CURATIVOS

JOHN HEINERMAN

Prólogo del Doctor Lendon Smith

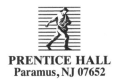

PRENTICE HALL
Paramus, NJ 07652

Library of Congress Cataloging-in-Publication Data

Heinerman, John.
    Heinerman's encyclopedia of healing juices. Spanish
    Enciclopedia de jugos curativos: las curaciones de
la naturaleza para cientos de los problemas de salud más comunes hoy
en día / John Heinerman; prólogo por Lendon Smith.
        p.   cm.
    Incluye índice.
    ISBN 0-13-858036-7 (cloth)—ISBN 0-13-847880-5 (pbk.)
    1. Jugos de frutas.   2. Jugos de vegetales.   I. Title.
    RM255.H448   1997   97-12276
    613.2′6—dc21   CIP

Título del original en inglés: Heinerman's Encyclopedia of Healing Juices.

Traducción de René James y Daniel González

© *1997 por Prentice-Hall, Inc.*

Impreso en Estados Unidos de América

10   9   8   7   6   5   4   (case)

10   9   8   7   (paper)

Este libro es una obra de referencia basada en investigaciones realizadas por el autor. Las opiniones acquí expresadas no necesariamente son las del editor o están respaldadas por el editor. Las instrucciones contenidas en este libro de ninguna manera deberán considerarse como sustituto de la consulta con un médico debidamente autorizado.

ISBN 0-13-858036-7 (case)

ISBN 0-13-847880-5 (paper)

ATTENTION: CORPORATIONS AND SCHOOLS

Prentice Hall books are available at quantity discounts with bulk purchase for educational, business, or sales promotional use. For information, please write to: Prentice Hall Special Sales, 240 Frisch Court, Paramus, New Jersey 07652. Please supply: title of book, ISBN number, quantity, how the book will be used, date needed.

PRENTICE HALL
Paramus, NJ 07652

A Simon & Schuster Company

On the World Wide Web at http://www.phdirect.com

Prentice-Hall International (UK) Limited, *London*
Prentice-Hall of Australia Pty. Limited, *Sydney*
Prentice-Hall Canada Inc., *Toronto*
Prentice-Hall Hispanoamericana, S.A., *Mexico*
Prentice-Hall of India Private Limited, *New Delhi*
Prentice-Hall of Japan, Inc., *Tokyo*
Simon & Schuster Asia Pte. Ltd., *Singapore*
Editora Prentice-Hall do Brasil, Ltda., *Rio de Janeiro*

Dedicado a
Joseph Smith, Jr., un profeta estadounidense

PRÓLOGO

Me encuentro impresionado con este libro—he leído cada palabra que contiene.

He conocido y trabajado con John Heinerman durante varios años. John escribe casi tan rápido como habla. Tiene muchísimas anécdotas acerca de su materia y de la gente de quien ha aprendido tantas cosas. Ha tenido el privilegio de poder viajar por todo el mundo. No parece tener miedo en hablar con la gente sobre sus hábitos y los métodos que siguen para estar sanos. Él sabe por qué las plantas, las frutas y las verduras son beneficiosas, y el lector de este libro se quedará sorprendido e impresionado por la forma en la que tantas frutas y verduras comunes pueden ser tan útiles para los enfermos.

La mayoría de los médicos están influenciados por el concepto de que sólo debe utilizarse una medicina única y específica para tratar una determinada enfermedad. Existe un medicamento para cada enfermedad. Pero la Naturaleza no funciona de esa manera. La mayoría de las hierbas, verduras y frutas tienen una capacidad bidireccional. Algunos remedios naturales harán que la presión sanguínea descienda si es alta, y la misma sustancia hará que la presión aumente si es baja. John Heinerman señala que la col, el apio y la lechuga contienen ingredientes que permiten estabilizar los niveles del azúcar en la sangre, haciendo que aumenten si son bajos y que desciendan si son altos. Al parecer el azufre es aquí el elemento clave, pero éste debe combinarse con otras vitaminas, minerales y alcaloides para poder tener buenos resultados. Son las combinaciones de elementos, y no éstos por sí solos, las que nos proporcionan los beneficios terapéuticos. Las civilizaciones antiguas sabían esto, y ahora John Heinerman (que no tiene nada de antiguo), lo sabe. Y tenemos el privilegio de tenerlo todo muy bien dispuesto y organizado en este libro. El libro está lleno de las verdades de la Naturaleza y repleto de las famosas historias de John acerca de los beneficios de los jugos. ¿Cómo es que los *Hunza*[1] lucen tan bien? La respuesta se encuentra en estas páginas. Yo pensaba que estas personas mentían acerca de sus edades. Y no es así; sencillamente lucen todavía muy bien aún a los 90 años. No se trata de ningún secreto, y usted puede hacer algo similar para sí mismo si sigue las sugerencias "jugosas" de John.

La mayoría de nosotros ha olvidado cómo masticar (o sencillamente no podemos hacerlo) suficientemente bien para penetrar las paredes de las células. Si usted ha perdido dientes a causa de la deficiente dieta estadounidense que ha seguido por muchos años, sus encías y sus dientes postizos podrían no resultar adecuados para trabajar como su propio extractor de jugos barato y personal. Esos dientes perdidos son un indicio de que usted necesita los nutrientes que se encuentran en las frutas y las verduras. Quizás usted debería adquirir un extractor de jugos. El extraer el jugo a las frutas y verduras abre las paredes celulosas difíciles de digerir de las plantas de modo que nuestros cuerpos puedan cosechar esos ofrendas intracelulares. Algo de la fibra que se puede perder en el proceso de la extracción del jugo debería ser aprovechada por sus beneficios. John le ayuda hacerlo mediante sus sugerencias para elegir el tipo de extractor de jugo que le conviene usar.

Este libro le informa a usted qué es lo que debe tomar para qué condiciones, y John le cuenta algunas alentadoras historias acerca de personas en todo el mundo que se han beneficiado con su uso. También le proporciona las cantidades de los nutrientes presentes en cada uno de los alimentos que ha seleccionado.

Una manera de averiguar si usted está obteniendo las cantidades apropiadas de minerales—especialmente de los que son utilizados por el cuerpo como electrólitos (sodio, potasio, cloruro)—consiste en tomar su propia presión sanguínea cada pocos días y en evaluar su circulación por medio de la temperatura de sus pies y manos. Usted debería notar que por las venas que se encuentran en la parte posterior de sus manos, fluye algo de sangre azul. Esa sangre deberá seguir fluyendo a través de las venas conforme usted eleve su mano hasta llegar al nivel de los ojos. Si usted está bebiendo jugos y su presión sanguínea es baja (es decir, por debajo de 115/75), sus manos y

---

[1] El territorio Hunza es un antiguo principado que se encuentra al noroeste de Cachemira y que desde el año de 1948 ha sido administrado por Paquistán.

pies están fríos, y sus venas son planas a la altura de sus pezones o tetillas, deberá añadir más agua a sus jugos.

Si usted se hace hacer uno de los 24 análisis químicos estándar de la sangre, podrá determinar si sus electrólitos se encuentran por encima o por debajo del medio (el punto medio entre los dos extremos). La mayoría de todas las frutas y verduras tienen de 20 a 100 veces más potasio que sodio. Es por esto que los vegetarianos casi nunca tienen que preocuparse por la alta presión sanguínea, pues es el sodio el más posible causante de la elevación de la presión sistólica. El potasio casi siempre permitirá disminuir el índice diastólico. Si su presión sanguínea es baja (por debajo de 115/60), tal vez debiera añadir algo de sal de mesa a su jugo a fin de aumentar su presión sistólica. (Desde luego, consúltelo con su doctor.)

John Heinerman está brindando al público la oportunidad de estar saludable en una manera segura y barata. Después de todo, a la mayoría de nosotros nos asustan todos esos medicamentos tóxicos que a los médicos se les enseña a recetar. Casi siempre tienen efectos secundario. El lector de este libro que se encuentre ya en tratamiento con algún medicamento podría hacer la prueba con estos remedios consagrados por el tiempo sin dejar de tomar las medicinas que le han sido recetadas, y unas semanas más tarde, consultar con su médico para que lo revise y ver si podría resultar apropiado reducir su dosis.

La descripción que John hace de sus ansias por el perejil tocó en mí una fibra sensible. Él nos cuenta de un ataque de fiebre del heno que sencillamente no cedía. En la cafetería del lugar donde estaba hospedado, descubrió algo de perejil, y experimentó una repentina urgencia por comerse un plato entero. Su cerebro le dijo: "¡Adelante, aprovéchalo!". En unos cuantos minutos, después de haberlo digerido, sus estornudos y su rinorrea se habían detenido por completo. Yo participo en un programa en el que se alienta a las personas a consumir los alimentos que les gustan—con exclusión, desde luego, del alcohol y el azúcar. Al parecer, nuestro cuerpo conoce lo que es bueno para él en un momento dado y, de esta forma, le envía al cerebro el mensaje de buscar con afán ese alimento. Yo necesito vitamina A, y siempre ando tras todo lo que sea zanahoria, zapallo y papa dulce, y robo el perejil de los platos de otros comensales. Supongo que esto se debe a que mi piel no es perfecta y mi cuerpo sabe que debo obtener betacaroteno y vitamina A adicionales. John nos informa que el perejil contiene la asombrosa cantidad de 850 unidades internacionales de vitamina A en tan sólo diez ramitas. Los alimentos comunes poseen esas maravillosas propiedades curativas que nos permiten combatir a las enfermedades y prolongar nuestras vidas.

Este libro está lleno de información alentadora. Es difícil no experimentar emoción ante los usos múltiples de estas ofrendas de la Naturaleza.

Atentamente,

Lendon H. Smith, M.D.

---

[2] La rinorrea se caracteriza por una emisión abundante por la nariz de secreciones (agua, moco, pus), sangre o alimentos regurgitados.

PREFACIO

La idea, o más bien la *necesidad*, de escribir un libro sobre jugos, me llegó casi por accidente. Me encantaría llamarlo un golpe de inspiración, pero con toda honestidad no puedo. Porque, como verá el lector, fue más una especie de momento de lamentación lo que dio inicio a todo este arduo y desafiante proceso.

Me encontraba participando como orador en una de las convenciones sobre salud alternativa a las que se me invita cada año. Y sucedió que la exhibición en la que estaba sentado autografiando libros y respondiendo a las preguntas de la gente, estaba justo a un lado del *stand* del extractor de jugos más caro en el mercado (desde luego, en este libro no lo menciono).

Una señora de unos cincuenta años de edad había observado la demostración sobre el jugo de zanahoria y le preguntó a los encargados del *stand* si tenían a la venta algún libro de jugos. Se le informó en términos más bien descorteses que no se requería ningún libro para operar su máquina.

La mujer se acercó al lugar donde yo me encontraba, visiblemente molesta por la respuesta que acababa de recibir. Al verme libre, me preguntó en voz bastante alta: "¿Por qué nadie puede escribir un libro sobre jugos que la gente como yo pueda entender? ¿Por qué no puedo obtener la información que quiero justo en el momento en que más la necesito?"

Entonces, adentrándose en sus propios pensamientos por un momento, volteó la vista hacia la mesa y vio mi libro *best-séller: Heinerman's Encyclopedia of Fruits, Vegetables and Herbs*. Reconociéndome por mis conferencias a las que había asistido ese mismo día, me preguntó de manera improvisada: "¿Por qué *usted* no escribe un libro sobre jugos? ¡Por lo menos me diría lo que quiero saber!" Nuestra conversación después de eso se limitó a sus propios problemas de salud. Por alguna razón su queja causó un impacto en mi mente. Era algo que sencillamente no me dejaba en paz. No es que yo estuviera muy ansioso por escribir otro libro sobre salud, sino que sencillamente parecía como si el reto se encontrara ahí solo sentado, de alguna manera esperando a que yo lo aceptara.

No mucho tiempo después de esto, en una conversación telefónica con Doug Corcoran, mi buen amigo y editor de la casa editorial Prentice-Hall, surgió una vez más el tema de manera indirecta. Estaba recitándome una larga y variada lista de temas de salud que él esperaba algún día se convirtieran en manuscritos publicables. "En este momento me encuentro buscando un libro de jugos que sea *realmente bueno*", me comentó sin verdaderamente tener en mente el propósito de hacerlo.

"Qué curioso que digas eso, Doug", le respondí. "Sucede que precisamente hace unas cuantas semanas, en una convención a la que asistí, se acercó a mi *stand* una señora y, en pocas palabras, me hizo la misma pregunta". Entonces procedí a relatarle el asunto con detalle.

Así, a partir de dos incidentes no relacionados y con una diferencia de semanas el uno del otro, surgió este libro. Es probablemente el proyecto de escritura e investigación más ambicioso que jamás haya emprendido en mi trayectoria de un total de 37 libros. Después de haber revisado una serie de libros sobre jugos ya publicados, sabía yo en donde residía mi reto. El reto consistía en crear lo que tanto la mujer en la convención como mi editor querían: ¡un libro sobre jugos *verdaderamente bueno!*

Si acaso pudiera parecer que en este momento me estoy alabando fingidamente, no lo estoy. Desde un principio sabía que para hacer algo como esto, tenía que ser diferente y llegar adonde ningún otro autor de libros sobre jugos nunca antes había llegado.

En primer lugar, en este libro se cubren 83 diferentes tipos de jugos. (Incluso las entradas combinadas bajo los Jugos de BAYAS, CÍTRICOS y varias mezclas dobles de jugos como las de DÁTIL-HIGO y UVA-UVA PASA.) Ningún otro libro sobre jugos publicado hasta ahora se aproxima siquiera a ese número. Y vaya si lo sé, pues me tomé el tiempo para contar sus entradas nada más para asegurarme de ello.

En segundo lugar, ninguno de los demás libros sobre jugos presenta información tan detallada como éste en lo que respecta a la compra de frutas y verduras apropiada. Ahora tendrá usted un conocimiento bastante bueno acerca de lo que debe buscar al momento de comprar frutas y verduras decentes para hacer jugos. En tercer lugar, el lector saldrá de mi libro bien informado acerca del contenido nutricional de prácticamente todos los jugos presentados. Esto le permitirá comprender correctamente cuáles son las vitaminas y minerales particulares inherentes a cada fruta o verdura de la que se extraerá el jugo. De esta forma, el lector sabrá cuáles de entre varios jugos pueden ser los mejores tomar para subsanar ciertas deficiencias nutricionales.

En cuarto lugar, se proporciona un gran número de anécdotas diversas y relatos personales que demuestran las ventajas específicas de jugos individuales. Ninguno de los demás libros sobre jugos utiliza este tipo de experiencia de campo de primera mano como yo. Con la excepción de algunos cambios de nombre ocasionales en aquellos casos en los que se me solicitó o se hacía necesario, todas las historias citadas tienen que ver con situaciones de la vida real en lugares muy reales. Inclusive aquellas extrañas, como la del tipo que acostumbraba ingerir focos rotos o la mujer que olía las axilas de los hombres para ganarse la vida, de verdad sucedieron tal como las relato.

El valor de cualquier libro realmente bueno, sin embargo, puede encontrarse en su diseño. He adoptado aquí una de las principales características que hicieron de mi primer libro *Heinerman's Encyclopedia of Fruits, Vegetables and Herbs* (1985) un demoledor *best-séller*. Esta característica consiste en tener no uno, sino tres índices separados, ofreciéndole a usted con ello el sistema de referencias cruzadas más extenso que jamás podría esperar encontrar en cualquier libro de salud. El índice general contiene una lista de problemas de salud, con sus remedios apropiados y con sus números de página correspondientes. Además, el texto en general está alfabetizado a fin de permitirle localizar los jugos en su orden de aparición. Por último, en la parte trasera se incluye un índice analítico en el que se muestra todo lo demás no listado en los otros dos.

Al final he incluido un apéndice especial dividido en cuatro partes que cubre otros aspectos importantes acerca de la extracción de jugos, tales como qué tipo de extractor de jugos es el mejor para usted; dinámicas recetas de jugos que dos terapeutas profesionales especialistas en jugos, un importante fabricante de jugos y yo mismo ayudamos a crear; emocionantes formas de usar los sobrantes de la pulpa si tiene usted otra cosa que no sea un *Vita-Mix;* productos únicos y los nombres y direcciones de sus fabricantes o proveedores; y, por último, una breve lista de otros libros sobre jugos para los que desean expandir sus horizontes con combinaciones imaginativas de jugos.

Por último, ya que pensaba que había terminado con un trabajo tan importante como éste, me encontré revisando el manuscrito una segunda vez y añadiendo cantidad de párrafos acerca de numerosos problemas de salud en los que describo *cómo* es que ciertos jugos en particular funcionan para cada uno de ellos. Estas explicaciones no aparecen en ningún otro libro sobre jugos tan completamente como aparecen aquí.

Ahora que el reto ha sido superado con éxito y este maravilloso e histórico proyecto se encuentra detrás de mí, he fijado mis miras en otras dos metas más. Estas metas consisten en escribir mi tercera y cuarta partes de esta serie de mi enciclopedia de la salud—a saber, *Heinerman's Encyclopedia of Berries, Nuts, Seeds and Sprouts,* y *Heinerman's Encyclopedia of Spices, Flavorings and Condiments.*

Así que, levantando mi vaso de jugo de fruta *ugli*[1] digo salud con usted, mi lector, y hago un brindis propicio: "¡Por una grandiosa aventura a base de jugos, por un feliz beber y por una buena salud! Que los líquidos presentes en su vida se lleven flotando todas sus preocupaciones, sus penas y sus problemas".

John Heinerman, Ph.D.
23 de diciembre de 1993
Salt Lake City, Utah 84147

---

[1] NOTA: La fruta ugli es un tipo de cítrico común en Jamaica.

CONTENIDO

ACEITUNA *(olive)*—"Un agente suavizante para el tejido de la piel" 1

ACHICORIA Y ENDIBIA *(chicory-endive)*—"Una gran combinación para combatir la osteoporosis" 5

AGUACATE (palta, *avocado*)—"Un lubricante para las articulaciones y el corazón" 9

AJO Y CEBOLLA *(garlic-onion)*—"Un tratamiento para quemaduras, hongos y arteriosclerosis/aterosclerosis" 14

ALBARICOQUE (chabacano, damasco, *apricot*)—"Es como beber de la fuente de la juventud" 25

ALFALFA—"La magia mineral para heridas y llagas" 29

APIO *(celery)*—"Un alivio para el eccema y la psoriasis" 34

BAYAS *(berries)*—"La sabrosa medicina de la naturaleza" 38

BERRO Y NABO *(watercress-turnip)*—"Una bebida dinámica para combatir las infecciones" 55

BROTES DE FRIJOL (judías germinadas, *bean sprouts*)—"Proteína líquida para la vitalidad física" 60

CALABACITA ITALIANA *(zucchini squash)*—"Un increíble restaurador de energía para los que padecen del síndrome de fatiga crónica" 65

CALABAZA *(pumpkin)*—"Refuerce su salud con vitamina A" 69

CAQUI *(persimmon)*—"Dígale 'Hasta la vista' a los parásitos intestinales"   73

CEREZA *(cherry)*—"Un alivio rápido y fácil para la artritis y la gota"   78

CHILES Y PIMIENTOS *(chile peppers)*—"Para quemar la grasa y aliviar el dolor"   83

CHIRIVÍA *(parsnip)*—"Añada brillo al cabello, la piel y las uñas"   92

CIRUELA Y CIRUELA PASA *(plum-prune)*—"Experiencias movilizadoras para el estreñimiento"   96

CÍTRICOS—"Estimulantes del sistema inmunológico para combatir la gripe"   101

COL *(cabbage)*—"Para curar el tracto gastrointestinal"   114

COL DE BRUSELAS *(Brussels sprouts)*—"Para rejuvenecer el páncreas"   120

COLINABO *(kohlrabi)*—"Una gran ayuda para los problemas de los senos paranasales"   124

COL RIZADA Y BERZA COMÚN *(kale-collard)*—"Para fortalecer los huesos en la gente mayor"   128

DÁTIL E HIGO *(date-fig)*—"Un agradable estímulo para los intestinos perezosos"   133

DIENTE DE LEÓN *(dandelion)*—"Para rescatar al hígado del abuso alimenticio"   138

DURAZNO Y PERA *(peach-pear)*—"Un tónico efectivo para los pulmones"   144

ESPÁRRAGO *(asparagus)*—"Un tónico nutritivo para los riñones"   151

ESPINACA *(spinach)*—"¿Preocupada por las arrugas? Pruebe este elíxir"   155

FRUTA DE LA PASIÓN (parcha, granadilla, maracuyá, *passion fruit)*—"Un remedio amazónico para la vista deficiente"   158

GRANADA *(pomegranate)*—"Resucitación líquida de boca a boca" 163

GUISANTES (chícharos, arvejas, *peas)*—"Una ayuda para disolver los coágulos sanguíneos" 166

HINOJO *(fennel)*—"Dígale adiós a la acidez estomacal" 170

HOJAS DE MOSTAZA *(mustard greens)*—"Nutrición proveniente del sur para trastornos femeninos" 175

JUDÍAS VERDES (alubias, *string beans)*—"Un maravilloso alimento para la diabetes y la hipoglucemia" 179

LECHUGA *(lettuce)*—"El narcótico vegetal para los dolores de cabeza y los nervios" 183

MANZANA—"Una manzana al día mantendrá alejado al doctor" 188

MELÓN CANTALOUPE—"Una bebida refrescante para aliviar la fiebre" 193

MEMBRILLO *(quince)*—"Un antídoto para la venganza de Moctezuma" 198

NECTARINAS (pelón, *nectarine)*—"Increíblemente bueno para sus nervios" 201

ORTIGA *(nettles)*—"Primeros auxilios para la hemorragia" 205

PAPA (patata, *potato)*—"Para eliminar del cuerpo los metales pesados" 208

PAPAYA Y MANGO—"Asistencia líquida para la hernia hiatal" 213

PATACA (aguaturma, *Jerusalem artichoke)*—"Un deleite para las personas a dieta" 219

PEPINO *(cucumber)*—"El mejor tonificador para la piel" 223

PEREJIL *(parsley)*—"Haga alejar a las alergias para siempre" 228

PERIFOLLO *(chervil)*—"Algo bueno para la vesícula biliar" 233

PIÑA (ananás, *pineapple)*—"Para disolver una bola (bezoar) gástrica" 237

PLANTA DE TRIGO Y PLANTA DE CEBADA *(wheat grass-barley grass)*—"La renovación de la vida en cada vaso" 242

PLÁTANO (banana)—"Un alivio para el sufrimiento de la colitis y las úlceras" 249

QUIMBOMBÓ *(okra)*—"Una alternativa a las transfusiones sanguíneas" 254

RÁBANO *(radish)*—"Nutrición para la tiroides" 260

RÁBANO PICANTE *(horseradish)*—"Un remedio muy potente para la hipotermia" 265

REMOLACHA (betabel, *beet*)—"Una ayuda para conservarse libre de cáncer" 269

RUIBARBO *(rhubard)*—"El mejor amigo del dentista" 275

SANDÍA *(watermelon)*—"Un programa de recuperación de los indígenas americanos para la enfermedad" 279

TOMATE (jitomate, *tomato*)—"Un toque de atención para despertar al hígado" 283

UVA Y UVA PASA—"Para poner al herpes a hibernar" 288

ZANAHORIA—"La receta para ver mejor" 297

APÉNDICE UNO—Cómo hacer un bar de jugos en su casa   303
APÉNDICE DOS—Qué hacer con los sobrantes de pulpa   311
APÉNDICE TRES—Proveedores y fabricantes de productos   317
APÉNDICE CUATRO—Materiales de lectura relacionados   323
APÉNDICE CINCO—Recetas de bebidas deliciosas a base] de jugos   325

Índice—345

Parte Dos: Problemas de salud y sus soluciones a base de jugos

ABORTO
   Espinaca 156

ABSCESOS
   Berro y Nabo 58

ACIDEZ ESTOMACAL
   Plátano 252;   Hinojo 172;   Sandía 281

ACNÉ
   Espárrago 153;   Frambuesa roja y negra 51

ACNÉ COMÚN
   Cereza 81

ALCOHOLISMO
   Remolacha 272;   *Boysenberry* 48;   Judía verde 181;   Planta de trigo y Planta de cebada 247

ALERGIAS
   Alfalfa 31;   Apio 35;   Perejil 229;   Calabaza 72

AMIGDALITIS
   Baya del saúco 49;   Cítricos 112;   Fruta de la pasión 162

ANEMIA
   Frambuesa roja y negra 51;   Espinaca 157

ANOREXIA
   Grosella espinosa 50

ANSIEDAD, ATAQUES DE
   Hinojo 173

APETITO, PÉRDIDA DE
   Col de Bruselas 122

APETITO, POCO
   Tomate 287

APOPLEJÍA
Ráspano 50

ARRUGAS
Pepino 225;   Espinaca 157;   Planta de trigo y Planta de cebada 245

ARTERIOSCLEROSIS
Ajo y Cebolla 21

ARTRITIS
Manzana 191;   Aguacate 10;   Cereza 80;   Sandía 282

ASMA
Cítricos 109;   Berro y Nabo 58

ATAQUES AL CORAZÓN
Uva y Uva pasa 294

AZÚCAR EN LA SANGRE, DESEQUILIBRIOS DE
Calabaza 72

BAZO/HÍGADO, AGRANDAMIENTO DE
Papaya y Mango 217

BAZO, DOLOR E INFLAMACIÓN DE
Perifollo 235

BRONQUITIS
Cítricos 109;   Berro y Nabo 58

CALAMBRES ABDOMINALES
Cítricos 110

CALCIO, MALA ABSORCIÓN DE
Col rizada y Berza común 131;   Calabacita italiana 67

CÁLCULOS BILIARES
Perifollo 234;   Hinojo 174;   Papa 212

CÁNCER
Remolacha 271;   Col 117;   Planta de trigo y Planta de cebada 246;   Albaricoque 27

CARBUNCLOS
Fresa 51;   Papa 211;   Berro y Nabo 58

CARIES
Ruibarbo 276

CATARATAS
Ráspano 51

CEGUERA NOCTURNA
Diente de león 142

CELULITIS
Perejil 231

CIÁTICA
Hojas de mostaza 178

CIRCULACIÓN MALA
Papaya y Mango 217;   Frambuesa roja y negra 51

CISTITIS
Fruta de la pasión 161

CLAMYDIA
Berro y Nabo 57

COÁGULOS SANGUÍNEOS
Guisantes 167

CÓLERA
Membrillo 200

COLESTEROL, NIVEL ELEVADO DE
Col 118;   Calabaza 72;   Manzana 191

CÓLICOS
Sandía 282

COLITIS
Plátano 251; Planta de trigo y Planta de cebada 245

COMER EN EXCESO
Chirivía 94

CONGESTIÓN MUCOSA
Rábano picante 267

CONTRACCIONES MUSCULARES
Nectarina 203

CONTUSIONES
Grosella negra y roja 46; Ráspano 50

CORAZÓN DÉBIL
Granada 164

CORAZÓN, PROBLEMAS DEL
Frambuesa roja y negra 51

CORTADURAS
Caqui 76

CRECIMIENTO ATROFIADO
Col de Bruselas 123

CUTIS, PROBLEMAS DEL
Grosella espinosa 50; Zanahoria 300; Aceituna 2; Papaya y
Mango 217; Chirivía 93

DEFECTOS DE NACIMIENTO
Espinaca 156

DESHIDRATACIÓN
Papaya y Mango 217

DESNUTRICIÓN
Planta de trigo y Planta de cebada 247

DESNUTRICIÓN Y FALTA DE PESO
Aguacate 13

DIABETES
Col 118; Judía verde 181; Pataca 221

DIARREA
Arándano 47; Frambuesa roja y negra 51; Membrillo 199;
Ruibarbo 278

DIENTES FLOJOS
Caqui 76

DISCO HERNIADO
Achicoria y Endibia 7

DISENTERÍA
Arándano 47; Cítricos 108

DISENTERÍA AMEBIANA
Membrillo 200

DISFUNCIONES DE ÓRGANOS
Sandía 282

DISMENORREA
Ráspano 51

DIVERTICULITIS
Plátano 252

DOLOR REUMÁTICO
Hojas de mostaza 178

DOLOR DE CABEZA
Grosella espinosa 50; Lechuga 186

DOLOR DE OÍDOS
Baya del saúco 49

DOLORES DE PARTO
Frambuesa roja y negra 51

DROGADICCIÓN
Remolacha 272; Judía verde 181; Planta de trigo y Planta de
cebada 247

ECCEMA
Espárrago 154;   Arándano 47;   Baya del saúco 49;   Apio 35

EDAD AVANZADA
Albaricoque 27;   Planta de trigo y Planta de cebada 245

EDEMA CARDÍACO
Ortiga 207

ENCEFALITIS
Ajo y Cebolla 22

ENFERMEDAD AUTOINMUNE
Quimbombó 258

ENFERMEDAD CELÍACA
Dátil e Higo 136;   Guisantes 168

ENFERMEDAD DE CROHN
Melón cantaloupe 195;   Nectarina 203

ENFERMEDAD DE ROSENBACH
Grosella espinosa 50

ENFERMEDADES CORONARIAS
Alfalfa 32

ENFERMEDADES DE TRANSMISIÓN SEXUAL
Frambuesa roja y negra 51;   Cítricos 111;   Berro y Nabo 57

ENFISEMA
Berro y Nabo 58

ENVENENAMIENTO POR MERCURIO
Perejil 231

ENVENENAMIENTO POR TOMAÍNAS
Grosella negra y roja 46

ENVENENAMIENTO URÉMICO
Judía verde 181;   Sandía 282

ERISIPELA
Baya del saúco 49;   Grosella espinosa 50

ERUPCIÓN CUTÁNEA POR HIEDRA O ZUMAQUE VENENOSO
Baya del saúco 49;   Pepino 226

ESCLEROSIS MÚLTIPLE
Grosella negra y roja 46

ESCORBUTO
Boysenberry 48;   Frambuesa roja y negra 51

ESPINILLAS
Fresa 51;   Papa 211

ESTAFILOCOCOS, INFECCIÓN POR
Cítricos 112

ESTREÑIMIENTO
Manzana 196;   *Boysenberry* 48;   Grosella espinosa 50;   Dátil e Higo 135;   Ciruela y Ciruela pasa 99;   Rábano 263

EXANTEMA
Arándano 47

FATIGA
Frambuesa roja y negra 51;   Uva y Uva pasa 294;   Espinaca 157; Planta de trigo y Planta de cebada 247

FIBROSIS QUÍSTICA
Col de Bruselas 121

FIEBRE
Baya del saúco 49;   Frambuesa roja y negra 51;   Melón cantaloupe 195;   Durazno y Pera 149

FIEBRE ESCARLATINA
Ráspano 50

FIEBRE REUMÁTICA
Ráspano 50

FIEBRE TIFOIDEA
Arándano 47;   Ráspano 50

FITOBEZOAR GÁSTRICO
Piña 239

FRACTURAS
Achicoria y Endibia 7;   Col rizada y Berza común 129;
Calabacita italiana 68

FUEGO DE SAN ANTONIO
Grosella espinosa 50

FURÚNCULOS
Fresa 52;   Papa 211;   Berro y Nabo 58

GANGRENA
Colinabo 126

GARGANTA IRRITADA
Arándano 47;   Fruta de la pasión 162

GASTRITIS
Plátano 252;   Ciruela y Ciruela pasa 99

GINGIVITIS
Fresa 52;   Ruibarbo 276

GLANDULARES, DEFICIENCIAS
Brotes de frijol 63

GLAUCOMA
Ráspano 51

GONORREA
Berro y Nabo 57;   Cítricos 111

GOTA
Alfalfa 32;   Baya del saúco 49;   Cereza 79;   Sandía 282;
Arándano 47

GRIPE
Frambuesa roja y negra 54;   Cítricos 109

"GRIPE ESTOMACAL"
Cítricos 110

GUSANO REDONDO
Granada 165

HEMORRAGIAS
Ortiga 206

HEMORROIDES
Grosella negra y roja 46;   Caqui 76;   Granada 165

HERIDAS Y LLAGAS
Alfalfa 3

HERIDAS
Dátil e Higo 137;   Colinabo 126;   Papa 212;   Ruibarbo 278

HERNIA HIATAL
Plátano 252;   Papaya y Mango 216

HERPES SIMPLE
Fresa 51;   Diente de león 142

HERPES
Uva y Uva pasa 292

HÍGADO, MOLESTIAS EN EL
Perifollo 235;   Calabaza 72;   Tomate 286

HÍGADO ADIPOSO, ENFERMEDAD DE
Rábano 263

HÍGADO PEREZOSO
Albaricoque 27

HINCHAZÓN DE ARTICULACIONES
Calabaza 72

HIPERACIDEZ
Ciruela y Ciruela pasa 100;   Sandía 281

HIPERACTIVIDAD
Apio 36

HIPERTENSIÓN
Zarzamora 45;   Frambuesa roja y negra 51

HIPOGLUCEMIA
Pataca 221;   Frambuesa roja y negra 51;   Judía verde 181;
Tomate 286;   Calabacita italiana 66

HIPOTERMIA
Rábano picante 266

HISTERIA
Hinojo 173

HONGOS
Ajo y Cebolla 18

HORMONALES, DESEQUILIBRIOS
Brotes de frijol 63

HUMO DE CIGARRO INDIRECTO
Albaricoque 27

ICTERICIA
Grosella espinosa 50

INCISIONES QUIRÚRGICAS SUPURANTES
Colinabo 126

INDIGESTIÓN
Cítricos 110;   Durazno y Pera 149

INFECCIÓN VAGINAL POR HONGOS
Frambuesa roja y negra 51;   Tomate 286

INFECCIONES
Calabaza 71;   Planta de trigo y Planta de cebada 247

INFECCIONES VIRALES
Uva y Uva pasa 295

INFLAMACIÓN CRÓNICA
Ortiga 207

INFLAMACIONES GASTROINTESTINALES/GLANDULARES
Quimbombó 258

INSOMNIO
Dátil e Higo 136; Lechuga 187; Fruta de la pasión 161

INSUFICIENCIA VENOSA
Remolacha 273; Ráspano 51; Ortiga 207

LEUCEMIA
Calabaza 71

LEUCORREA
Arándano 47

LOMBRICES
Ajo y Cebolla 23; Caqui 75

LUPUS ERITEMATOSO
Grosella negra y roja 46; Zanahoria 301; Baya del saúco 50

MAL ALIENTO
Granada 165

MAL DE PARKINSON
Nectarina 202

MALARIA
Ráspano 50; Cítricos 108

MAREOS
Grosella espinosa 50

MENINGITIS
Ajo y Cebolla 22

MENSTRUACIÓN DOLOROSA
Frambuesa roja y negra 51

METALES PESADOS, ACUMULACIONES DE
Zanahoria 300; Papa 211

MIOPÍA
Ráspano 51

MOCO, ACUMULACIÓN DE
Cítricos 110

MOLESTIAS ESTOMACALES
Melón cantaloupe 196

MOLESTIAS GASTROINTESTINALES
Sandía 281

MONONUCLEOSIS
Tomate 286

NÁUSEA
Cítricos 110

NÁUSEAS DEL EMBARAZO/MAREO POR MOVIMIENTO
Frambuesa roja y negra 51;   Durazno y Pera 150

NERVIOSISMO
Lechuga 186

NEUMONÍA
Cítricos 109;   Berro y Nabo 58

OBESIDAD
Pataca 220;   Chiles y pimientos 87

OSTEOPOROSIS
Achicoria y Endibia 6;   Col rizada y Berza común 131;
Calabacita italiana 67

OXIURO
Granada 165

PANADIZOS
Berro y Nabo 58

PANCREATITIS
Col de Bruselas 121

PAPERAS
Baya del saúco 49

PARÁSITOS INTESTINALES
Aceituna 3; Caqui 75

PICADURAS DE INSECTO
Pepino 225

PIEDRAS EN EL RIÑÓN
Arándano 47; Frambuesa roja y negra 51; Chirivía 94

PIEL, AFECCIONES DE LA
Cereza 81

PIEL, PROBLEMAS DE LA
Espárrago 154; Grosella espinosa 50; Fresa 51; Aceituna 3;
Perejil 231; Calabaza 72; Sandía 282; Planta de trigo y Planta
de cebada 246

PIEL RESECA
Pepino 225

PIEL Y CUERO CABELLUDO RESECOS
Aguacate 12

PIOJOS
Membrillo 200

PIORREA
Ruibarbo 276

PLACA DENTAL
Ruibarbo 276

POLIO
Fresa 51

PRESIÓN SANGUÍNEA BAJA
Granada 164

PSICOSIS
Hinojo 173

PSORIASIS
Baya del saúco 49;   Apio 35;   Arándano 47

PULMONES, PROBLEMAS DE LOS
Cítricos 110;   Durazno y Pera 147;   Calabaza 72;   Sandía 281

QUEMADURAS
Ajo y Cebolla 19

QUEMADURAS DE SOL
Pepino 226

QUISTES
Papa 211

RESFRIADO COMÚN
Frambuesa roja y negra 51;   Cítricos 110

RETINITIS PIGMENTARIA
Ráspano 50

RETINOPATÍA DIABÉTICA
Ráspano 50

REUMATISMO
Aguacate 12;   Cereza 81

RIÑONES, ENFERMEDAD DE LOS
Espárrago 152

SALPULLIDO POR HIEDRA O ZUMAQUE VENENOSO
Baya del saúco 49;   Pepino 226

SANGRE, ENVENENAMIENTO DE LA
Apio 36

SANGRE, FALTA DE
Quimbombó 255

SARAMPIÓN
Baya del saúco 49

SARRO
Fresa 52; Ruibarbo 277

SENILIDAD
Planta de trigo y Planta de cebada 245

SENOS PARANASALES, PROBLEMAS DE LOS
Colinabo 125

SIDA
Chiles y pimientos 89; Calabaza 71

SÍFILIS
Berro y Nabo 57

SÍNDROME DE FATIGA CRÓNICA
Tomate 286; Calabacita italiana 67; Pataca 221

SÍNDROME DEL INTESTINO GRUESO IRRITABLE
Guisantes 168

SÍNDROME PREMENSTRUAL
Hojas de mostaza 178

TENDINITIS
Achicoria y Endibia 7

TENIA
Granada 165

TICS
Nectarina 203

TIROIDES (ACTIVIDAD MENOR A LA NORMAL)
Rábano 262

TOS
Lechuga 187; Dátil e Higo 136

TOS FERINA
Berro y Nabo 58;   Dátil e Higo 136

TOXICIDAD QUÍMICA
Rábano picante 267

TRACTO URINARIO, INFECCIÓN DEL
Arándano agrio 48

TRASTORNO POR DÉFICIT DE ATENCIÓN
Apio 36

TRAUMATISMO
Ortiga 207

TRIGLICÉRIDOS, NIVEL ELEVADO DE
Manzana 191

TROMBOSIS
Chiles y pimientos 90

TUBERCULOSIS
Diente de león 142;   Berro y Nabo 57

ÚLCERAS
Frambuesa roja y negra 51;   Col 117

ÚLCERAS DE PIERNA DIABÉTICA
Colinabo 126;   Papa 212;   Ruibarbo 278

ÚLCERAS GANGRENOSAS
Berro y Nabo 58

ÚLCERAS POR DEMASIADO TIEMPO DE REPOSO EN CAMA
Ruibarbo 278;   Colinabo 126;   Papa 212

VARICELA
Baya del saúco 49

VENAS VARICOSAS
Ráspano 51;   Caqui 77

VESÍCULA BILIAR, INFLAMACIÓN DE
Rábano 264

VISTA, PROBLEMAS DE LA
Zanahoria 300

VISTA, TRASTORNOS DE LA
Calabaza 72

VISTA DEFICIENTE
Albaricoque 27;   Fruta de la pasión 161;   Ráspano 51;
Zanahoria 300

VITAMINA A, DEFICIENCIA DE
Calabaza 72

VÓMITO
Cítricos 110

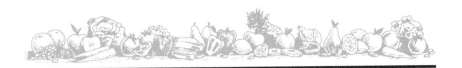

Jugo de ACEITUNA (olive)

"Un agente suavizante para el tejido de la piel"

DESCRIPCIÓN

Las aceitunas *(Olea europaea)* son casi tan antiguas como las primeras civilizaciones que las cultivaron. En la historia de Noé que aparece en el Viejo Testamento, fue una rama de olivo lo que la paloma llevó al arca como señal de que el gran diluvio comenzaba a amainar. Un especialista en la Biblia ha afirmado que no existe en todo el mundo ningún árbol más estrechamente asociado con la historia de la humanidad y el desarrollo de la civilización que el olivo.

Las aceitunas a menudo se mencionan en los antiguos escritos griegos y romanos, al igual que en la Biblia, y se usaban en el antiguo Egipto hace 4.000 años. Hoy en día, el árbol ha sido introducido en muchas partes diferentes del globo en donde existe un clima mediterráneo adecuado. Los olivos, muchos de ellos retorcidos a consecuencia de su extrema edad, crecen profusamente en toda la región mediterránea—a excepción de Egipto—y también en el extremo oriental del Mar Negro. Su hermoso follaje color verde olivo plateado, es el recubrimiento característico de las laderas. Los olivos son de hoja perenne. En primavera se cubren de flores insignificantes que gotean goma sobre cualquier automóvil descuidadamente estacionado debajo de ellos. Ya más avanzado el año, los árboles forman bayas de color verde que se vuelven de un color negro o morado oscuro conforme van madurando.

1

Existen muchas variedades de aceitunas que difieren en tamaño, color, sabor y contenido de aceite. Su sabor se ve también influenciado en gran medida por la localidad en la que se las cultive, pero el sabor de las aceitunas y del aceite que de ellas se extrae, no tiene ninguna relación directa con su tamaño o su apariencia. Las aceitunas de mejor sabor a menudo son pequeñas y nada impresionantes a la vista, y a menudo crecen en ubicaciones de apariencia escabrosa en remotos valles montañosos.

Las aceitunas crudas son agudamente amargas y casi incomibles; para eliminar su amargo sabor se les debe lavar haciendo varios cambios de agua. Ese sabor amargo también desaparece gradualmente cuando las aceitunas han sido encurtidas en salmuera durante algunos meses.

Las aceitunas verdes se recolectan inmaduras; las aceitunas negras son aceitunas maduras. Las aceitunas envasadas en frascos a las que la gente en Estados Unidos está acostumbrada, no nos dan ni la más remota idea de la amplia variedad que se venden sueltas en los puestos de cualquier gran mercado del Mediterráneo—en particular en España. Las aceitunas se pueden comprar deshuesadas y rellenadas con pequeñas tiras de pimiento morrón, almendras o anchoas; sazonadas con tomillo, ajo, hinojo y otras hierbas; y machacadas, encurtidas o fermentadas. Al utilizarse estos métodos con diferentes especies, las variaciones se vuelven infinitas. En estos mercados extranjeros, usted puede probar los alimentos antes de comprarlos— ¡eso es lo que se espera!

DATOS NUTRICIONALES

Diez aceitunas maduras contienen los siguientes nutrientes: 40 mg de calcio, 8 mg de fósforo, 0,8 mg de hierro, 385 mg de sodio si están encurtidas y tan sólo 4 mg de sodio si no lo están, 16 mg de potasio, y 30 mg de vitamina A. Si usted va a usar aceitunas encurtidas a fin de extraer su jugo, remójelas en agua fría y enjuáguelas varias veces para eliminar la mayor parte del exceso de sodio.

BENEFICIOS TERAPÉUTICOS

Si usted tiene la fortuna de visitar alguna vez la península de Metana en el Peloponeso, al sur de Grecia, se encontrará al "rey de los árboles" en gran abundancia. Los habitantes de los pueblos almacenan gran cantidad de aceite de oliva, para hornear y cocinar. Para mí fue curioso notar que muchas de las mujeres mayores todavía tienen una piel de apariencia muy juvenil. En contraste, las mujeres estadounidenses de la mismas edad (es decir, de entre 45 y 75 años), se encuentran combatiendo a las arrugas con todo lo que pueden encontrar.

Aprendí el "secreto" en el pueblo de Argos. Ahí, María Praisos, una mujer de mediana edad, de baja estatura, voluminosa y muy jovial, me enseñó cómo era que se mantenía casi libre de arrugas. Tomaba el jugo de las aceitunas verdes, que es extremadamente amargo pero muy astringente, y se lo untaba en la cara, la frente, el cuello, la garganta, las manos, las muñecas y los antebrazos, en casi la misma manera en que algunos hombres se ponen loción para después de afeitarse una vez que se han rasurado. Movía los dedos haciendo rápidos movimientos circulares y luego se daba varias palmadas un tanto bruscas en la piel. Al parecer, era la fuerte astringencia del jugo de aceituna lo que mantenía su piel lo suficientemente firme para que no existiera en ella nada lo suficientemente flojo como para que se arrugara o se formara bolsa. El consumo diario de aceite de oliva con diferentes comidas le daba a la piel elasticidad y tersura.

Como resultado del extremadamente alto contenido de sodio presente en las aceitunas encurtidas en salmuera, no es aconsejable beber su jugo con frecuencia. Como el jugo de las aceitunas inmaduras es tan desagradable y puede ocasionar trastornos en el organismo, no recomiendo nada que vaya más allá de su uso para fines cosméticos.

Parásitos Intestinales. Hay muy pocas cosas para las que he visto usar el jugo de la aceituna verde o madura. La mayoría de las aplicaciones medicinales en el mundo utilizan el aceite. Sin embargo, en algunas partes de Indonesia el amargo jugo de las aceitunas inmaduras todavía es utilizado con éxito en dosis cuidadosamente medidas para expulsar lombrices en niños y adultos. Creo que son los taninos de tan desagradable sabor presentes en el jugo, los que producen un notable efecto de *nocaut* en todo tipo de parásitos intestinales.

MÉTODO DE PREPARACIÓN

Si usted puede obtener aceitunas verdes o inmaduras directamente del árbol, hágalo. Quíteles el hueso y lávelas. Procéselas en su extractor, añadiendo un poco de agua, según sea necesario, si el jugo se espesa demasiado. Guarde el jugo en el refrigerador en un recipiente de plástico hermético y úntelo un poquito en la piel cada mañana. Si utiliza aceitunas encurtidas, remójelas y enjuáguelas varias veces a fin de eliminar el exceso de sal. Luego, sáqueles el hueso y extráigales el jugo. Puede untar algo de este jugo en la piel o bien tomar una cuarta parte de una taza, siempre y cuando no padezca de hipertensión. Es probable que a pesar de enjuagarlas bastante bien, quede en las aceitunas un pequeño residuo de sal. Esto puede agravar una alta presión sanguínea ya existente en aquellas personas sometidas por sus médicos a una dieta con un contenido de sodio restringido.

Una combinación de una cuarta parte de jugo de aceitunas encurtidas y tres cuartas de jugo de apio, ya sea untada en la piel en pequeñas cantidades como ingerida, representa un buen tónico para la piel. El secreto aquí, sin embargo, consiste en frotar esta combinación de líquidos *vigorosamente* sobre la piel usando la yema de los dedos. Tomar una cucharada de aceite de oliva cada otro día (un día sí, un día no) tampoco le hará ningún daño.

Sin embargo, la mejor aplicación es la del uso externo del jugo de aceitunas verdes sin encurtir. Esto parece funcionar mejor que el uso interno, para evitar las arrugas.

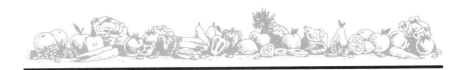

Jugos de ACHICORIA y ENDIBIA (chicory-endive)

"Una gran combinación para combatir la osteoporosis"

DESCRIPCIÓN

La achicoria *(Cichorium intybus)* a menudo se llama endibia o endibia francesa y se cultiva por sus hojas para ensalada tiernas y algo amargas, forzando sus raíces. Las raíces también se cosechan y, luego, se dejan secar y se muelen hasta obtener un polvo que sirve como adulterante para algunas marcas de café. Lo más probable es que haya tenido su origen en Asia y, por lo general, se la cultiva más en Europa que en Estados Unidos.

Es una planta perenne que en su estado silvestre crece al borde de las carreteras y caminos en las regiones templadas de Europa y Asia. La achicoria produce un bonito rosetón de hojas y una raíz grande y carnosa durante su primer año. Durante el segundo año, produce un tallo con semillas alto y de múltiples ramas, cubierto con flores axilares solitarias de un atractivo color azul intenso.

La endibia *(Cichorium endivia)* es pariente cercana de la achicoria y una planta anual o bienal para ensalada. Produce un tupido rosetón de hojas rizadas y recortadas. Es originaria de las Indias Orientales y ha sido cultivada durante muchos años como planta para ensalada. Durante el segundo año, produce un tallo con semillas un tanto similar al de la achicoria silvestre. Este tipo de endibia a menudo se vende en la sección de frutas y verduras de los supermercados bajo el término más familiar de escarola. Existen dos tipos: la de hoja angosta y la de hoja ancha.

DATOS NUTRICIONALES

Una cabeza de achicoria contiene los siguientes nutrientes esenciales: 10 mg de calcio, 11 mg de fósforo, 0,3 mg de hierro, 4 mg de sodio, 97 mg de potasio, y cantidades no determinadas pero altas de vitamina C y magnesio, con pequeñas cantidades de algunas vitaminas del complejo B.

Una taza de escarola o endibia, cortada con cuchillo o a mano en pequeños pedazos, contiene los siguientes nutrientes: 41 mg de calcio, 27 mg de fósforo, 0,9 mg de hierro, 7 mg de sodio, 147 mg de potasio, 1.650 unidades internacionales *(IU)* de vitamina A, 2,3 mg de niacina, 45 mg de vitamina C, y alrededor de 312 mg de magnesio.

BENEFICIOS TERAPÉUTICOS

Lillian Franck vino de Europa hace ya muchas décadas y se estableció en Nueva York, en donde ha residido durante los últimos 52 años con una salud relativamente buena. Conocí a esta activa y vivaz mujer en la convención *New Life Expo* que se celebró en abril de 1993. Asistió a mi conferencia acerca de "El control del dolor por medio de los alimentos y las hierbas".

Un poco más tarde, asistió a la exhibición *Light Energy,* en donde me encontraba vendiendo algunos de mis libros y respondiendo las preguntas sobre la salud personal. Cuando llegó su turno, me dijo lo que ella había hecho por su propia osteoporosis.

Acostumbraba comprar achicoria y endibia o escarola frescas en mercados coreanos de su barrio. Y luego, en su apartamento, las lavaba a fondo antes de extraerles el jugo en su *Vita-Mix.* Para contrarrestar su fuerte sabor, por lo general diluía el jugo con un poco de jugo de remolacha (betabel) o zanahoria, cualquiera de los cuales es lo suficientemente dulce como para eliminar el ligero sabor agrio.

La Sra. Franck, que en julio de 1993 cumplió 86 años, me informó que después de tomar *una taza* de esta combinación cada día durante seis meses, su osteoporosis casi desapareció. Ella piensa que fue el calcio, el potasio, el fósforo y el magnesio presentes en ambos vegetales lo que le ayudó a reforzar sus huesos de manera significativa. "Yo le recomendaría esto a cualquier persona", me decía en medio de risas, "que sea tan vieja como yo y que se podría romper como muñequita de porcelana si se tropezara".

Fracturas. El beneficio de las hojas de la achicoria y la endibia se debe a su alto contenido de magnesio. Podemos considerar al magnesio como "el pegamento" que mantiene el calcio y el fósforo unidos a los huesos. Cuando no existe suficiente magnesio, se presenta de manera inevitable una pérdida de valioso calcio en nuestra estructura ósea. Las fracturas de huesos pueden sanar bien cuando se encuentran presentes una variedad de minerales y enzimas. Pero el magnesio es la clave para esa recuperación. Es el elemento que mantiene a otros nutrientes "pegados" en su lugar durante el proceso de recuperación.

Disco Herniado. Un disco estructuralmente débil se puede deformar (de una manera muy parecida a la de un colchón viejo). Su parte interior reblandecida se empuja hacia una área debilitada del recubrimiento fibroso. La porción del disco que sobresale entonces ejerce presión sobre una raíz nerviosa, la cual responde inflamándose y produciendo dolor. A esto comúnmente se le denomina un disco herniado o "desplazado". Una combinación de jugo de hojas de achicoria y hojas de endibia puede proporcionarle al cuerpo una combinación de magnesio-calcio-fósforo suficiente como para poder reforzar desde el punto de vista nutricional un disco "desplazado". La generosa cantidad de potasio presente en esta combinación puede reducir un tanto la inflamación del nervio, aminorando con ello el dolor. Sin embargo, es posible que sea necesaria la cirugía, la quiropráctica o tal vez un braguero de espalda *(back brace)* para darle una solución permanente al problema.

Tendinitis. La tendinitis es una condición en la que los tendones se inflaman o se desgarran. Los tendones son las fibras que unen a un músculo con un hueso. Por lo general vienen recubiertos con una membrana conocida como sinovio, que ayuda a lubricar las articulaciones y a facilitar sus movimientos. De manera más común, la tendinitis se presenta en el hombro, el codo, la muñeca, el dedo pulgar, la cadera, la rodilla y el talón. El área afectada se inflama y se pone sensible, y los movimientos normales pueden verse limitados. Los atletas y la gente de más de 40 años son especialmente susceptibles a la tendinitis. Además de descanso y de no mover demasiado el área afectada, algunos terapeutas prescriben un suplemento mineral de alta potencia. Se sabe que el calcio, el magnesio y el potasio son útiles para reducir la inflamación y la sensibilidad asociadas con esta aflicción temporal. El jugo de hoja de achicoria y endibia contiene estos tres minerales en abundancia y, por lo tanto, resulta muy útil para eliminar el problema.

MÉTODO DE PREPARACIÓN

Lo que hay que recordar aquí es que estos dos vegetales necesitan lavarse a fondo varias veces en un recipiente grande con agua fría del grifo, dejándola correr constantemente por las hojas. Una vez que estén bien lavados, retírelos del recipiente pero *no sacuda las hojas* para quitarles el exceso de agua. Sencillamente colóquelas en su extractor de jugo todavía húmedas; esto le proporcionará líquido adicional que hará que la extracción de su jugo sea más fácil.

Si prefiere añadir una zanahoria o remolacha para obtener un mejor sabor, extráigales el jugo por separado, y luego mezcle con los demás ingredientes. Únicamente se requiere una pequeña cantidad (de media a una taza); demasiado a la vez puede ocasionar inflamación o molestias por gases intestinales.

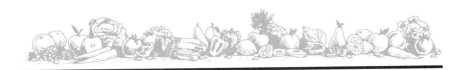

Jugo de AGUACATE (palta, avocado)

"Un lubricante para las articulaciones y el corazón"

DESCRIPCIÓN

El aguacate *(Persea americana)* tiene una textura increíblemente sensual. Cremoso con un delicado sabor parecido al de la nuez, puede llevar a que la lengua entre a un virtual estado de éxtasis con la rica y suave sensación que produce.

El árbol del que proviene está relacionado con el laurel y crece en climas semitropicales. Sus huertos se extienden desde la ciudad costera de Santa Bárbara, en California, pasando por la zona del Pacífico del hemisferio occidental, hasta Perú. Cada año, se cosechan alrededor de 600 millones de aguacates en California.

Aunque usted no lo crea, desde el punto de vista botánico al aguacate se le considera como una fruta, aunque más a menudo se utiliza como una verdura.

Los aguacates de California se encuentran disponibles todo el año. El aguacate *Fuerte,* una variedad resistente que puede soportar el frío, se puede encontrar en los mercados estadounidenses desde noviembre hasta mayo. Tiene la forma de una pera y una cáscara verde y lisa. El aguacate *Hass,* una variedad de cáscara rugosa, que originalmente echó sus raíces de manera voluntaria en el jardín de la casa de Rudolph Hass, se encuentra en temporada desde abril hasta noviembre. El *Hass* tiene una forma más ovalada y una cáscara entre morada y negra. También existen otras variedades, garantizándonos así un suministro abundante y constante.

Los aguacates tienen la extraña distinción de madurar únicamente después de haber sido arrancados del árbol. La mayoría de los aguacates se venden duros y deben suavizarse antes de extraer su jugo o comerlos. Después de comprar algunos, déjelos madurar en un lugar caliente y seco como, por ejemplo, una mesa de cocina hasta que estén suaves—pero no demasiado blandos—al tacto. En ese momento, si usted no está listo para usarlos de inmediato, guárdelos en el refrigerador.

DATOS NUTRICIONALES

Un aguacate contiene los siguientes nutrientes esenciales: 23 mg de calcio, 95 mg de fósforo, 1,4 mg de hierro, 9 mg de sodio, 1.368 mg de potasio, 660 unidades internacionales de vitamina A, 8,6 mg de niacina, y 82 mg de vitamina C.

BENEFICIOS TERAPÉUTICOS

En todo Centro y Sudamérica, el aguacate no sólo se come con mucho gusto, sino que también se lo aprecia por sus propiedades extremadamente nutritivas. Entre los indígenas mayas que habitan la Península de Yucatán y las regiones montañosas de Guatemala, se dice que ahí en donde crecen aguacates "el hambre (o la desnutrición) no tiene amigos".

Muchos pensamos en los aguacates únicamente en el sentido mexicano tradicional del guacamole. Pero entre los mexicanos de la antigua región maya, al aguacate se le considera como un alimento que le permite a las articulaciones del cuerpo disfrutar de un movimiento libre y a la piel conservarse joven y suave. De hecho, *jamás* he visto a un anciano de origen maya padecer de reumatismo o artritis, siempre que consuma aguacates maduros de manera regular como parte de su dieta.

Como un aguacate de California de tamaño mediano contiene aproximadamente 300 calorías, el 88 por ciento de las cuales son provenientes de la grasa, no es de sorprender que este alimento pueda proporcionarle a las diferentes articulaciones del cuerpo—cuello, codos, muñecas, caderas, rodillas y tobillos—una lubricación natural.

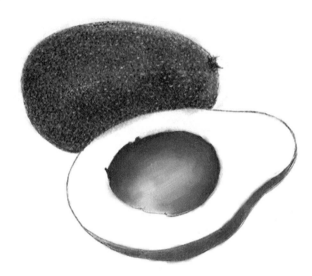

Además de esto, los aguacates utilizados de manera consistente en la dieta pueden, de hecho, hacer disminuir el nivel total de colesterol al mismo tiempo que se conservan las lipoproteínas de alta densidad (*HDL* por las siglas en inglés), el colesterol "bueno" que nos protege contra las enfermedades del corazón.

De acuerdo con un estudio realizado por un grupo de investigadores australianos y publicado en la revista *American Journal of Clinical Nutrition* (octubre de 1992), una dieta que contenía de un 20 a un 35 por ciento de calorías provenientes de la grasa monoinsaturada del aguacate, demostró ser mejor para disminuir el nivel total de colesterol que una dieta baja en grasas y con un alto contenido de carbohidratos complejos.

El estudio, realizado en el Hospital Wesley de Brisbane, en Australia, solicitó los servicios de 15 voluntarias, que siguieron tres dietas diferentes durante tres semanas cada una: su dieta usual; una dieta baja en grasas y con un alto contenido de carbohidratos complejos; y una dieta enriquecida con aguacate. Con la dieta usual, un promedio del 34 por ciento del consumo calórico diario de las participantes era proveniente de grasas. Con la dieta de carbohidratos, ellas redujeron su consumo de grasa a un 21 por ciento comiendo más pan, cereal, frutas, verduras y productos lácteos bajos en grasas y reduciendo su consumo de margarina, mantequilla, carnes grasosas y bocadillos grasosos como *potato chips*. Con la dieta enriquecida con aguacate, que consistía tanto en comer como *beber* alimentos a base de aguacate, las participantes incrementaron su consumo de grasas en general a un 37 por ciento consumiendo más o menos un aguacate por día y reduciendo las cantidades de pan, cereal, frutas y verduras consumidas.

Comparada con los niveles de colesterol originales de las participantes, la dieta enriquecida con aguacate redujo el nivel total de colesterol en un 8 por ciento, mientras que la dieta de carbohidratos lo disminuyó en un 5 por ciento. Sin embargo, la dieta enriquecida con aguacate mantuvo el nivel del colesterol "bueno" *HDL,* mientras que la dieta de carbohidratos disminuyó el nivel de *HDL* en un 14 por ciento.

Diversas tribus nativas que habitan en aquellas partes de Brasil, Colombia, Ecuador y Perú que comprenden la Amazonia nororiental, en donde los aguacates silvestres crecen en abundancia, se encuentran notablemente libres de reumatismo, artritis, y endurecimiento de las arterias. Es únicamente cuando estas tribus son "aculturadas" al mundo alimenticio del hombre blanco y descuidan sus propios alimentos tradicionales como el aguacate, que sus miembros se ponen obesos, comienzan a padecer dolor de articulaciones, y se vuelven susceptibles a enfermedades coronarias del corazón.

Piel y Cuero Cabelludo Resecos. La sequedad de la piel y el cuero cabelludo pueden deberse a factores de tipo ambiental tales como una excesiva exposición al sol, el viento y la lluvia. Estos elementos tienen una tendencia a secar los aceites naturales que las glándulas sebáceas secretan de manera rutinaria. La práctica extrema de evitar todo tipo de grasas también puede privar al cuerpo del aceite que requiere para su lubricación. El aguacate es rico en grasas y aceites. De hecho, no se me ocurre ninguna otra cosa que se conforme mejor a la idea de la "hierba verde para la carne" transmitida por Dios a Adán en Génesis 1:29. Cuando la "mantequilla verde de la propia naturaleza" se consume de manera regular, las glándulas sebáceas pueden secretar su sebo semilíquido y aceitoso usual a través de los finos vellos que cubren la delgada capa de piel superficial conocida como dermis o corion. Nuestras glándulas internas responden de manera similar a la grasa natural presente en el aguacate, obteniendo con ello la posibilidad de secretar sus propios fluidos a fin de mantener a los músculos y las articulaciones de nuestro cuerpo flexibles en todo momento.

Desnutrición y Falta de Peso. Estos dos problemas van de la mano. La desnutrición puede deberse a una mala asimilación, a una alimentación deficiente o a comer en exceso. Sin embargo, por lo general se debe a una alimentación inadecuada, dando como resultado una apariencia física peligrosamente delgada. Cuando se ha alcanzado esta etapa crítica, el cuerpo ya ha utilizado casi todos sus recursos grasos almacenados. La única esperanza de revertir la desnutrición consiste en introducir lentamente más grasas que sean fácilmente digestibles y que puedan disminuir este déficit. El aguacate cumple con los requisitos necesarios para hacerlo.

MÉTODO DE PREPARACIÓN

Pele un aguacate maduro, asegurándose de no cortar su carne al hacerlo. Conserve la membrana exterior que se encuentra justo debajo de la cáscara, por que es ahí en donde se encuentra toda su riqueza mineral. Esta área es de un verde ligeramente más oscuro que el resto de la carne interior. Después de pelar el aguacate, córtelo por la mitad y sáquele el hueso.

Ponga las dos mitades en su licuadora. Añada dos tazas de jugo de tomate y una cucharadita rasa de extracto de ajo líquido añejado *Kyolic* y de *Kyo-Green* (véase el Apéndice Tres). Luego, añada unas gotas de jugo de limón o de lima (limón verde, *lime*). Sazone con un poco de *kelp* granulado. Coloque el control de su licuadora en una posición baja variable y licue por $1\frac{1}{2}$ minuto.

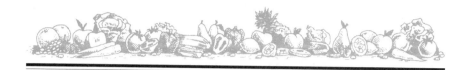

Jugo de AJO y CEBOLLA (garlic-onion)

"Un tratamiento para quemaduras, hongos y arteriosclerosis/aterosclerosis"

DESCRIPCIÓN

El ajo *(Allium sativum)* es una resistente planta perenne. Es el miembro más acre (áspero, pungente) y fuerte (potente) de la familia de las cebollas. La planta crece hasta alcanzar una altura de casi 30 cm y produce delicadas flores de color blanco. También produce bulbos segmentados de un sabor muy fuerte y parecido al de la cebolla. Cada bulbo, o cabeza, contiene de ocho a doce secciones, a las que se les llama dientes. Estos dientes están cubiertos y unidos firmemente entre sí por un recubrimiento semejante al pergamino. La planta del ajo no produce semillas—se propaga plantando los dientes. Existen tres tipos básicos de ajo: el *Criollo (Creole),* el *Italiano (Mexicano)* y el *Tahitiano.*

La mayor parte del ajo que se consume en Estados Unidos proviene de California, y como su suministro se complementa con importaciones del Hemisferio Sur, se encuentra ampliamente disponible todo el año. Casi todo el ajo de California es de la variedad *Criolla,* que presenta cabezas de buen tamaño, una piel blanca, dientes bastante grandes y un sabor bastante moderado. El ajo *Italiano* tiene una piel de un color purpúreo y es de un tamaño más pequeño que el de la variedad *Criolla* de California. Tiene dientes más pequeños pero un sabor más acre (pungente). La variedad

Tahitiana representa una parte insignificante del mercado estadounidense—presenta cabezas extra-grandes y a menudo se le denomina como ajo elefante. Estas cabezas blancas son por lo menos el doble de grandes que las que se encuentran en los otros dos tipos. El ajo *Tahitiano* tiene un sabor más moderado y en Estados Unidos por lo general se vende en tiendas de alimentos especializados o en catálogos de venta por correo, a tres o cuatro veces el precio del ajo más pequeño.

Los ajos hay que comprarlos en la misma forma en que se compran las cebollas. No se fije en el color blanco o purpúreo de su apergaminada piel: los dos tipos son de una calidad similar. Seleccione cabezas firmes, secas y libres de brotes. El ajo evidencia su envejecimiento reblandeciéndose o humedeciéndose y produciendo brotes verdes. A diferencia de la cebolla, que tiene que usarse al poco tiempo de haber sido cortada, usted puede quitarle hasta un solo diente a la vez al ajo, sin que eso implique una disminución en la duración de la potencia de los dientes restantes.

La cebolla *(Allium cepa)* es una resistente planta bienal de la familia de los lirios, cultivada por sus tallos inmaduros, que se venden verdes o en manojo *(bunch onions),* y por sus bulbos firmes y maduros. Estos bulbos vienen en varias formas y colores y con diferentes grados de aspereza (pungencia). La cebolla contiene mucho azúcar y cantidades variables de aceite de mostaza. El bulbo consta de una serie de bases de hojas bien cerradas, y sus hojas largas, delgadas y de forma tubular son carnosas y de un color verde oscuro. El tallo de su flor es tubular y carnoso y produce una cabezuela globular de flores de color blanco verdoso muy pequeñas, o bien su tallo con semillas puede tener, en lugar de flores, conjuntos de pequeñas cebollas que se pueden usar como semillas para nuevas plantas.

La cebolla de huerto común es originaria de Persia. Sus principales variedades son la blanca, la amarilla y la de color entre rojo y marrón. La mayoría de las cebollas blancas son de las variedades que producen un bulbo muy pequeño. Principalmente son hervidas y usadas en recetas que exigen cebollas a la crema. Existen también algunas cebollas blancas muy grandes que reciben el nombre de cebollas *Españolas blancas* y cebollas *Bermuda*. Las cebollas de piel color rojo y carne roja se conocen como cebollas *Criollas* y se usan principalmente en ensaladas.

Lo moderado o lo pungente del sabor de una cebolla no se puede determinar por su color o su apariencia exterior, sino más bien por la variedad y el área en la que se cultivó. Por ejemplo, la semilla utilizada para cultivar la cebolla *Española* grande en el estado de Idaho produce una cebolla más pungente cuando se cultiva en Nueva York. Esto también es cierto de las cebollas *italianas* rojas importadas, que son más dulces que las que se cultivan en los estados de Michigan y Nueva York.

Existen también varios tipos de cebollas conocidas por su sabor dulce y su pungencia moderada—las cebollas *Vidalia,* que se cultivan en el estado de Georgia, las cebollas *Maui,* que se cultivan en Hawaii, y las cebollas *Walla Walla,* que se cultivan en el estado de Washington. Las tres son excelentes productos de calidad y sabor comparables, pero, por lo general, se venden a precios altos. Sin embargo, las cebollas menos pregonadas, que se cultivan en Texas, California y en la zona del Pacífico Noroeste de Estados Unidos son casi tan dulces y de un sabor tan moderado como aquéllas y son mucho menos caras.

Busque cebollas muy firmes, secas y de buena forma que casi no huelan y que no tengan nada de brotes. La suavidad en el cuello (la parte superior) de la cebolla es un indicio rotundo de su descomposición completa o en curso. Las cebollas siempre se deberán almacenar en una área fresca y seca.

Otro miembro de la familia *allium,* la cebolla escalonia o ajo chalote *(shallot) (Allium ascalonicum),* a primera vista parece como si fuera una cebolla vieja de color amarillo y muy pequeña, pero en realidad es uno de los miembros más elegantes del clan de las cebollas. Su piel exterior apergaminada y de un color cobre apagado esconde un sabor muy distintivo que se encuentra entre el del ajo y la cebolla. El chalote es altamente apreciado por los chefs franceses.

Hace algunos años, la empresa *Wakunaga Pharmaceutical Company,* de Hiroshima, Japón, comenzó a experimentar con varios tipos de ajo, hasta que seleccionó un tipo que se adaptaba a sus necesidades de fabricación. Desde entonces, este tipo de ajo se ha cultivado abundantemente en la parte norte del Japón en tierras que han sido previamente enriquecidas con algas marinas, proteínas de pescado y polvos minerales. El resultado es un ajo increíblemente nutritivo, que después de ser cosechado y desecado temporalmente, se coloca en enormes tanques semejantes a los de una refinería de petróleo y se deja añejar durante muchos meses. Este proceso de añejamiento especial aumenta de manera dramática los contenidos de vitaminas, enzimas y microelementos *(trace elements)* del ajo, al mismo tiempo que disminuye de manera considerable su desagradable olor.

Este extracto de ajo japonés añejado se vende en Estados Unidos bajo el nombre comercial de *Kyolic*. Existe una versión líquida que se vende en una botella de 2 onzas (60 ml) en la mayoría de las tiendas de productos para la salud *(health food stores)*, y que ha sido enriquecida con vitaminas B_1 y B_{12}. Yo recomiendo usar esto en lugar de extraerle el jugo a dientes de ajo crudos. Existen varias razones para ello. En primer lugar, un número pequeño pero significativo de personas es alérgico a los aceites y el olor del ajo crudo, y experimenta reacciones adversas a ellos. En segundo lugar, el ajo crudo es muy hipoglucémico y producirá efectos adversos en aquellas personas que padecen de bajos niveles de azúcar en la sangre. En tercer lugar, debido al pequeño tamaño de los dientes, extraer el jugo al ajo crudo puede representar todo un desafío. Todos estos problemas se pueden resolver, sin embargo, si usted sustituye el jugo de ajo crudo por el extracto de ajo líquido añejado *Kyolic*.

Al extraer el jugo a las cebollas, yo recomiendo las variedades *Vidalia* o *Walla Walla* por su sabor dulce, un poco de chalote *(shallot)* para añadir sabor adicional, y algunas cebollas de *Cambray* verdes que se venden en manojos. El extracto de ajo líquido añejado *Kyolic* puede entonces agregarse a los otros jugos. Dado que la combinación de los jugos de cebolla y ajo puede ser un tanto fuerte, incluso para las almas más valientes, le recomiendo ampliamente extraerle el jugo a una rama de perejil fresco junto con ellos. De esta forma, el sabor se vuelve más tolerable sin desmerecer para nada las maravillosas propiedades medicinales de los miembros de la familia *allium* que se estén usando.

DATOS NUTRICIONALES

La química del ajo, la cebolla y el chalote es increíblemente compleja, y más para el primero que para los últimos dos. Al ponernos a considerar los nutrientes presentes en los tres, no debemos centrar nuestra atención en su contenido vitamínico sino en su increíblemente rico contenido de microelementos. El ajo y la cebolla contienen tres minerales muy importantes—azufre, potasio y germanio en ese orden. La cantidad de potasio en un diente de ajo o en una cucharada de cebolla picada es de un promedio de aproximadamente 16 miligramos, mientras que su contenido de germanio oscilará entre una y cuatro partes por cada mil millones, según el *Chemical & Pharmaceutical Bulletin* (28:2691, 1980).

El primer estudio epidemiológico serio que asoció el potasio con la presión sanguínea se publicó en 1959, y fue basado en una investigación médica llevada a cabo en dos pueblos del norte de Japón. Desde entonces, en la literatura médica ha aparecido mucha más información que demuestra una relación definitiva entre un consumo elevado de potasio y una reducción en los niveles elevados de presión sanguínea. Una serie de importantes datos presentados durante el Primer Congreso Mundial del Ajo, que se celebró hace varios años en Washington, D.C., ha confirmado el papel terapéutico del ajo para el tratamiento de la hipertensión (presión sanguínea elevada). Sin duda alguna, el potasio presente en él es el responsable por parte de este efecto.

Durante los últimos años, el germanio ha atraído titulares periodísticos sensacionalistas como una de "las nuevas curas vitamínicas milagrosas". De nuevo, la idea de que el germanio puede ser de beneficio para la salud humana tuvo su origen con los japoneses. Un ingeniero metalúrgico y carbonífero escribió un libro acerca de las investigaciones realizadas en su clínica con un compuesto orgánico sintético del germanio. Desde entonces, más investigaciones han confirmado el papel de este microelemento para el tratamiento del SIDA, el cáncer y el virus Epstein-Barr (el síndrome de fatiga crónica).

El tercer y más importante mineral presente en el ajo y la cebolla es el azufre. Los médicos, nutriólogos y autores especializados en el tema de la salud no parecen prestarle mucha atención a este microelemento en particular.

Yo he pasado casi diez años estudiando este mineral increíblemente importante y he descubierto en todas las investigaciones que he revisado (incluyendo las mías propias) que es *la clave* para evitar el endurecimiento de las arterias y la acumulación de colesterol en el corazón, y para detener bacterias y hongos resistentes a los fármacos. Al combinarse con otros elementos como el potasio y el germanio en especias como el ajo y la cebolla, se forma un poderoso trío de agentes *quelantes* que mantienen al corazón y el hígado libres de depósitos grasos, a las defensas inmunológicas alertas y activas, y la condición de la piel saludable y juvenil.

BENEFICIOS TERAPÉUTICOS

En el periódico *Salt Lake Tribune* (jueves 23 de enero de 1986, p. A-11), apareció hace algunos años en la columna periodística de Ann Landers la siguiente carta de una pareja de Oklahoma:

> Nuestro hijo de 11 meses de edad estaba sentado sobre mi regazo en la mesa del comedor mientras tomábamos café y postre. De repente, el pequeño Albert me jaló la mano y el café caliente le cayó directamente en el pecho.

> "Mi esposo sujetó a Albert y le quitó la camisa. Le puse unas toallas frías y eso lo calmó. Un amigo que estaba cenando con nosotros corrío y picó algunas cebollas y las aplicó sobre las quemaduras del muchacho. Nos dividimos en turnos llevándolo en brazos. Un par de horas después, se encontraba perfectamente tranquilo, como si nada hubiera sucedido. Lo arrullé para que se durmiera, y no se despertó durante toda la noche...."

La burlona respuesta de Ann Landers fue en este sentido:

> "Usted y su esposo debieron haber llevado al niño a la sala de urgencias de un hospital con las toallas frías (y hielo) sobre el pecho. (¿Qué es eso de las cebollas picadas? Jamás he escuchado de algo semejante.)"

El mismo día en que apareció esta columna, le escribí una carta a Ann Landers. Llamé su atención a un fascinante informe médico que apareció en una vieja revista médica. Le sugerí que una persona de su equipo de trabajo acudiera a la biblioteca de medicina de la Universidad de Illinois y consultara el *Bulletin of the History of Medicine* (15:143-48, febrero de 1944), que contiene un artículo titulado "El tratamiento de quemaduras a base de cebollas de Ambroise Paré", escrito por Henry E. Sigerist. A continuación, procedí a explicar cómo fue que un cirujano francés de apellido Paré (1510-1590) descubrió una de las mejores medicinas para tratar todo tipo de quemaduras.

"Paré era un observador agudo", escribió Sigerist. "Como cirujano que no había estudiado en una universidad, no compartía los prejuicios académicos de muchos médicos contemporáneos y se basaba en sus propias observaciones más que en el razonamiento sustentado en los lineamientos tradicionales. Al igual que Paracelsus, se encontraba siempre alerta, ávido de aprender de cualquier fuente, incluso de la más humilde". Sigerist procedió a relatar cómo fue que Paré vino a dar con el descubrimiento relacionado con la cebolla. Fue en Piedmont, Francia, más o menos en el año de 1537. Cuando tenía 27 años de edad, trabajaba como cirujano en el ejército del Mariscal de Montejan en la tercera guerra entre Francisco I y Carlos V. Uno de los ayudantes de cocina de Montejan cayó por accidente en un caldero de aceite hirviendo y sufrió severas quemaduras.

Dejaré ahora al mismo Paré hablar acerca de lo que sucedió después. (Esto aparece citado en el artículo de Sigerist.)

"Habiéndoseme mandado llamar para curar sus heridas, me dirigí a la apoteca (botica) más cercana para buscar medicinas refrigerantes comúnmente utilizadas en estos casos. En ese momento se encontraba presente por casualidad una vieja campesina que, al oír que deseaba yo medicinas para tratar una quemadura, me persuadió de que, desde la primera curación, debía yo colocar pedazos de tela empapados en jugo de cebolla cruda mezclado con un poco de sal, afirmando que de esta forma evitaría la aparición de pústulas o ampollas, tal como ella lo había aprendido a través de una serie de experiencias certeras y frecuentes. Pensé que sería bueno poner a prueba el poder de su medicina en este grasiento cocinero. Al siguiente día encontré que las partes de su cuerpo en las que había yo colocado cebolla estaban libres de ampollas, pero que las otras partes que no habían sido tocadas por ella estaban llenas de ampollas."

Aunque Ann Landers no imprimió mi respuesta, sí acusó recibo de mi carta con una carta-formato de reconocimiento. Desde que leí lo anterior hace algunos años en la biblioteca *Eccles Health Sciences* del centro médico de la Universidad de Utah, he tenido numerosas oportunidades de recomendar y utilizar personalmente esta terapia a base de jugo de cebolla-sal para tratar quemaduras de sol y quemaduras de primero, segundo y tercer grados ¡con mucho éxito! Puedo testificar que funciona tan bien como cualquier otra cosa que un hospital podría utilizar para situaciones de emergencia similares.

El uso del jugo de ajo fresco aun para el peor tipo de infección de hongos se puede ilustrar mejor con dos estudios de casos que tuvieron lugar en la India y que se publicaron por separado: "La esporotricosis tratada con jugo de ajo," que apareció en el *Indian Journal of Dermatology* (28:42-45, enero de 1983), e "Infección fungosa linfática curada con jugo de ajo" (*Folk Medicine Journal* (1:118-

119, primavera de 1993). En ambos casos, se trataron de manera exitosa, usando jugo de ajo crudo, condiciones de hongos internos/externos en soldados sirviendo en el Ejército de la India, cuando ya habían fracasado para este fin las terapias con fármacos antibióticos más convencionales. En ambos estudios, las áreas de la piel infectadas y tratadas con curaciones a base de jugo de ajo mostraron mejorías notables y rápidas, mientras que otras áreas tratadas con medicaciones sintéticas presentaron poca o ninguna mejoría.

Un estudio llevado a cabo en el Japón por científicos de la compañía *Wakunaga Pharmaceutical Company* (fabricantes del ajo *Kyolic*) y publicado en el número de marzo de 1987 de *Applied and Environmental Microbiology* (53:615-17) explica cómo fue que un compuesto sulfuroso particular presente en el ajo, conocido como ajoeno *(ajoene),* inhibía dramáticamente el crecimiento de hongos. Esta evidencia demuestra claramente que no hay nada mejor para *cualquier* tipo de infección de hongos que el jugo de ajo.

Además de los numerosos informes publicados por científicos destacados en diferentes países demostrando que el ajo y la cebolla pueden disminuir de manera significativa los niveles de colesterol y triglicéridos en el suero, existe evidencia adicional, aunque anecdótica, en respaldo de este hecho. Henry Wascombe era un magistrado de la corte en Inglaterra. David Roser, autor de *Garlic for Health* y residente de Bury St. Edwards, que está en Suffolk, Inglaterra, me familiarizó con el caso del Sr. Wascombe hace ya algún tiempo durante el Congreso Mundial del Ajo, que se celebró en Washington, D.C.

El Sr. Wascombe, al parecer, desarrolló un severo caso de arteriosclerosis, que involucraba una acumulación de depósitos de calcio en el interior de las paredes arteriales de su corazón. Esto produjo el engrosamiento y el endurecimiento de las arterias. A cierto punto, su condición avanzó para alcanzar un tipo más severo de endurecimiento (aterosclerosis) cuando comenzaron a acumular en estas mismas paredes, depósitos de grasa que contribuyeron a una degeneración de las arterias mismas.

Cuando el Magistrado Wascombe comenzó a experimentar hipertensión, parálisis muscular temporal, presión en el pecho y dolores que radiaban de su pecho a su brazo y su hombro izquierdos, consultó con varios especialistas para ver cuál era el problema. Se le hicieron numerosas pruebas y se le tomaron unos cuantos rayos X, siendo el pronóstico final el ya mencionado. Algunos médicos

opinaron que incluso la cirugía podría resultar ser demasiado arriesgada, considerando el mal estado en el que se encontraba su corazón.

Sintiéndose especialmente apesadumbrado, el juez decidió que
no tenía nada que perder si consultaba a un médico herbario. (En la
Gran Bretaña los médicos herbarios son protegidos por una autorización legal especial que les fue concedida hace varios siglos y que
les permite diagnosticar y recetar exactamente en la misma forma en
la que lo hacen los médicos ordinarios. Reciben una extensa capaci-
tación en la ciencia herbaria y en medicina general antes de recibir
sus licencias para ejercer la profesión.) La persona ante la que el
Magistrado Wascombe se presentó, le recetó cinco cucharadas de una
mezcla de ajo y cebolla (partes iguales de cada una) todos los días.
Además, esta herbaria le recetó tinturas medicinales a base de
muérdago *(mistletoe),* belladona y *Crataegus* (espino, *hawthorn*).

En un lapso de seis meses, me informó David, los síntomas del
juez habían desaparecido casi por completo. Gozaba de más energía
y vitalidad, podía realizar ciertas actividades físicas vigorosas sin
experimentar dolor, podía respirar más fácilmente, y "¡se sentía otra
vez como si fuera un hombre nuevo!"

Encefalitis. Esta condición por lo general implica una infección por
el virus del herpes simple, el virus de la meningitis u otros virus de
igual severidad. Su transmisión puede darse a través de contacto ani-
mal o humano o como resultado de una picadura de un mosquito o
una garrapata que porte cualquiera de estos virus. La condición se
caracteriza por una severa inflamación del cerebro. Aquí, el papel de
una terapia intensiva a base de jugo de ajo y cebolla se basa en que
ambos agentes contienen compuestos sulfurosos muy potentes que
trabajan en la materia gris del tallo y la corteza cerebral y en las células córneas anteriores de la médula espinal, que es en donde la
mayor parte de la infección tiene más posibilidades de encontrarse.

Meningitis. La meningitis es una terrible complicación de una infección particularmente desagradable inducida por el hongo
Coccidioides immitis, el cual es común en las regiones áridas del
oeste y suroeste de Estados Unidos. Al parecer, afecta más a los
caucásicos que a otros grupos étnicos. Se presentan lesiones en los
huesos y las articulaciones, úlceras en la piel y un involucramiento de
los órganos. Otro tipo de hongo, el *Cryptococcus neoformans,* que
tiene una distribución mundial, ocasiona otro tipo de meningitis. Es

más común en individuos que están recibiendo tratamientos de quimioterapia y radiación por cánceres ya existentes, y en aquellas personas que padecen de la enfermedad de Hodgkin. Este organismo ha sido aislado del tracto respiratorio superior de muchas personas saludables en el sudeste de Asia. Pero la intrigante razón del porqué estas personas permanecen libres de esta enfermedad es porque *de manera regular mastican y usan ajo crudo*. En uno de mis libros publicados recientemente, *From Pharoahs to Pharmacists: The Healing Benefits of Garlic* (New Canaan, Connecticut: Keats Publishing, Inc. 1994; p. 107), mencioné un informe del *Chinese Medical Journal* ("Revista Médica China") (93:123, febrero de 1980) en el que se administró extracto de jugo de ajo oralmente, durante varias semanas, a 21 pacientes que padecían de *meningitis criptocócica*. En 11 de los pacientes se presentó una notable mejoría; y de esos 11, ¡6 se curaron por completo!

Lombrices. Los parásitos intestinales prosperan en el intestino y el colon de muchos seres humanos. La terapia a base de cebolla y ajo crudos ha sido extremadamente benéfica para la eliminación de estas lombrices. Los fuertes compuestos sulfurosos en ambas hierbas culinarias abaten a los parásitos, a menudo dejándolos en una condición de estupor vía sus vapores, o bien inmovilizándolos totalmente "envenenando" el plasma sanguíneo circulante que los rodea y del que derivan su alimentación. Mientras se encuentran en ese estado de parálisis temporal, ya no pueden pegarse a las paredes del tejido intestinal, haciendo posible que el cuerpo los deseche mediante movimientos intestinales normales.

MÉTODO DE PREPARACIÓN

Tal como mencioné anteriormente, yo sugiero usar el extracto de ajo líquido añejado *Kyolic,* en vez del jugo de ajo crudo, debido a las reacciones adversas que un número pequeño pero significativo de personas presenta ante este último. Por cada cuarto de taza de jugo de cebolla, yo recomiendo añadir una cucharadita rasa del ajo líquido *Kyolic.*

Después de pelar una cebolla, córtela con un cuchillo por la mitad, y luego en cuartos. Si está usando un extractor semejante al *Vita-Mix* para extraerle el jugo, yo le sugeriría que cortara estos cuartos en pedazos todavía más pequeños para poder extraer el jugo más fácilmente. También se le deberá agregar el jugo de algunas cebollas verdes lavadas y bien limpias. Tal como mencioné anteriormente, extráigale el jugo a medio manojo de perejil o a algunas hojas de espinaca o berro fresco, y luego mézclelo con el jugo de ajo-cebolla para hacerlo más agradable al paladar.

Otra forma de extraerle el jugo a los dientes de ajo, consiste en envolverlos en algunas hojas de col rizada (col de hoja, *kale*), y luego empujarlos por la tolva de su extractor de jugos usando una zanahoria. De hecho, un diente de ajo, un pequeño pedazo de una cebolla *Vidalia* dulce, dos florecillas de brócoli, dos hojas de col rizada, dos zanahorias, dos tomates y pizcas de pimienta (ají) de Cayena y *kelp* granulado le permitirán disfrutar de un dinámico coctel a base de verduras. También se puede extraer el jugo a todo junto y luego licuar bien.

Al usar el jugo de ajo y cebolla para tratar quemaduras serias, póngase unos guantes plásticos nuevos. Luego, tome tiras de gasa y remójelas en una solución del jugo de ambos. Levante cada tira con una mano y, colocándola entre dos dedos de la otra, recorra estos ligeramente a ambos lados de la gasa para eliminar el exceso de líquido. Entonces, aplique las tiras sobre las áreas quemadas sin ejercer ninguna presión y fíjelas en su lugar.

Si va a usar el jugo de manera externa para librarse de alguna infección de hongos, ate varios hisopos de algodón *(Q-tips)* con cinta adhesiva y remoje un extremo de los hisopos así unidos en algo de jugo de ajo-cebolla. Después, aplique el jugo sobre, dentro o detrás de la piel o uña afectada por esa infección. También se puede usar en forma de ducha para combatir la vaginitis. Si va a usarlo internamente para tratar problemas de hongos, como en la boca, haga gárgaras o cepille las encías y la lengua con algo del jugo; para detener infecciones y dolores de oído, caliéntelo en una cuchara de metal sobre una llama y coloque unas cuantas gotas en los oídos.

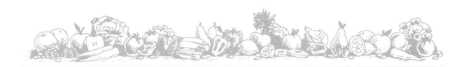

Jugo de ALBARICOQUE (chabacano, damasco, apricot)

"Es como beber de la fuente de la juventud"

DESCRIPCIÓN

Los botánicos tienen la mala costumbre de colocar a veces a las plantas en categorías en las que uno no espera encontrarlas. Por lo tanto, consideran a un albaricoque *(Prunus armeniaca)* como una ciruela y, para colmo, la llaman la ciruela armenia. En realidad, este árbol con frutas del color del bronce o de viejo cobre martillado tuvo su origen hace mucho tiempo en Asia Central. Todavía se le encuentra creciendo en la maleza entre Beijing y la Gran Muralla del Norte de China. Los romanos, y luego los árabes, lo introdujeron al sur de Europa.

Este árbol produce flores blancas que son encantadoras al momento de florecer completamente. La fruta madura tiene un sabor agridulce. Diferentes expertos en el arte culinario han atribuido el origen de ese distintivo sabor "agridulce", tan común en una serie de platos chinos, al uso del albaricoque. Hoy en día, sin embargo, es azúcar y vinagre lo que se utiliza para simular ese mismo sabor.

DATOS NUTRICIONALES

Los albaricoques son increíblemente ricos en vitamina A y contienen algo de potasio y cantidades más pequeñas de fósforo, calcio, vitamina C y hierro. La fruta también contiene mucho azufre, el responsable de su raro sabor agrio.

BENEFICIOS TERAPÉUTICOS

Hasta hace unas cuantas décadas, los *Hunzukut* del territorio Hunza eran prácticamente desconocidos fuera del extremadamente aislado valle en un territorio en donde convergen seis enormes cordilleras y las fronteras de China, Pakistán y la ex Unión Soviética. Un poco más allá del extremo norte de Pakistán y anidado entre murallas de rocas a una altitud de entre 3600 y 6100 metros, se encuentra un país en donde la gente pareciera nunca envejecer.

Aquellos que han tenido el raro privilegio de visitar este Shangri-La de la salud, sabrán que el país en su totalidad está lleno de decenas de miles de árboles de albaricoque que producen varios millones de albaricoques al año. Sin embargo, es poco común que se desperdicie siquiera un solo albaricoque.

Los albaricoques se abren por la mitad, el hueso es retirado y almacenado, y la fruta se deja expuesta al sol y al aire para curarla y secarla apropiadamente; o sencillamente se le extrae el jugo, se lo guisa o se lo hornea. Aun aquéllos que están magullados, dañados o que muestran las primeras señales de estar podridos se ponen a secar o se utilizan de alguna otra manera para fines alimenticios, cosméticos o medicinales.

"De todas las cosas que tenemos en esta tierra", afirmaba un anciano del pueblo, señalando con la mano derecha un huerto de árboles de albaricoque y moviéndola para describir su extensión, "¡ellos por sí solos son para nosotros más valiosos que cualquier otra cosa que vea usted por aquí!"

Un maravilloso aceite derivado de los huesos del albaricoque se usa para cocinar y para dar al cabello y a la piel riqueza y belleza. La pulpa que queda una vez que se ha extraído este aceite, se da como alimento a ovejas, vacas y cabras lecheras.

Pero son las innovadoras aplicaciones para las que se utiliza el jugo lo que yo encuentro más excitante. En una tierra en donde la electricidad prácticamente es inexistente y "la invención es la madre de la necesidad", el jugo se obtiene manualmente de diversas maneras. Se usa en lugar de agua al hacer grandes y finos panqueques llamados *chappatis;* en lugar de leche sobre harina de avena cocida para darle a ésta un toque dulce; y en vez de agua al cocinar cordero al *curry* y arroz salado. A menudo un tónico matutino para el desayuno consiste en un trago de jugo de albaricoque, el que le hará una maravillosa "llamada a levantarse" al hígado, al páncreas y a las glándulas adrenales de modo que revitalicen los niveles de energía del cuerpo para el resto del día.

Existe otra cosa que pronto se hace evidente cuando un visitante occidental pasea por este diminuto reino. *Muy pocos* de los habitantes más viejos tienen arrugas visibles. El decir que la mayoría de ellos *casi no tienen arrugas* de ninguna manera dista mucho de la realidad.

Cuando uno se detiene a considerar que esta gente está constantemente expuesta a los elementos del viento, el sol, el calor y el frío los 365 días del año, y que a pesar de ello *no* presenta en su piel serios efectos de esas condiciones climáticas, el asombro pronto se apodera de uno. Generalmente, soy bastante bueno para adivinar la edad de las personas como resultado de mis muchos años pasados en el campo como antropólogo y estudioso de diversas culturas en todo el mundo. Sin embargo, encuentro que, al ver cara a cara a individuos que aparentan tener 30, 40 o 50 años, para luego saber por ellos que *en realidad* tienen 50, 60 y 70 años, se despierta en uno la curiosidad y la mente de inmediato comienza a trabajar tratando de descifrar ¡ese "secreto de belleza" que se encuentra funcionando aquí!

En realidad no se trata de ningún secreto. Se trata sencillamente de los albaricoques que ellos consumen tan frecuentemente en formas tan variadas con casi todas sus comidas. En los albaricoques se pueden encontrar nutrientes, tales como vitaminas, minerales, aminoácidos, enzimas y aceites, que funcionan para conservar la piel joven y suave. Desde luego, los *Hunzukut* tienen periodos de vida similares a los nuestros, con únicamente un puñado de ellos alcanzando los cien años. Sin embargo, la diferencia—la sorpresa reservada para aquellos que puedan ir ahí—, es que ¡no se *ven* viejos, aunque sí lo *son!*

Cáncer; vista deficiente; humo de cigarrillo indirecto; hígado perezoso. Todos estos cuatro problemas de salud, aunque diferentes en lo que a síntomas clínicos se refiere, comparten, no obstante, un factor *común*. Cada uno de ellos responde de manera positiva a cantidades variables de vitamina A. Los albaricoques tienen un alto contenido de lo que se conoce como provitamina A o betacaroteno. Su color bronce da fe de ello. Numerosos estudios reportados en la literatura médica durante los últimos cinco años hacen notar que la vitamina A es uno de los mejores nutrientes quimiopreventivos y quimioterapéuticos para hacer frente al cáncer. Cuando el cuerpo tiene deficiencia de vitamina A, se presentan ciertos problemas de la vista. Uno de ellos es la ceguera nocturna, una incapacidad de los ojos para adaptarse a la oscuridad. Otro es la xerosis, una enfermedad en la que el globo ocular pierde su brillo, y entonces se seca y se inflama, disminuyendo con ello la agudeza visual. Una tercera enfermedad es el desarrollo de orzuelos en los ojos. Pero cuando la vitamina A se administra de manera continua en esos casos, la dolencia pronto desaparece. La terapia a base de vitamina A también ha demostrado ser extremadamente útil en el tratamiento de pacientes cuyos pulmones han sido expuestos de manera continua al humo indirecto del cigarrillo. Este nutriente protege los delicados tejidos epiteliales que recubren las vías respiratorias y repara cualquier daño hecho a los mismos por el humo, los contaminantes de metales pesados, el polvo o el pólen de los granos. Después del corazón, el hígado es el segundo órgano más importante del cuerpo, ya que desarrolla cientos de funciones diferentes. Podemos imaginarnos al hígado como un equipo de fútbol americano, en el que la vitamina A es el *quarterback* (mariscal de campo) estrella que se encarga de ver que su equipo siempre gane y jamás sea derrotado por las enfermedades o por las lesiones.

MÉTODO DE PREPARACIÓN

Lave una docena de albaricoques y sáqueles el hueso. Póngalos en su licuadora y añada un vaso y medio (8 onzas o 350 ml) de agua. Licue hasta obtener una mezcla uniforme, ¡y luego beba y disfrute de su jugo!

Otro método que he adaptado de los *Hunza* consiste en remojar un paquete de albaricoques secos durante la noche en algo de agua mineral embotellada. Añada miel y canela en polvo al gusto antes de licuar todo hasta que adquiera una consistencia uniforme. Si desea variar un poco, trate de añadir una taza de yogur sin sabor, o haga lo mismo con partes iguales de ciruelas pasas y albaricoques secos y remojados ¡para disfrutar de una experiencia verdaderamente dinámica y saludable!

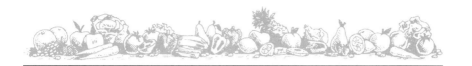

Jugo de ALFALFA

"La magia mineral para heridas y llagas"

DESCRIPCIÓN

La alfalfa *(Medicago sativa)* es semejante en apariencia a un trébol alto con hojas divididas en tres partes. Es una planta perenne, con muchos pedúnculos y ramas, por lo general de entre 60 y 90 cm de altura al alcanzar su madurez. Sus flores típicamente se asemejan mucho a los tréboles, con las familiares matas de flores de color violeta, lavándula o azul intercaladas en los extremos de los tallos. De hecho, resulta muy difícil diferenciar entre la alfalfa y el trébol dulce de color amarillo y blanco, hasta que hayan florecido por completo. La alfalfa es una planta muy común que se cultiva en gran parte de Estados Unidos con fines de rotación de cultivos, o como forraje o hierba medicinal, pero, aunque pudiera parecer extraño, la mayoría de la gente jamás ha visto una planta de alfalfa en flor. ¡Es algo muy bonito que vale la pena ver!

DATOS NUTRICIONALES

Sin excepción alguna, todo libro de hierbas medicinales que he consultado, ya sea escrito por herbarios famosos o desconocidos, de manera invariable contiene generalizaciones muy amplias acerca del supuesto contenido nutricional de la alfalfa. Sin embargo, ninguno de

estos autores ha investigado la literatura científica a fin de obtener
una mejor comprensión de los muchos y diferentes factores que
determinan el contenido nutricional de esta planta. A lo que me
refiero es que ninguna otra hierba que yo conozca presenta tantas
fluctuaciones en su contenido vitamínico y, específicamente, su contenido mineral, como la alfalfa.

Remito a aquellos lectores más serios al excelente libro de referencia titulado *Chemistry and Biochemistry of Herbage* de C. W.
Butler y R. W. Bailey (Londres: Academic Press, 1973, Volúmenes 1-
3). Los muchos editores que han contribuido en esta obra demuestran que el contenido de nutrientes de la alfalfa puede variar dramáticamente según el contenido de humedad de la tierra, el uso de fertilizantes, su etapa de madurez, cualquiera de las cuatro estaciones,
la temperatura, la lluvia, la intensidad de luz, el número de cabezas
de ganado (de existir) que pasten en el campo en donde se cultive,
el momento de la cosecha, etc.

Baste decir que la alfalfa es rica en las vitaminas A, C, K y P, y
en estos microelementos *(trace elements):* nitrógeno, fósforo, potasio,
calcio, magnesio, azufre, sodio, cloro, hierro, cobre, manganeso,
molibdeno, cobalto, zinc, yodo, selenio, cromo, vanadio, níquel,
estaño y boro.

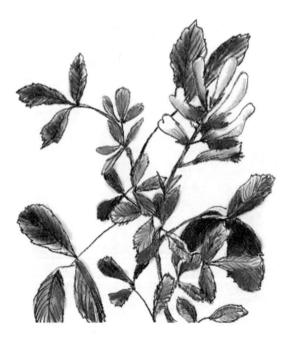

BENEFICIOS TERAPÉUTICOS

Recuerdo una historia verdadera relatada por el doctor Henry G. Bieler, M.D., en su libro *Food Is Your Best Medicine* (Nueva York: Random House, 1966, pp. 200-01) acerca de la alfalfa. Sucede que allá por los inicios de su carrera tuvo que atender a un paciente en una zona rural del estado de Idaho. "Tuve que viajar a lo largo de casi cien millas de terreno lleno de matorrales de salvia para ver a un granjero que había sufrido durante varios años de una úlcera con secreciones en la pierna", escribió. "La pierna derecha en su totalidad estaba bastante hinchada y tenía justo por encima del tobillo un cráter fétido".

Bieler sabía que cualquier tipo de jugo vegetal alcalino daría resultados, pero el otoño estaba por terminar y ya no había hortalizas disponibles.

"Tampoco había supermercado alguno con suministros diarios de verduras frescas provenientes de granjas aunque fueran distantes", añadió. Mientras caminaba fuera de la casa para ver si encontraba algo verde, se fijó en los campos de alfalfa del granjero.

Después de informarle a la pareja qué era lo que pretendía darle a su paciente enfermo, la esposa del granjero le lanzó una mirada de asombro. En un principio ella pensó que estaba bromeando, pero pronto se dio cuenta de que sus intenciones eran serias.

"Le pedí que juntara brotes de alfalfa pequeños y tiernos, que los picara finamente y que los mezclara con agua y jugo de toronja, que sí se podía adquirir en una tienda de comestibles a muchas millas de ahí". Además de esto, le pidió al hombre enfermo que consumiera verduras enlatadas, pan de trigo entero y leche de vaca cruda, en proporciones adecuadas. "Con el tiempo", concluyó Bieler, "la úlcera sanó por completo y la hinchazón desapareció. Va de sobra decir que el hombre jamás volvió a su dieta de manteca de puerco, harina blanca y azúcar blanca".

Yo a menudo recomiendo brotes de alfalfa frescos en combinación con jugos de piña o cítricos para cualquier tipo de infecciones abiertas y con secreciones que se resistan a sanar apropiadamente. Inclusive he visto algunos casos de gangrena en sus etapas iniciales revertirse cuando la alfalfa se utilizó de manera consistente.

Alergias. Algunos médicos con mentalidad nutricional han informado en la literatura médica una supuesta relación entre el consumo de azúcar y las alergias. Yo mismo noté que cada vez que incrementaba mi consumo de alimentos dulces, mi fiebre del heno y mi alergia en reacción a un gato de nombre Jack, que tengo en mi oficina, se hacían más severas. El azúcar produce una condición ácida en la sangre que la alfalfa, sin embargo, puede revertir rápidamente. Las sales minerales presentes en la alfalfa harán que la sangre se vuelva más alcalina. Cuando esto sucede, las reacciones alérgicas disminuyen dramáticamente. Y cuando vigilo mi consumo de azúcar más estrechamente, ya no me molesta tanto la saliva que queda en el pelo de mi gato ahí en donde de manera rutinaria se lame para limpiarse.

Enfermedades Coronarias. Una de las causas de las enfermedades coronarias es una acumulación de placa grasosa en las paredes de las arterias del corazón. Ciertas saponinas presentes en las hojas de la alfalfa "friegan" y eliminan esta placa. Las saponinas son compuestos tipo detergente presentes en una serie de pastos de las praderas, en plantas desérticas como la yuca y en otras hierbas. Si se las aísla y se las agita en un tubo de ensayo, presentan una apariencia espumosa. Es precisamente esta propiedad "jabonosa" de la alfalfa la que, de manera bastante literal, "friega" y elimina esa placa o acumulación de grasa a través de una acción química.

Gota. La alfalfa tiene un alto contenido de ciertas sales minerales que promueven el buen funcionamiento de los riñones. Varios de estos minerales son el calcio, el magnesio y el potasio. Todos ellos son de una naturaleza diurética y, por lo tanto, ayudan a eliminar las acumulaciones de fluidos en las articulaciones y el tejido muscular.

MÉTODO DE PREPARACIÓN

Como el jugo de las hojas de alfalfa fresca es demasiado potente como para tomarlo solo, debe combinarse con jugo de toronja, piña o zanahoria para reducir su fuerte sabor a "heno hervido" y evitar posibles gases intestinales y una reacción no favorable por parte del hígado. Aquí sí vale la pena recordar que ¡un *poco* de lo bueno rinde mucho!

Lave aproximadamente dos cucharadas de hojas frescas de alfalfa en un colador de alambre. Coloque su extractor de jugos (de preferencia un *Vita-Mix* para esta receta) a baja velocidad, en una posición entre la 1 y la 3. Añada las hojas de alfalfa y una taza de jugo. Haga funcionar el extractor durante 15 a 20 segundos, y luego apáguelo. Añada otra taza o dos de jugo, dependiendo de lo fuerte que prefiera su bebida, y vuelva a encender la máquina durante 30 segundos. El jugo puede sazonarse con una pizca de canela o cardamomo, de ser necesario, para disfrutar de una interesante pero deliciosa "aventura del sabor".

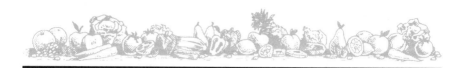

Jugo de APIO (celery)

"Un alivio para el eccema y la psoriasis"

DESCRIPCIÓN

El apio *(Apium graveolens)* se cultiva por sus tallos de hojas comestibles, que son carnosos y tiernos y tienen un sabor parecido al de la nuez cuando se blanquean *(blanched)*. Aunque el apio verde y sin blanquear tiene un sabor un poco amargo, cada año se está volviendo más popular como bocadillo favorito en las mesas de ensaladas de los restaurantes y en la forma de canapés en fiestas. La selección de la mayoría de las variedades cultivadas fue hecha posiblemente durante el siglo XV de una planta silvestre y amarga del sur de Europa alguna vez utilizada como medicina y como hierba saborizante. En su estado silvestre, el apio es una planta de pantano con tallos huecos, pero las variedades cultivadas han sido desarrolladas de tal modo que los tallos con hojas resultan ser más firmes.

Las variedades del apio se agrupan en dos tipos: el amarillo y el verde. El apio de tipo amarillo o que se blanquea por sí solo se caracteriza por un ramo dorado o blanco y por una fácil decoloración. El apio verde está representado por las variedades *Golden Crisp* o *Giant Pascal*.

DATOS NUTRICIONALES

Un tallo de apio contiene los siguientes nutrientes: 16 mg de calcio, 11 mg de fósforo, 0,1 mg de hierro, 50 mg de sodio, 136 mg de potasio, 110 unidades internacionales de vitamina A, pequeñas cantidades de algunas vitaminas del complejo B, y 4 mg de vitamina C. Otro análisis nutricional muestra que el apio tiene cantidades apreciables de magnesio en una proporción de 27-32 mg por tallo.

BENEFICIOS TERAPÉUTICOS

El Rey Enrique VIII (1491-1547) fue uno de los monarcas más ilustres— aunque también un tanto infame—de Inglaterra. Sus relaciones sociales, especialmente con las mujeres, dejaban mucho que desear. De hecho, algunas de sus muchas ex-esposas fueron encarceladas, se les hizo desaparecer, o bien fueron decapitadas, dependiendo del humor del rey en el momento en el que se estaban decidiendo sus destinos.

Enrique VIII también sufría de problemas de la piel, lo cual puede haber sido una de las razones por las que algunas de sus esposas lo rehuían cada vez que podían. Como resultado de su apetito voraz y la preponderancia de carnes, pasteles, vinos y cervezas en su alimentación, a menudo su frente, su cara, sus brazos, sus manos y sus piernas se veían afectados por erupciones de grado variable.

Diversos ungüentos y otros medicamentos tópicos demostraron ser de poca utilidad. Uno de los médicos de la corte escuchó de un herbolario local que curaba problemas de la piel similares con el jugo de *smallage* (que era como entonces se le conocía al apio en Inglaterra). Consiguió cantidades suficientes de esta hierba e hizo que los cocineros le extrajeran el jugo a las hojas y tallos golpeándolos bien. Entonces le dio este jugo al Rey en pequeñas cantidades, y en unos pocos días el cutis del rey mejoró, únicamente para regresar a su condición anterior cada vez que volvía a consumir aquellos alimentos que contribuían a ello. Pero el buen doctor continuó dándole suficiente jugo de apio, de modo que, por lo menos, las erupciones podían ser controladas.

Alergias. Ha sido mi propia experiencia, tanto personal como a través de la observación, de que existe un estrecho vínculo entre el consumo de azúcar y las reacciones alérgicas. Cada vez que comienzo a consumir uno o dos dátiles *majool* al día, mi alergia al gato que tengo en mi oficina se hace más profunda. Comienzo a padecer de estornudos prolongados e inmediatos y a sentir comezón en los ojos. Cuando preparo jugo de apio fresco y tomo $^1/_2$ taza durante algunos días seguidos, estos síntomas desaparecen. Yo encuentro que son las fuertes sales minerales presentes en el apio lo que hace a mi sangre muy alcalina. Cuando esto sucede, mis alergias disminuyen casi tan rápidamente como se presentaron, cuando yo comencé a comer unos pocos dátiles deliciosos.

Envenenamiento de la sangre. Ésta es una condición en la que bacterias infectan a la sangre. En casos moderados, puede que no existan síntomas; sin embargo, por lo general, puede tratarse de algo bastante serio. El pisar un clavo oxidado, el permitir que en una herida penetre polvo, una quemadura extensa, una infección del tracto urinario y la hospitalización para cirugía, son algunas de las causas subyacentes de la sepsis o septicemia (envenenamiento de la sangre). La gran cantidad de sales minerales presentes en el apio lo hacen muy alcalino. Las bacterias responsables del envenenamiento de la sangre se desarrollan mejor en condiciones ácidas que en un ambiente alcalino. La presencia del apio en el cuerpo ayuda a disminuir el daño potencial que pueden infligir.

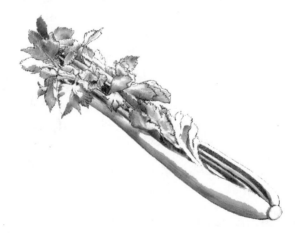

Hiperactividad y trastorno por déficit de atención. La inquietud demasiado frecuente y la incapacidad de concentrarse en algo por un periodo de tiempo prolongado, constituyen la hiperactividad. Sin embargo, el término preferido hoy en día para describir a este tipo de niños excesivamente activos, es el trastorno por déficit de atención (*attention deficit disorder* o *ADD* por las siglas en inglés). Los factores que se cree que se encuentran detrás del *ADD* son una producción excesiva de hormonas adrenales; un funcionamiento mental deficiente; una tiroides hiperactiva; el estrés; el uso de colorantes y saborizantes artificiales en los alimentos, los refrescos o bebidas gaseosas y los dulces; las reacciones adversas a medicamentos; y el consumo elevado de azúcar. El ya fallecido doctor Benjamin Goldfein, M.D., un pediatra de California, pensaba que la mayoría de estas cosas ocasionaban una condición excesivamente ácida en la sangre de los niños hiperactivos. Al eliminarlas y darles a los niños, en lugar de ellas, alimentos ricos en minerales, al poco tiempo se podían notar los resultados en los patrones de conducta. El apio ha sido uno de los alimentos recomendados por algunos nutriólogos y médicos especializados en el tratamiento de niños con *ADD*.

MÉTODO DE PREPARACIÓN

Como el jugo de apio por sí solo puede resultar un poco agrio al paladar y un tanto fuerte para el hígado, pudiera ser una buena idea mezclarlo con un poco de jugo de zanahoria. Una de las mejores combinaciones para curar el eccema y la psoriasis consiste en hacer una mezcla de jugos de apio, acelga *(swiss chard)* y pepino diluidos con un poco de jugo de zanahoria.

Lave (pero sin pelarlas) cuatro zanahorias de tamaño mediano (que equivalen más o menos a una taza de jugo). Separe y limpie dos tallos de apio (que equivalen a media taza de jugo) con agua corriente. Lave un pepino pequeño sin pelar (media taza de jugo) con agua y jabón, y enjuáguelo. Luego, lave un poco de acelga ($1\frac{1}{2}$ cucharada).

Extráigale el jugo a cada uno de estos vegetales por separado y colóquelos en diferentes tazas. Después, combine todos juntos en la licuadora durante un minuto. La mezcla total rinde un poco más de dos tazas. Tómesela fuera de sus horas de comida.

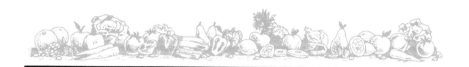

Jugo de BAYAS (berries)

"La sabrosa medicina de la naturaleza"

DESCRIPCIÓN

Las bayas son clasificadas, desde el punto de vista botánico, como un tipo de fruta carnosa. Las verdaderas bayas, tales como el arándano azul y el tomate (el cual es una fruta y no una verdura, créase o no), tienen muchas semillas. Pero, las frutas que tienen muchas partes pequeñas semejantes a una drupa unidas en una sola estructura (como la zarzamora y la frambuesa), que comúnmente se les llama "bayas", en realidad no lo son.

Con la llegada del clima cálido, aparecen todos los tipos de bayas. Las bayas vienen en una amplia variedad de formas, tamaños y colores, y crecen en ambientes tan contrastantes que se les puede encontrar casi en cualquier lugar del mundo. Las bayas no sólo saben bien, sino que también tienen maravillosas propiedades medicinales. Se las puede utilizar como limpiadoras, desinfectantes, eliminadoras y calmantes.

Las bayas son mejores juntadas frescas del arbusto o árbol, pero muchas fórmulas medicinales y recetas de cocina utilizan su jugo. De hecho, sus verdaderos beneficios se dan en esta forma. No se necesita un extractor de jugos, ya que su jugo es muy fácil de obtener.

El método más simple y tal vez más antiguo para extraer el jugo de las bayas consiste en verter agua caliente sobre las bayas machacadas, dejándolas reposar durante una hora, y luego escurrir el jugo. También se les puede colocar en un frasco con agua bajo el sol caliente de verano por un día, y luego escurrir el jugo. El agua diluye el jugo, pero aun cuando se usen modernos extractores y escurridores de jugo, siempre resulta mejor añadir agua al jugo puro antes de beberlo, ya que sus azúcares son muy concentrados.

El jugo de bayas posee una propiedad refrigerante, lo que significa que en un momento de fiebre, insolación, o sencillamente para calmar la sed bajo el calor de un ardiente día de verano, no existe nada que enfríe el cuerpo de manera tan efectiva como lo hacen las bayas. De hecho, el jugo de baya de cualquier tipo es notable por su capacidad para reajustar el termostato interno del cuerpo de modo que alcance un nivel más cómodo y saludable.

Los diez tipos de bayas que se describen a continuación representan los tipos más populares que se utilizan para comidas, bebidas, medicinas y cosméticos.

Zarzamora *(blackberry) (Rubus villosus)*. La zarzamora es una fruta de color negro y brillante que crece en arbustos muy espinosos conocidos como zarzas. A pesar de ello, el sabor de estas bayas agridulces atrae a la gente del campo a las zarzas durante los meses de verano. Son las primas del final del verano y principio del otoño de la frambuesa *(raspberry)*. También son una de las más perecederas de las bayas, durando solamente unos pocos días en el refrigerador después de su cosecha. Otras parientes de la zarzamora, menos conocidas pero igualmente deliciosas, son la *loganberry* y la *tayberry*. Ambas son híbridos de zarzamora-frambuesa. La jugosa *boysenberry* de color rojo oscuro es una cruza entre la zarzamora y la frambuesa americana. La *olallie* negra y dulce y la *marionberry* son zarzamoras trepadoras muy apreciadas.

Grosella *(currant)* negra y roja *(Ribes nigrum, Ribes rubrum)*. Estas pequeñas bayas rojas o negras son bastante agrias como para comerlas crudas. Son relacionadas muy estrechamente con la grosella espinosa *(gooseberry)*. Ambos tipos, al igual que una variedad blanca, son más populares en Europa que en Norteamérica. Aparecen desde principios hasta mediados de julio.

Arándano (arándano azul, *blueberry) (Vaccinium gaylussacia, Vaccinium corymbosum)*. El arándano es una fruta con una piel de color azul oscuro y una flor blancuzca. En algunas regiones de Estados Unidos se le dan otros nombres, tales como *hurtleberry, bilberry,* o *whortleberry.* Existen dos principales tipos de arándano: la variedad de arbusto bajo y la de arbusto alto. El arbusto bajo da bayas muy pequeñas pero de buen sabor. La baya del arbusto alto es mucho más grande, deliciosa y jugosa, y es la que normalmente se adquiere fresca en los supermercados o en los mercados de granja *(farmers' markets).* Su temporada alta es de junio a agosto.

**Boysenberry (*Rubus ursinus,* variedad *loganobaccus).* Rudolph Boysen, un horticultor estadounidense de la década de 1920, se preguntaba qué sucedería si cruzara genéticamente varias zarzamoras y frambuesas. El resultado fue un tipo de mora muy grande, jugosa, deliciosa y aromática que a menudo alcanza 5 cm de largo. Las bayas *boysenberry* no tienen espinas, permitiendo su fácil recolección, y casi no tienen semillas. Al madurar por completo, tienen un color rojo muy oscuro—casi negro—y rezuman jugo. Maduran en un periodo de dos meses, que comienza a principios de junio, y crecen en las áreas costeras del sur y del Pacífico de Estados Unidos, en donde los inviernos son relativamente moderados. Tienen un distintivo sabor a frambuesa.

**Arándano agrio *(cranberry) (Vaccinium macrocarpon).* Los indios Wampanoag le dieron la bienvenida a los Peregrinos de Plymouth Rock con bayas que ellos llamaban *ibimi,* o "fruta amarga". Pero los Peregrinos, que pensaban que las largas y rosadas flores de sus arbustos se asemejaban a las cabezas de las grullas, les llamaron a estas moras crujientes de color rojo "bayas de grulla"[1]. Hoy en día, el arándano agrio se puede encontrar en todo el mundo, pero la historia de su cultivo permanece estrechamente ligada a la historia del condado de Plymouth, Massachusetts, en donde todavía se cultiva la mitad de la producción total de Estados Unidos. El arándano agrio es una de tres frutas nativas de Estados Unidos (las uvas *Concord* y el arándano azul son las otras). Durante años, los primeros colonizadores cosecharon la fruta tomándola directamente de arbustos silvestres. En 1816, Henry Hall, un habitante de la península de Cape Cod, en

---

[1] En el idioma inglés, "grulla" se dice "crane" y "baya" se dice "berry"; de aquí que el nombre original que los Peregrinos le dieron a esta fruta fue el de "crane berry", que luego se transformó en "cranberry."

Massachusetts, descubrió que estas bayas crecían particularmente grandes y jugosas en la tierra ácida y turba que se encontraba cerca de las dunas de arena de la playa. Dándose cuenta de que era la combinación de acidez y arena lo que hacía la diferencia, plantó más arbustos cerca de las dunas, dando inicio con ello a un tal auge por el cultivo del arándano agrio, que pronto a esas bayas se les llegó a conocer con el nombre de "oro rojo". A una planta le lleva de tres a cinco años madurar, pero una vez que florece, da fruta casi indefinidamente.

Baya del saúco *(elderberry) (Sambucus canadensis, Sambucus nigrum, Sambucus racemosa).* El arbusto de saúco puede crecer de uno a diez pies (30 cm a 3 metros), principalmente de ancho. Se esparce por debajo de la tierra y finalmente forma matorrales, haciendo que crezcan muchos tallos jóvenes a partir de sus raíces. El saúco es poco leñoso y tiene una médula blanca y grande. Sus hojas están formadas por un promedio de siete hojuelas puntiagudas, dentadas y lisas, o más a menudo vellosas por debajo. Las flores del saúco son blancas y por lo general se apiñan en unos pocos tallos. Sus bayas son de diferentes colores, siendo las negras y las moradas las más comunes y muy raras las rojas, verdes o amarillas. Una vez que

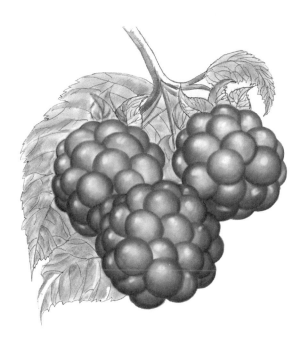

comienzan a madurar en agosto, miden aproximadamente unos 6 milímetros de diámetro y son jugosas.

Grosella espinosa *(gooseberry) (Ribes grossularia).* Tanto la grosella espinosa como la grosella común (negra y roja) pertenecen a la misma familia de frutas conocida como *Ribes,* cuyas características incluyen piel translúcida y delgada con frutas suaves de semillas muy pequeñas en su interior. Esta clase de frutas, que tienen sabores maravillosamente agrios y acres, se encuentran con mucha más facilidad en Europa que en Estados Unidos, aunque eso está comenzando a cambiar. La grosella espinosa ha sido descrita como una fruta de apariencia muy semejante a la de "una pequeña pelota de basquetbol de color verde con un rabillo en su parte superior", ya que su piel presenta líneas estriadas que parecen dividir a la fruta en secciones disparejas. Algunas personas comen las variedades dulces cuando están frescas; las variedades más ácidas son excelentes para usar como conservas o también en muchos postres. Sin embargo, la mayoría de los estadounidenses parecen encontrar a estas bayas bastante ácidas, aun cuando estén bien maduras.

Ráspano *(huckleberry) (Vaccinium myrtillus).* Este es el arándano silvestre cuyo nombre en inglés, *huckleberry,* es el mismo que el apodo del amigo de Tom Sawyer, Huckleberry Finn, que emprendió un recorrido por el imponente río Misisipí en una balsa. Sus frutas son azules y a menudo se confunden con el arándano azul, pero son más pequeñas. Mientras que la única evidencia de las semillas del arándano la encontrará usted en sus dientes, el ráspano tiene de diez a doce semillas bastante grandes. Además, el sabor del ráspano es más delicado que aquél del arándano.

Frambuesa *(raspberry)* roja y negra *(Rubus idaesus, Rubus crataegifolius, Rubus occidentalis).* En apariencia, la frambuesa negra se asemeja a la roja, aunque su color es más oscuro y su forma se asemeja más a un "casquete" que a la forma esférica de la frambuesa roja. La especie negra es una baya con muchas semillas, mientras que su contraparte roja tiene menos semillas y es más jugosa. La temporada para ambas comienza a mediados o a finales de junio y se extiende únicamente por aproximadamente cuatro semanas.

Fresa (frutilla, *strawberry) (Fragaria ananassa).* Las hojas y flores crecen en pecíolos y tallos directamente del rizoma, que también produce largos y enraizados estolones. Sus delgadas hojas de color verde claro se dividen en tres hojuelas más o menos aovadas, toscamente dentadas y ligeramente vellosas en su parte de abajo, por lo menos en las nervaduras. Sus pequeñas flores blancas crecen en especies de racimos durante mayo y junio. La "baya" de color rojo es, en realidad, el carnoso y alargado receptáculo (la punta del tallo que soporta la flor) que sujeta en su superficie las frutas que lucen como semillas. Esta fruta es nativa del continente americano y se encuentra disponible todo el año, pero más abundante entre abril y junio. También se disfruta en otras partes del mundo.

DATOS NUTRICIONALES

Las bayas en general contienen un fenol que se presenta de manera natural en las plantas y que se conoce como ácido elágico. Los científicos han observado que la gente indígena que subsiste a base de muchas bayas y nueces está casi totalmente libre de cáncer. Aunque los investigadores no han definido todavía cuál es en realidad el mecanismo exacto de esta inhibición del cáncer, sospechan que el ácido elágico que se encuentra en las bayas y otros alimentos naturales compite por los receptores de ADN que son también utilizados por los carcinógenos inducidos químicamente. A dos grupos de ratones se les aplicó en la piel, bisemanalmente durante cuatro meses, un carcinógeno de hidrocarburo aromático policíclico (*PAH* por las siglas en inglés). Comparados con los animales de control, los ratones que habían sido tratados previamente con ácidos elágicos provenientes de bayas presentaron un 45 por ciento menos tumores por ratón, y el periodo latente anterior a la aparición del tumor pasó de seis a diez semanas. Este estudio, que se publicó en la edición de mayo de 1986 de la revista *Cancer Research* (46:2262-65), sugirió que la inclusión en la dieta de alimentos ricos en ácidos elágicos como las nueces y las bayas podía disminuir de manera significativa el riesgo de desarrollar cáncer como consecuencia de los químicos ambientales.

Las bayas al rescate. Las bayas tienden a tener un alto contenido de potasio. El potasio es un mineral fundamental para poder controlar con éxito la alta presión sanguínea. El potasio también ayuda a restablecer la función normal de los riñones, que es precisamente en donde comienzan los síntomas de la hipertensión. Por lo tanto, el jugo de baya de cualquier tipo siempre será bueno para tratar los problemas relacionados con los riñones y la presión sanguínea.

Las bayas también son ricas en hierro. El hierro es importante para la producción de glóbulos rojos sanguíneos en el cuerpo. Al parecer, las mujeres necesitan más hierro que los hombres; por lo tanto, los jugos de bayas deberían ser una parte rutinaria de sus dietas.

Las bayas también contienen cantidades mensurables de vitaminas A y C, y de calcio y fósforo. Ambas vitaminas son necesarias para poder mantener buenas defensas inmunológicas, mientras que los dos minerales nos ayudan a conservar la firmeza de huesos y dientes, y a mantener saludable nuestro corazón y piel.

Pero en donde las bayas de verdad brillan desde el punto de vista nutritivo es en su extraordinario contenido de microelementos *(trace elements)*. Aunque no sean exactamente iguales al de otras fuentes de micronutrientes mejor conocidas, tales como los mariscos, las algas marinas y las algas, las bayas son uno de los pocos alimentos vegetales (junto con algunas nueces y semillas) que contienen una variedad suficiente de microelementos que benefician al cuerpo.

Los microelementos son vitales para una serie de diferentes funciones corporales. Sin embargo, al parecer son especialmente importantes cuando se trata de ciertas funciones de las glándulas (como la pineal, la tiroides, el timo, la adrenal) y de ciertos órganos (como el corazón, el hígado, el estómago, el páncreas, el bazo, el riñón y el cerebro).

Hace más de diez años se publicó, en un informe elaborado por un grupo de químicos especialistas en alimentos de la Universidad de Helsinki, en Finlandia, para la revista científica *Acta Agriculturae Scandinavica* (Suplemento 22:89-113, 1980), la composición de microelementos de una serie de bayas. Las bayas mencionadas incluyeron el ráspano *(bilberry* o *huckleberry)*, el arándano encarnado *(lingonberry)*, el arándano agrio, la *cloudberry,* la fresa, la grosella negra y roja, la grosella espinosa, el escaramujo *(rose hip)*, la serba *(rowanberry)* y la frambuesa *(raspberry)*.

Aun cuando los investigadores hicieron notar que "las bayas silvestres presentaban niveles excepcionalmente altos de manganeso, de aproximadamente diez veces aquél de las bayas y frutas cultivadas", ambos tipos presentaron cantidades apreciables de una serie de importantes microelementos. No es posible listar aquí todos los minerales presentes en cada una de las bayas, pero he seleccionado las grosellas roja y negra como modelos de la composición bastante típica para las demás bayas.

En la tabla que aparece a continuación se muestran los márgenes del contenido de una serie de microelementos presentes en ambos tipos de grosellas.

Mineral	*Grosella Roja y Negra*
Potasio	3,1-3,4 gramos
Calcio	0,40-0,72 gramos
Magnesio	0,14-0,24 gramos
Fósforo	0,47-0,58 gramos
Azufre	0,16-0,23 gramos
Hierro	7,9-12 miligramos
Cobre	5,4-19 miligramos
Manganeso	1,9-3,1 miligramos
Zinc	2,0-3,1 miligramos
Molibdeno	1,6-3,8 miligramos
Cobalto	5 microgramos
Níquel	l0,05-0,1 miligramos
Cromo	10-50 microgramos
Fluoruro	0,1-0,2 miligramos
Selenio	1-2 microgramos
Silicio	10-50 miligramos
Rubidio	2,4-3,2 miligramos
Aluminio	3-16 miligramos
Boro	1,8-2,1 miligramos
Bromo	1 miligramo

La composición de microelementos de otros tipos de bayas se acerca a, o en ocasiones incluso excede, estas cifras. Las fresas, por ejemplo, tienen entre 1,4 y 2,3 gramos de potasio, 4,3 miligramos de manganeso, entre 4 y 10 microgramos de cobalto, 2 microgramos de selenio, 20 miligramos de silicio, entre 3 y 8 miligramos de aluminio, y entre 1,7 y 2,1 miligramos de boro.

BENEFICIOS TERAPÉUTICOS

Zarzamora. El doctor Herbert Langford, M.D., profesor de la Universidad de Mississippi, en Jackson, recomienda el consumo de zarzamoras o su jugo para tratar la hipertensión. Sus investigaciones han demostrado que la alta cantidad de potasio presente en el jugo ayuda a disminuir la presión sanguínea elevada. Winona Rider, R.N., una enfermera de Montgomery, Alabama, encuentra que el jugo de zarzamora ayuda a la gente que sufre de anemia, y que también aminora el flujo de la menstruación excesiva en algunas mujeres. Un poco de jugo de zarzamora calentado y sorbido lentamente por medio de una pajilla (popote, pajita) plástica (todavía estando caliente) es bueno para aliviar incluso el peor tipo de tos, dice ella. El jugo de zarzamora también es bueno para el tratamiento del reumatismo, amigdalitis, problemas del corazón, diarrea, apendicitis crónica, indigestión ácida, colitis, cálculos biliares y algunos tipos de hernias.

Grosella negra y roja. La grosella negra es rica en vitamina C y en el bioflavonoide conocido como rutina *(rutin)*, lo cual hace que su jugo sea muy bueno para aliviar contusiones, encías sangrantes, irrigación lenta de los capilares sanguíneos, hemorroides y problemas del tejido conectivo. El jugo de la grosella negra también contiene una pequeña cantidad de ácido gamalinoléico o *GLA* (por las siglas en inglés), pero las bayas enteras contienen todavía más. El *GLA* es vital para la salud, ya que ayuda al cuerpo a producir una sustancia esencial semejante a una hormona que se conoce como prostaglandina PGE-1, la cual controla todos los órganos y conserva fuerte nuestro sistema inmunológico. Esta prostaglandina en particular y otras semejantes a ella sirven como reguladores biológicos, controlando la acción de las células y los órganos. Las prostaglandinas tienen una vida muy corta, de aproximadamente un segundo, y únicamente son producidas por el cuerpo en el momento y el lugar en donde se necesitan, teniendo cada una un efecto único y específico. Sin el *GLA* proveniente de las grosellas (??) y su jugo, no se produciría la cantidad suficiente de estas importantes prostaglandinas. El *GLA* de la zarzamora es también esencial para la locomoción muscular y la transmisión nerviosa; en enfermedades como la esclerosis múltiple es muy beneficioso.

El jugo de la grosella roja es un maravilloso antiséptico y bueno para tratar la ictericia del hígado, el envenenamiento por tomaína y los altos niveles de ácido en el torrente sanguíneo. Una herbaria británica, Mary Thorne Quelch, ha relatado una historia acerca de un hombre de Liverpool, Inglaterra, que comió un faisán entero durante una celebración en un día de fiesta y a poco fue llevado de emergencia a un hospital, ya que había sufrido de envenenamiento por tomaína. Los médicos de guardia pudieron salvarle la vida, pero lo atribuyeron más que otra cosa al hecho de que el paciente había consumido una buena cantidad de jalea de grosella roja, que se había servido como parte de los "aderezos" de la comida que ingirió. El jugo de la grosella tanto negra como roja es ideal para tratar la infección por hongos en la boca (aftas o candidiasis bucal) o en la vagina (vaginitis). Al servirse caliente, el jugo de cualquiera de las dos frutas propicia la transpiración y ayuda a detener un resfriado o una fiebre en una forma bastante similar a la de una limonada caliente.

Arándano azul. Su jugo es muy bueno para tratar la gota, cálculos en los riñones, diarrea crónica, disentería, dolor de garganta, leucorrea, tifoidea, eccema, psoriasis y salpullido. Un grupo de investigadores médicos israelíes descubrió recientemente que el arándano y su jugo tienen propiedades que combaten a las bacterias y que actúan contra las infecciones del tracto urinario (ITU) en gran medida de la misma forma en que lo hace el jugo del arándano agrio. El doctor Nathan Sharon, bioquímico del Instituto de Ciencia Weizmann y de la Universidad de Tel Aviv, encontró que el jugo contiene un compuesto que debilita la *Escherichia coli*, la principal causa de las ITU, evitando que las bacterias se adhieran a las células a lo largo de las paredes de los tractos urinario y digestivo. El doctor Sharon cree que el beber el jugo de arándano o arándano agrio representa más una medida preventiva que un verdadero tratamiento en contra de las ITU.

Si usted desea conservar los arándanos sin tener que congelarlos, haga la prueba salándolos. Este truco lo aprendí de un viejo cazador franco canadiense que habitaba en los territorios del noroeste de Canadá en una región tan remota que "inclusive los gansos necesitaban una brújula para saber por donde estaban volando", solía bromear. He aquí cómo me dijo que lo hiciera: revise los arándanos y separe aquellas bayas jugosas y cortadas, magulladas o demasiado maduras, para usarlas de inmediato. Después, coloque aquéllas que tengan la piel firme, bien secas, en frascos de un litro, dejando aproximadamente unos tres centímetros de espacio libre en la parte superior del frasco. Deberá usarse vidrio de color, a menos que las bayas se puedan almacenar en una área completamente oscura. Una vez en el frasco, añada una cucharadita de sal de mesa común y agite suavemente. Selle el frasco; cualquier frasco con tapa de rosca apretada con la mano es adecuado. Sin agitarlo más, guarde el frasco en cualquier sitio disponible, pero de preferencia oscuro. ¡Las bayas se conservarán *casi indefinidamente!* Producirán solamente una pequeña cantidad de jugo, pero se conservarán firmes. Ni se fermentarán ni se echarán a perder. Si la temperatura ambiente oscila entre niveles de calor y de mucho frío, deje que los frascos se ambienten al aire libre antes de abrirlos, o sencillamente desenrosque la tapa con mucho cuidado colocando sobre ella un trapo hasta que escuche el siseo del aire. Si no se toman estas sencillas precauciones y se abre un frasco de inmediato, su contenido literalmente explotará sobre usted, el techo y las paredes. ¡No lo dude!

Boysenberry. El hacer circular un poco de jugo de *boysenberry* en la boca y el untar un poco de él en las encías con la lengua, le ayudará a evitar la gingivitis, el herpes labial *(cold sores),* la piorrea y el mal aliento, según un dentista jubilado que conozco de Lexington, Kentucky, quien frecuentemente lo usaba durante su práctica profesional y lo recomendaba a la mayoría de sus pacientes. El jugo de *boysenberry* ayuda a prevenir el escorbuto, una enfermedad temida de carencia nutritiva que causa estragos en la piel y el sistema nervioso. El jugo de *boysenberry* también representa un laxante suave para la gente mayor, que ocasionalmente padece de estreñimiento y que precisa algo moderado para promover un fácil movimiento de los intestinos. El jugo de *boysenberry* es también excelente para aquellas personas alcohólicas que desean dejar de beber, pero que necesitan un sustituto comparable para detener su ansia de beber más licor. Para esta adicción, resulta mejor si se sorbe por medio de una pajilla (popote, pajita) plástica y se deja correr un poco adentro de la boca antes de tragarlo, en vez de tomarlo de repente. Al hacer esto, las papilas gustativas que se encuentran en ambos lados de la lengua envían señales de placer al cerebro, el cual queda entonces lo suficientemente satisfecho como para aplacar esas fuertes ansias por un momento.

Arándano agrio. El jugo de arándano agrio es una medicina muy buena para el tracto urinario. El doctor y Teniente Comandante Peter Sternlieb, M.D., que estaba asociado anteriormente con el Hospital Naval de Estados Unidos de St. Albans, Nueva York, a menudo lo utilizaba como un remedio efectivo para el tratamiento de muchos casos de infección y cálculos renales (piedras en el riñón). Su carta, que apareció en la edición del 3 de enero de 1936 en la revista *New England Journal of Medicine* (268:57) explicaba esta terapia de la manera siguiente:

"Ha sido mi experiencia que la administración del jugo de arándano agrio es eficaz en condiciones en las que se indica una acidificación urinaria. Los ácidos quínicos y benzoicos presentes en el arándano agrio son al parecer los precursores del ácido hipúrico que es excretado por los riñones y, por lo tanto, acidifica la orina....

"La dosis usual del jugo de arándano agrio varía de 12 a 32 onzas (de 350 ml a 950 ml) por día. La simple determinación del pH de la orina puede servir como una referencia para saber cuál es la dosis efectiva. Yo he encontrado que un vaso de jugo de arándano agrio de 8 onzas (240 ml) cuatro veces al día durante varios días, seguido de otra dosis de 8 onzas dos veces al día, constituye una terapia auxiliar valiosa y una profilaxis en pacientes con formación de piedras cuyos cálculos renales son más solubles en un medio ácido y en pacientes con ciertas infecciones del tracto urinario."

El jugo de arándano agrio también puede ser bueno para una tiroides poco activa. El yodo es un microelemento benéfico para esta glándula en particular, pero por lo general únicamente se le encuentra en los mariscos y en la vegetación marina como el *kelp*, el *dulse*, el alga negra común *(bladderwrack)* y el camarón. Sin embargo, a consecuencia de la cercanía del mar, se ha reportado que muchos de los pantanos de Massachusetts en los que se cultiva el arándano agrio tienen un contenido de yodo de 35 partes por cada mil millones, según la revista *Journal of Biological Chemistry*, (79:409-11, 1928). La compañía Murdock Pharmaceuticals (una división de la empresa *Nature's Way Herb Company* de Springfield, Utah) elabora un polvo de arándano agrio para el tracto urinario en forma de cápsula de gelatina, que algunos médicos y quiroprácticos naturopáticos y homeopáticos han utilizado con éxito para el tratamiento de infecciones del tracto urinario. Ésta es una alternativa útil para sustituir el jugo en el caso de las personas con problemas de azúcar en la sangre que no pueden manejar demasiadas cosas dulces.

Baya del saúco. El jugo de la baya del saúco es bueno para las amígdalas inflamadas y para la inflamación interna de diferentes glándulas como los ganglios linfáticos. Es particularmente útil dárselo a niños que padecen de sarampión, paperas y varicela. Ayuda a bajar la fiebre y a aliviar el dolor de oído cuando se colocan algunas gotas del jugo caliente en el canal auditivo usando un gotero. Como agente de lavado para la piel, este jugo no tiene rival en el tratamiento de eccema, psoriasis y salpullido ocasionado por hiedra o zumaque venenosos *(poison ivy* o *poison oak)*. En el caso de llagas abiertas o supurantes con flujo en las piernas, mezcle partes iguales de brandy y jugo de baya del saúco y lave las áreas afectadas dos veces al día. Se recomienda ampliamente lavar la piel con este jugo en casos de erisipela y lupus eritematoso. Y en casos de quemaduras y escaldaduras en la piel, las cataplasmas de jugo de baya del saúco frío ¡hacen maravillas! También es muy útil para el tratamiento de la gota. La mayoría de los usos aquí mencionados en relación con el jugo de baya del saúco provienen originalmente de remedios usados por diferentes tribus americanas nativas que habitaron la parte este de Estados Unidos y el norte de Canadá durante los siglos XVIII y XIX.

Grosella espinosa. El jugo de la grosella espinosa es muy bueno para cualquier tipo de disfunción del hígado que lleve al desencadenamiento repentino de síntomas como anorexia, estreñimiento, lengua cubierta, dolor de cabeza, mareo, cutis pálido y, en raras ocasiones, ictericia ligera. El jugo constituye una maravillosa loción para tratar erisipela, el Fuego de San Antonio, la enfermedad de Rosenbach y trastornos similares caracterizados por una inflamación aguda de la piel y numerosas erupciones claramente definidas. Una combinación de jugo de baya del saúco y de grosella espinosa representa una loción o enjuague ideal para tratar estas condiciones.

Ráspano. La doctora Elizabeth Barrett-Connor, de la Universidad de California en San Diego, y el doctor Kay-Tee Khaw, de la Universidad de Cambridge, en Inglaterra, publicaron un estudio en la edición del 29 de enero de 1987 de la revista *New England Journal of Medicine,* en el que afirman que el riesgo de sufrir un ataque de apoplejía (derrame cerebral, *stroke*) podía reducirse en casi un 50 por ciento aumentando el suministro de potasio en el cuerpo. Apuntaron a la fruta fresca, especialmente a las bayas, y de manera particular al ráspano, como elementos para ayudar a controlar la tercera causa de defunción más importante en Estados Unidos, después del ataque al corazón y el cáncer. Un vaso de jugo de ráspano dos veces por semana es suficiente para disfrutar de esta protección. El jugo de ráspano también es útil para tratar las fiebres tifoidea, palúdica, reumática y escarlatina. Representa una maravillosa loción para el eccema y la psoriasis. Uno de sus usos más recientes se ha encontrado en el campo de la oftalmología. Investigadores médicos franceses, italianos y alemanes han publicado diversos estudios clínicos que demuestran que el jugo de ráspano ejerce un efecto positivo en el tratamiento de fragilidad capilar, púrpuras sanguíneas, trastornos cerebrovasculares, insuficiencia venosa, venas varicosas, dismenorrea y hematuria microscópica ocasionada por fragilidad capilar renal y difusa. Sin embargo, la principal aplicación de las extraordinarias antocianosidas presentes en el ráspano y su jugo ha sido en problemas de la visión como la retinitis pigmentaria, la deficiente visión nocturna (nictalopía) o su contraparte, la ceguera de día (hemeralopía), cataratas, el glaucoma causado por la diabetes, y la miopía. Las antocianosidas presentes en el ráspano tienen una afinidad definida por el epitelio pigmentado o la púrpura retinal, la cual forma la parte óptica o funcional de la retina. Su efecto en las estructuras colágenas del ojo explica su papel en la prevención y el tratamiento del glaucoma. Los compuestos del jugo de ráspano pueden también ofrecer una protección significativa en contra del desarrollo de la degeneración retinal (macular) y cataratas, en particular la las cataratas y retinopatías diabéticas. En Europa se usan extractos de estos compuestos del ráspano para la prevención de la retinopatía diabética. Todo este trabajo con el ráspano en el campo de la oftalmología, de hecho, comenzó a partir de la II Guerra Mundial, cuando algunos pilotos de la Fuerza Aérea Real de la Gran Bretaña aseguraron que el comer mermelada de ráspano o el beber jugo de ráspano antes de volar en misiones nocturnas sobre Alemania aumentaba de manera significativa su agudeza visual en la oscuridad. Esos reportes generaron un gran interés en la comunidad médica de Europa, lo cual llevó a la realización de una serie de estudios con esta baya.

Frambuesa roja y negra. El jugo de ambas especies de frambuesa es maravilloso para los siguientes problemas de salud: anemia, hipoglucemia, hipertensión, dolores de parto durante el embarazo, nauseas del embarazo o mareo por movimiento, fatiga, resfriado común, gripe, escorbuto, úlceras estomacales, problemas del corazón, cálculos renales, fiebre, dolores menstruales, diarrea, infección causada por hongos, enfermedades de transmisión sexual y mala circulación.

Fresa. El jugo de fresa es bueno para la visión débil y para los ojos inyectados de sangre. En la revista *Journal of Food Science* (41:1013, 1976) se reportó que se pudo inactivar el poliovirus, como así también el virus del herpes simple, a base de extracto de jugo de fresa.

El cepillarse los dientes ocasionalmente con jugo *espeso* de fresa ayuda a evitar la acumulación de sarro y la gingivitis. El tomar partes iguales de jugo de fresa y frambuesa una o dos veces por semana ayuda a eliminar acumulaciones tóxicas en el plasma de la corriente sanguínea; esto es bueno para el acné, las espinillas, los furúnculos, los carbúnculos y la piel áspera y poco saludable.

Contusiones. Una contusión (moretón) es ocasionada por un sangrado en el interior de la piel. La mayoría de las contusiones se deben a lesiones que dañan los diminutos capilares sanguíneos que se encuentran justo debajo de la piel, pero que en realidad no rompen la piel ni la cortan. Las contusiones pueden ser ocasionadas por uno o varios de los siguientes problemas: reacciones alérgicas, anemia, el síndrome de Cushing, reacciones adversas a medicaciones, hemofilia, leucemia, enfermedades del hígado y deficiencias nutritivas. Todas las bayas son ricas en vitamina P o en los bioflavonoides rutina y hesperidina. Estos nutrientes son capaces de hacer un trabajo de reparación de estos minúsculos vasos sanguíneos dañados en el lugar mismo. Cuando esto sucede, finalmente se detiene la decoloración de la piel.

Esclerosis múltiple. Algunas bayas—las grosellas, por ejemplo— contienen pequeñas cantidades de un ácido grasoso triple insaturado conocido como ácido gamalinoléico *(GLA)*. Este nutriente no se encuentra en el cuerpo, sino que debe suministrarse a través de la dieta. Es esencial para la producción de una sustancia grasa proteica conocida como mielina, que contiene a las fibras nerviosas que van del cerebro a la médula espinal. Basta con pensar en cualquier cable de energía eléctrica para darse una buena idea de lo que quiero decir: un recubrimiento plástico (la mielina) rodea a un alambre de cobre interno (el nervio) que conduce energía a través de él. Cuando en la dieta existe una deficiencia de *GLA,* el cuerpo comienza a responder y se desarrolla una situación autoinmune en la forma de esclerosis múltiple, que ataca a esta mielina, resultando en cicatrices (esclerosis).

Infección del tracto urinario. Existen una serie de infecciones que se presentan en los tractos urinarios tanto de niños como de adultos y que por lo general afectan a la vejiga y la uretra (el tubo por el cual la orina fluye por el cuerpo). En ocasiones, sin embargo, la infección surge en, o se extiende a, los riñones. Las bayas, particularmente el arándano agrio, son una terapia particularmente útil para tratar este problema. Tal como se reportó en *The Journal of Urology* (131:1013-1016, 1984), el jugo de arándano agrio contiene un par de componentes que al parecer hacen que las bacterias portadoras de enfermedades tengan menos probabilidades de adherirse a la superficie de las células de la vejiga y el tracto urinario. Son los ácidos quínicos y benzoicos presentes en el arándano agrio los que producen en el cuerpo el ácido hipúrico, que es un potente inhibidor de esa adherencia bacteriana.

MÉTODO DE PREPARACIÓN

A las bayas se les puede extraer el jugo cuando están maduras y son recientemente recolectadas. Tal como mencioné al principio de esta sección, una de las soluciones más simples consiste en verter agua hirviendo sobre las bayas machacadas y dejarlas reposar por un par de horas antes de escurrir su jugo. En el caso de las bayas más gordas y jugosas, frótelas sobre un colador o tamiz de alambre grueso para que el jugo salga rápidamente.

Si su intención es extraerles el jugo a máquina, puede hacerlo en una licuadora o en un *Vita-Mix*. Sin embargo, en este caso es mejor añadir una taza de agua por cada taza de bayas a las que les extrae el jugo. La velocidad que seleccione para hacerlo dependerá en gran medida del tamaño y la madurez de la baya misma. Calcule aproximadamente de 1 a $1^1/_2$ minuto para este procedimiento.

Yo he encontrado que a veces la sidra de manzana es buena para usar en lugar de agua para diluir el jugo de bayas. Le da al jugo un toque y un sabor mejores. En caso de algunos jugos de baya necesiten ser endulzados un poco, utilice jarabe de arce *(maple syrup)* puro en lugar de azúcar. Media cucharadita de jarabe por cada medio litro de jugo bastará.

Algunos jugos de bayas pueden resultar un tanto agrios para aquellas papilas gustativas muy sensibles. Su sabor agrio puede modificarse en gran medida usando ciertas especias. Yo recomiendo para este fin el cardamomo, la canela, el clavo y la pimienta de Jamaica o inglesa *(allspice)* molidos.

Las combinaciones de jugo que yo prefiero son las siguientes: zarzamora y *boysenberry;* grosella negra y roja; arándano azul y ráspano; *boysenberry* y frambuesa; arándano agrio y frambuesa; baya del saúco y *boysenberry;* grosella espinosa y grosella roja o negra; rás-

pano y arándano azul; frambuesa negra y zarzamora; frambuesa roja
y baya del saúco; fresa y arándano agrio; y fresa y baya del saúco.

Un remedio comprobado para la gripe. Existen otros jugos de fruta
que también se combinan bien con jugos de baya individuales. Una
excelente combinación para combatir el resfriado común y la "gripe
estomacal" es el jugo de arándano agrio (un litro), una lata de limonada congelada y otra de jugo de lima (limón verde) congelada, y un
litro de *ginger ale*. Combine los jugos y la limonada en su *Vita-Mix*
o licuadora. Luego, añada un poco de miel o jarabe de arce puro
como endulzante. Después, añada el *ginger ale* y algunos cubitos de
hielo triturados. Licue por casi dos minutos antes de servirlo y
tomárselo. Sorba lentamente a través de una pajilla plástica. Esto también resulta una mezcla ideal para bajar fiebres.

Otro uso para diferentes jugos de baya—en la forma de un licor
dulce y aromático conocido como *cordial*—fue muy popular en
Europa hace muchas décadas. Los cordiales a base de baya se
empleaban la mayoría de las veces para tratar problemas gastrointestinales, tales como malestares del estómago, diarrea, estreñimiento, mareo y dolores de cabeza (causados por indigestión o problemas
del hígado o la vesícula biliar), y pérdida de apetito.

Uno de esos confiables licores se hacía del jugo de zarzamoras
maduras y machacadas. Se añadían al jugo media cucharadita de
canela, clavos de olor y nuez moscada, y dos cucharadas de azúcar
(use azúcar moreno en lugar de azúcar blanco). Esta mezcla se ponía
a hervir un poco en la estufa, y luego se dejaba enfriar, después de
lo cual se añadía un poco de brandy *(cognac)*. Lo bueno acerca de
los *cordiales* es que se ingiere muy poco de ellos, con lo cual la cantidad del jugo de baya utilizado rinde más.

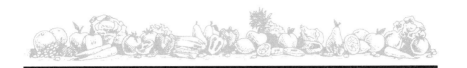

Jugo de BERRO y NABO (watercress-turnip)

"Una bebida dinámica para combatir las infecciones"

DESCRIPCIÓN

El berro *(Nasturtium officinale)* lleva sus pequeñas, redondas y pungentes hojas en largos pecíolos a partir de un tallo de muchas ramas que se esparce por el fondo de arroyos cristalinos y poco profundos o en lugares húmedos y sombreados. Es una planta perenne de regiones norteñas, y puede vivir siempre y cuando el agua no la congele hasta volverla sólida. Es muy similar a la hoja de la mostaza en lo que a pungencia se refiere, y es más dulce que el berro de montaña *(highland cress),* algo que la convierte en un artículo de gran demanda como planta para ensalada. Se usan tanto sus tallos tiernos como sus hojas.

En la Gran Bretaña, ha sido extremadamente popular durante muchas décadas junto con el té de la tarde. El picante y fuerte sabor de los sándwiches de berro complementa el delicado sabor del té inglés caliente. El berro es altamente perecedero. Únicamente compre aquél que se vea muy verde y fresco. Guárdelo en el refrigerador, en una bolsa de plástico bien cerrada, y úselo en unos pocos días.

El nabo *(Brassica rapa)* es originario del nordeste de Europa. Los nabos y las nabas *(rutabagas)* están estrechamente relacionados. Si se planta en una huerta en primavera, será una planta anual con un tallo de flor alto y con muchas ramas que producirá flores de un color azul lavanda pálido y vainas puntiagudas largas, delgadas y cilíndricas. Si su semilla se planta a finales de la temporada, será una planta anual de invierno, ya que no producirá el tallo con semillas hasta la siguiente primavera.

Los nabos vienen en forma redonda, plana o de trompo, e incluso existe una variedad de forma cilíndrica. Sin tener en cuenta la variedad, todos los nabos tienen el mismo sabor si se cultivan bajo las mismas condiciones. En la zona sur de Estados Unidos, los nabos se cultivan ampliamente por sus deliciosas hojas superiores de color verde, las cuales son un importante elemento en muchos deliciosos platos del sur. Su raíz es tan llena de color como cualquier fruta fresca. Es algo así como una remolacha, con una cáscara suave y de un color blanco puro, y una corona de color morado. Si no fuera porque se dan en abundancia, los nabos podrían pasar por un vegetal exótico y alcanzar un precio alto en el mercado.

Elija únicamente aquellos nabos blancos de buena apariencia, llenos de color, firmes y frescos que sean pesados en relación a su tamaño. Los más pequeños tienen un mejor sabor y textura que los grandes. Evite cualquiera que esté deforme, decolorado o blando. Un brote en el extremo de la corona de un nabo ya sin hojas superiores es un signo de envejecimiento o almacenamiento inadecuado; evite este tipo de nabo, ya que no tienen un buen sabor cuando se comen crudos, y producen un jugo pésimo.

DATOS NUTRICIONALES

Una taza de berro fresco contiene los siguientes nutrientes: 53 mg de calcio, 19 mg de fósforo, 0,6 mg de hierro, 18 mg de sodio, 99 mg de potasio, 1,720 unidades internacionales de vitamina A, 28 mg de vitamina C, y 6,5 mg de magnesio. ¡Una tercera parte del berro es azufre puro!

Una taza de nabos cortados en pequeños dados contiene: 51 mg de calcio, 39 mg de fósforo, 0,7 mg de hierro, 64 mg de sodio, 348 mg de potasio, una pequeña cantidad de vitamina A, 47 mg de vitamina C, y 25 mg de magnesio.

BENEFICIOS TERAPÉUTICOS

Jan van der Hooven es un biólogo molecular e inmunólogo holandés que reside en la ciudad de Bergen op Zoom, en Holanda. A mediados de octubre de 1993, compartimos por correspondencia los resultados de las investigaciones separadas que ambos estábamos haciendo en relación a las frutas y verduras que contienen azufre. El doctor van der Hooven compartió conmigo parte de un descubrimiento que hacía poco acababa de hacer: las verduras ricas en azufre y en potasio tenían efectos positivos en el cuerpo de aquellas personas que padecían de diversas enfermedades de transmisión sexual y de tuberculosis.

Agradecido por la información, decidí ponerla a prueba a la primera oportunidad que tuve. Y no tuve que esperar mucho tiempo. Vincent Grolier, de Chevy Chase, Maryland, me escribió para preguntarme qué podía hacer por un amigo promiscuo que había contraído clamidia, una enfermedad de transmisión sexual infecciosa. Su amigo experimentaba frecuentes dolores y molestias en los tractos genital y urinario y sentía dolor al orinar.

Le sugerí que le dijera a su amigo que se tomara una combinación de jugos de berro-nabo dos veces al día. El alto contenido de azufre del berro le ayudaría a aniquilar a los virus que estaban ocasionando la clamydia en su amigo, y el jugo de nabo haría que el otro jugo fuera más agradable a su paladar. En tan sólo siete semanas, me reportó que "mi amigo se 'curó' gracias a su recomendación".

El segundo caso con el que sometí a prueba el descubrimiento del doctor van der Hooven se presentó en el propio patio trasero de mi casa. Un joven médico local de mentalidad abierta y con una actitud positiva estaba tratando a un veterano de la guerra de Vietnam que padecía de tuberculosis en el Hospital de la Administración de Veteranos *(VA)* de la ciudad de Salt Lake City. Nada de lo que el doctor tenía en su arsenal regular de medicamentos parecía ser de mucha ayuda. Por casualidad, una mañana sintonizó el programa de Bob Lee en la radioemisora KSL, y me escuchó hablando de los alimentos y hierbas comunes para tales y cuales padecimientos a cerca de los cuales la gente llamaba para hacerme preguntas.

Como las líneas estaban muy ocupadas, no pudo comunicarse conmigo a través de ninguno de los teléfonos en el estudio, pero me dejó su número para que yo le llamara una vez que el programa hubiera terminado. Tuvimos una amistosa charla y me dijo lo mucho que había disfrutado del programa. Entonces me informó acerca de un caso particular para el que ningún producto farmacéutico parecía dar resultado. Le recomendé la combinación de jugo de berro-nabo.

Me preguntó si acaso se podía obtener en polvo, pensando que de esta forma sería mucho más fácil dárselo a su paciente. Le deseé buena suerte en encontrarlo en esa forma, porque entonces sabría algo que yo no sabía. Le sugerí que invirtiera en un buen extractor de jugos, le dije cómo preparar la mezcla, y le indiqué que le diera a su paciente dos pequeños vasos de ella todos los días junto con los alimentos. Me dijo que tendría que hacer el jugo en casa y luego llevárselo al hospital para dárselo al hombre sin que ninguno de sus colegas lo viera.

Algún tiempo después, recibí una llamada en mi otra oficina en South Salt Lake en las oficinas del periódico mensual para gente mayor, el cual he editado durante un par de años. Se trataba de mi amigo del hospital de veteranos. Me felicitó por "algo que funcionó, aun para mi propio asombro". Me dijo que la adición de ajo líquido *Kyolic* a la combinación de jugos (que yo le había sugerido) había sido sin duda alguna "muy beneficiosa" para su paciente. Se preguntaba, sin embargo, qué era lo que existía en estos tres elementos que había producido una mejoría tan notable en un caso tan severo de tuberculosis resistente a fármacos. Le dije, en pocas palabra, que eran los compuestos de azufre presentes en el berro y en el ajo *Kyolic* lo que había producido ese efecto.

Asma, bronquitis, enfisema, pulmonía, tos ferina. El siguiente remedio popular europeo ha sido utilizado para tratar varios trastornos respiratorios en Inglaterra, Francia y Alemania. Mezcle en un pocillo (jarrito) de metal *(tin cup),* partes iguales (2 cucharadas) de jugos de berro y nabo, leche de cabra y miel oscura; caliente la preparación hasta que esté tibia y tómela en cucharadas. Repita la dosis cada varias horas según sea necesario.

Abscesos, furúnculos, aftas (úlceras en la boca), carbunclos, panadizos. Esterilice una aguja para coser encima de una llama y luego abra o perfore la erupción cutánea. Consiga un pedazo de estopilla (gasa, *cheesecloth),* más o menos de 10 × 10 cm doblada, y empápela en jugo de berro. Escúrrala para eliminar el exceso de líquido. Colóquela en el centro de ella media cucharadita de pulpa de nabo y espárzala uniformemente. Aplique la estopilla directamente a la piel, cubra con otro pedazo doblado de estopilla de las mismas dimensiones y manténgala en ese lugar con la mano o con cinta adhesiva. Repita el mismo procedimiento con otro apósito 30 minutos más tarde. Haga lo anterior tres veces al día durante varios días hasta que toda la materia purulenta haya sido eliminada.

MÉTODO DE PREPARACIÓN

Separe un pequeño manojo de berro y lávelo en agua corriente en un colador metálico o de plástico de esos que se usan para escurrir los espaguetis cocidos. Añada una taza de agua a su *Vita-Mix* y procese el berro. Después, lave y corte en cubos un nabo de tamaño mediano, y procéselo *junto con* el jugo de berro todavía en el recipiente del extractor. Divida la mezcla en dos porciones iguales y tómeselas con ocho horas de diferencia junto con los alimentos.

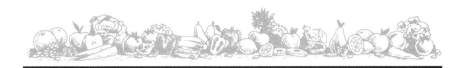

Jugo de BROTES DE FRIJOL (judías germinadas, bean sprouts)

"Proteína líquida para la vitalidad física"

DESCRIPCIÓN

El reino del frijol, o las legumbres, *(Phaseolus)* es uno de los más variados del mundo vegetal. Los frijoles varían en tamaño desde las habas blancas y las habichuelas pintas, que miden casi una pulgada (2,5 cm), hasta los guisantes, que no miden más de 1 cm de largo. Casi todo país tiene algún plato tradicional a base de frijoles y, por la misma razón, en estos países existe todo un folclor relacionado con el frijol. Bajo la mayoría de las condiciones, el frijol es un productor prolífico, y los habitantes de Sudamérica y el Sureste de Asia todavía conservan al frijol como producto básico dentro de su dieta.

La mayoría de los miembros de la familia del frijol brotarán (germinarán) siempre y cuando se utilicen frijoles viables. Haga la prueba con frijoles del supermercado, pero asegúrese de descartar los que no muestren evidencia de germinación. La ventaja de los frijoles que han brotado es que pierden toda la cualidad de producir gases de los frijoles que no han brotado y, por lo tanto, se vuelven fácilmente digeribles. Cada variedad de brote de frijol tiene su propio sabor distintivo. Los frijoles que al parecer germinan bien incluyen la haba blanca, la habichuela blanca y pinta, la *fava,* el *gallinita,* el frijol rojo y la judía de mungo (conocidos en inglés como *lima, navy, pinto, fava, jack, kidney,* y *mung).*

DATOS NUTRICIONALES

Durante los últimos veinte años, los brotes han sido "redescubiertos" por los nutriólogos, que han encontrado que son muy ricos en casi toda vitamina y mineral importante, al mismo tiempo que contienen las proteínas adecuadas como para poder clasificarlos como un "alimento completo". Muchas de las proteínas de los brotes se encuentran predigeridas, ya que se convierten en aminoácidos durante el proceso de germinación. Los almidones también son convertidos en azúcares simples que requieren poca descomposición digestiva, de modo que ingresan al torrente sanguíneo rápidamente, por lo que son considerados como un alimento que proporciona energía inmediata.

Los brotes también contienen enzimas, los complejos catalizadores que controlan muchas de las reacciones químicas que tienen lugar en nuestros cuerpos. Conforme nuestra edad va avanzando, producimos cada vez menos enzimas, y como los alimentos cocidos a temperaturas de más de 140ºF (60º) las aniquilan, nuestra provisión de enzimas debe recuperarse comiendo frutas y verduras frescas. Esta es otra buena razón para consumir brotes cultivados en casa.

Las generosas cantidades de vitamina C presentes en el pequeño brote son verdaderamente sorprendentes. Muchos brotes contienen tanta *o más* vitamina C que la que se encuentra en una cantidad equivalente de jugos de frutas cítricas. Las primeras investigaciones acerca del valor de los brotes fueron realizadas por el Dr. Cyrus French durante la Primera Guerra Mundial. El Dr. French seleccionó a tropas que padecían de escorbuto y las dividió en dos grupos. Un grupo recibió 120 ml de jugo de limón al día, mientras que a los demás se les dieron 120 g de frijoles germinados. En un periodo de un mes, más del 70 por ciento de los consumidores de frijol se habían liberado de los síntomas del escorbuto, comparado con tan sólo un 53 por ciento de los consumidores de jugo de limón.

Conforme los frijoles comienzan a brotar, su contenido vitamínico aumenta dramáticamente. En un estudio realizado en la Universidad de Pennsylvania, los primeros brotes de frijoles de soya (por cada 100 gramos de semillas), por ejemplo, contenían solamente 108 mg de vitamina C. Sin embargo, después de tan sólo tres días, el contenido de vitamina C había aumentado dramáticamente a 706 mg, ¡un incremento de casi un 700 por ciento! También se pueden hacer comparaciones similares con otras vitaminas, pero la proporción del incremento vitamínico durante la germinación varía con cada tipo de frijol utilizado.

Estoy convencido, a partir de todos los estudios nutricionales que he leído a lo largo de los años, que los brotes en realidad contienen toda una variada y poderosa batería de nutrientes rivalizando con las frutas cítricas en términos de vitaminas, con la carne de res en términos de proteínas, y sobrepasando a casi cualquier otra fuente alimenticia conocida (a excepción probablemente de las algas y las algas marinas) por lo completo de su contenido.

BENEFICIOS TERAPÉUTICOS

El mejor ejemplo histórico de lo buenos que son los brotes de frijol por sus proteínas, lo encontramos en el profeta Daniel del Viejo Testamento. Ellen G. White, fundadora de la religión de los Adventistas del Séptimo Día, afirmó lo anterior de Daniel y sus tres amigos en su libro *Counsels on Diet and Foods* (Takoma Park, Washington, D.C.: Review and Herald Publishing Association, 1938):

> "Los jóvenes [Daniel y sus tres amigos]...no sólo iban a ser admitidos al Palacio Real, sino que se dispuso que deberían comer de la carne, y beber del vino, que provenía de la mesa del rey. En este sentido, el rey consideraba que no sólo les estaba confiriendo un gran honor, sino que les estaba asegurando el mejor desarrollo físico y mental que se podía alcanzar.

> "Daniel...decidió mantenerse firme [y] 'en su corazón se hizo el propósito' de que no habría de deshonrarse a sí mismo con la porción de la carne del rey, ni con el vino que éste bebía.

> "Habiendo obtenido como resultado de su amable conducta el favor de Melzar, el funcionario que se encontraba a cargo de la juventud hebrea, Daniel hizo una petición que no comieran....carne, o bebieran...vino. Melzar tuvo miedo de que el acceder a esta petición pudiera propiciar la ira del rey y, en consecuencia, poner en peligro su propia vida. Al igual que muchas personas hoy en día, Melzar pensó que una alimentación abstemia los pondría pálidos y con una apariencia enferma, y que además provocaría deficiencias en su fuerza muscular, mientras que, por otro lado, la abundante comida de la mesa del rey les daría un color de piel rojizo y los pondría hermosos, y les permitiría disfrutar de una actividad física superior."

De acuerdo con Daniel 1:11-12, éste le pidió a Melzar que le trajera a él y a sus amigos únicamente *"legumbres (pulse)* para comer y agua para beber" durante diez días. Y luego, afirmó, podría Melzar juzgar por sí mismo sencillamente quién se veía con un semblante de mejor color; si él y sus amigos con su dieta sencilla, o los otros jóvenes prisioneros que se encontraban comiendo carne, vino, pan y pasteles de la mesa del rey.

Varios diccionarios bíblicos diferentes han definido a las *legumbres* como "semillas y legumbres comestibles que se ponen a remojar y luego se comen, como las lentejas, los guisantes, los frijoles y similares", y "que son eminentemente nutritivas". Véase *The Popular and Critical Bible Encyclopedia and Scriptural Dictionary* de Samuel Fallows (Chicago: The Howard-Severance Co., 1907); y *Davis Dictionary of the Bible* de John S. Davis (Grand Rapids: Baker Book House, marzo de 1978.)

Melzar se quedó sorprendido de los resultados. El versículo número 15 reza lo siguiente: "Y al final de diez días sus semblantes parecían más hermosos y rollizos que los de todos los jóvenes que comían la porción de la carne del rey". O, tal como Ellen White lo hizo notar:

> "No sólo en apariencia personal, sino en actividad física y vigor mental, los que habían sido moderados en sus hábitos demostraron una notoria superioridad sobre sus compañeros que habían complacido a su apetito."

Deficiencias Glandulares. Nuestros cuerpos tienen muchas diferentes glándulas que realizan una variedad de funciones en nuestro interior. Estas glándulas dependen de diversos nutrientes para su subsistencia apropiada. Los aminoácidos constituyen un grupo que ayuda a lograr lo anterior. El jugo de brote de frijol contiene muchos de los aminoácidos esenciales requeridos para glándulas saludables.

Desequilibrios Hormonales. Una hormona es una sustancia química que se forma en un órgano o en una parte del cuerpo y que después es transportada por medio de la sangre a otro órgano o parte del cuerpo. Dependiendo de la especificidad de sus efectos, las hormonas pueden alterar la actividad funcional, y a veces la estructura misma, de un solo órgano o varios de ellos. Cuando se produce un exceso de una o varias hormonas, los delicados mecanismos del cuerpo en su totalidad pueden verse alterados por completo. El jugo de brotes de frijol puede, en muchos casos, ayudar a reducir una producción excesiva de ciertas hormonas claves, las cuales, en una proporción normal, no representan problema alguno. La acción por parte de los brotes de frijol puede atribuirse a sus aminoácidos y enzimas.

MÉTODO DE PREPARACIÓN

Existen varios libros calificados que explican los vericuetos de la germinación de diversos tipos de frijoles y semillas. Aquí sólo podemos proporcionar algunos detalles breves. Primero, escoja el tipo de frijol a germinar. Segundo, mida la cantidad que desea poner a germinar. Tercero, póngalos a remojar en un recipiente que contenga un litro de agua tibia durante una noche. Cuarto, vacíe los frijoles en el recipiente en donde vayan a germinar a la mañana siguiente, distribuyéndolos de manera uniforme sobre el fondo del mismo. Luego, enjuáguelos bien con agua fría. Incline el recipiente de modo que se elimine todo el exceso de agua. Coloque el recipiente arriba de su refrigerador o en la mesada de su cocina y cúbralo con una toalla de mano húmeda o con una tela de muselina o percal mojada. Como los brotes se dan mejor en la oscuridad, asegúrese de mantenerlos alejados de la luz solar directa y de la luz artificial tanto como sea posible. Recuerde enjuagar sus semillas dos veces al día, por la mañana y por la noche, vaciando el agua bien cada vez que lo haga. Para el cuarto o el quinto día, sus brotes de frijol habrán madurado lo suficiente como para poder interrumpir su crecimiento refrigerándolos.

Si desea preparar una dinámica bebida a base de brotes de frijol, combine una taza de jugo de manzana y otra de jarabe de papaya, medio plátano (banana) maduro sin cáscara y tres cuartos de taza de brotes de frijol en su *Vita-Mix* o licuadora. Licue a velocidad media durante 50 segundos hasta obtener una consistencia cremosa. Ponga a enfriar la bebida y tómela como si fuera un batido o malteada. Existe una variación de esta misma receta, para la cual necesitará cantidades iguales de jugo de piña y agua *Perrier*® en lugar de la manzana y la papaya.

En el caso de personas que sean alérgicas a la leche de vaca, se puede utilizar como sustituto una leche de brotes de soya increíblemente nutritiva. Licue una taza de frijoles de soya germinados con cuatro tazas de agua caliente y dos cucharadas de miel oscura en su licuadora durante cinco minutos más o menos. Luego, vacíe esta mezcla en una sartén y cocínela a fuego mediano durante aproximadamente diez minutos, revolviéndola constantemente. Cuélela y déjela enfriar. Use el líquido colado como una deliciosa bebida sobre cereales, al hacer aderezos y cremas, y en cualquier receta que requiera leche normal. Use el residuo que quede en el colador como relleno en platos de carne y verduras.

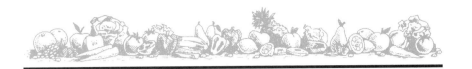

Jugo de **CALABACITA ITALIANA** (zucchini squash)

"Un increíble restaurador de energía para los que padecen del síndrome de fatiga crónica"

DESCRIPCIÓN

La calabacita italiana, como se podrá observar, tiene el mismo binomio latino *(Cucurbita pepo)* que la calabaza *(pumpkin)*, demostrando con ello que en realidad se trata de una calabaza de arbusto, y no de un calabacín. Las frutas verdes de esta planta por lo general son tres veces más largas que anchas, tienen una forma cilíndrica y un color gris claro ligeramente moteado.

Anteriormente, la calabacita italiana, con su cáscara verde, era algo poco común en los mercados de venta de legumbres en Estados Unidos, y únicamente se podía encontrar en tiendas de los grandes barrios italianos. Pero poco a poco fue ganando popularidad, hasta convertirse actualmente en el miembro más vendido del grupo de las calabazas de arbusto. Como ejemplo, tenga en cuenta que de las ventas de calabacitas en el mercado *Hunts Point Market* de la ciudad de Nueva York, el 95 por ciento de las calabacitas vendidas son del tipo italiano.

La calabacita italiana, como su nombre lo implica, tiene un definitivo origen italiano. En los restaurantes franceses y los libros de cocina británicos, se hace referencia a ella como *courgette,* mientras que en otros lugares sencillamente se le conoce como calabacita verde.

Los capullos de la flor sin abrir de la calabacita italiana son un artículo para *gourmets*. Cuando se les saltea, son un bocadillo de un gran sabor suculento. Son muy caros si se les adquiere en mercados finos, pero usted mismo puede obtenerlos gratis si cultiva sus propias calabacitas italianas.

En el caso de la calabacita italiana se aplica la siguiente regla: cuanto más pequeña sea su semilla, mejor será su sabor y más lisa su textura; cuanto más pequeña sea la calabacita, más pequeñas serán sus semillas. Por lo tanto, cuanto más firme y más pequeña sea la calabacita italiana (más o menos de unas 7 pulgadas o 18 cm de largo), mejor será su calidad.

DATOS NUTRICIONALES

Una taza de calabacita italiana cruda rebanada contiene los siguientes nutrientes importantes: 36 mg de calcio, 38 mg de fósforo, 0,5 mg de hierro, 11 mg de sodio, 263 mg de potasio, 530 unidades internacionales de vitamina A, 1,3 mg de niacina, 29 mg de vitamina C, y 21 mg de magnesio.

El ya desaparecido doctor Henry G. Bieler, M.D., médico de algunas de las antiguas estrellas de cine de Hollywood, afirmaba en su *best-séller, Food Is Your Best Medicine* (Nueva York: Random House, 1966; p. 204), que "la calabacita italiana es una verdura especialmente rica en sodio". El sodio orgánico, insistía, "es la fuente ideal para restaurar a un hígado carente de sodio".

BENEFICIOS TERAPÉUTICOS

Algunas de las estrellas más grandes, y no tan grandes, de Hollywood fueron tratadas en diferentes momentos de sus vidas por el doctor Bieler. Decía la ya fallecida y misteriosa Greta Garbo: "Tenía muchos años de conocer al Dr. Bieler. Él me ayudó a superar una crisis que tuve recetándome los tipos de alimentos apropiados". Hedda Hopper, la columnista del cine y el espectáculo, en alguna ocasión escribió: "Tengo 25 años de conocer a este hombre, y si siempre hubiera seguido sus consejos como hubiera debido, jamas habría éstado un solo día enferma durante todo ese tiempo".

Fue la ya también desaparecida actriz de cine Gloria Swanson quien dio un testimonio personal acerca de las terapias a base de alimentos del doctor Bieler. Tuve la oportunidad de conocer a esta estrella de cine, ya a una edad avanzada, en una gran conferencia sobre salud holística que tuvo lugar en Los Ángeles, en donde ella tuvo una breve intervención en una de las sesiones. Fuimos presentados por un amigo mutuo.

Después del intercambio de los saludos acostumbrados y de algo de charla trivial, la conversación fue adquiriendo una mayor significancia cuando ella me contó algo de su pasado que me dijo podría yo usar, pero únicamente después de haber convenido en que yo no lo haría hasta que ella hubiera muerto.

Un día, comenzó a sentirse muy débil sin ninguna razón aparente. Esta debilidad física surgió repentinamente. Le preocupaba de manera considerable. Pero lo que más le preocupaba era por qué había sucedido, pues era sabido que seguía celosamente una dieta a base de alimentos naturales.

Hizo una cita para ver al doctor Bieler. El doctor le hizo una revisión médica bastante minuciosa y le hizo algunas pruebas de orina y de sangre para determinar el nivel de azúcar. Luego, le informó a la Srta. Swanson que su nivel de azúcar en la sangre era muy bajo. Esto la desconcertó, y le explicó al doctor que ella consumía una amplia variedad de frutas frescas.

Para su gran sorpresa, el doctor le dijo que éste era precisamente el origen de su problema, y le pidió que dejara las frutas y los jugos de frutas por algún tiempo. Le recomendó que, en su lugar, comiera calabacitas italianas cocidas y también que, tomara jugo de calabacita italiana cruda todos los días, una taza con cada comida.

La Srta. Swanson siguió su consejo aunque, como me lo confesó, "fue la cosa más difícil que jamás he hecho en mi vida. Ese antojo de frutas no me dejaba ni un solo instante. Me encontré con que las ansias de comer a escondidas unas uvas o una naranja, eran casi irresistibles". Después de haberse sometido a la extraña dieta del doctor durante varias semanas, "de repente mi fatiga desapareció una mañana, y me desperté con la energía que solía tener. Estaba yo tan feliz que podría haber besado a ese hombre" (se refería al doctor Bieler). ¡Éste es un testimonio increíble y cierto acerca de los maravillosos efectos que el jugo de calabacita italiana puede tener en un hígado enfermo!

Mala absorción de calcio, osteoporosis. El jugo de calabacita italiana contiene suficiente calcio quelado como para que éste sea retenido en el cuerpo por más tiempo que el calcio lácteo o el de los suplementos alimenticios comerciales. Esto tiende a reforzar los huesos débiles y evita que se vuelvan quebradizos.

Fracturas de hueso. El jugo de calabacita italiana es notable por la forma en la que puede ayudar a que los huesos suelden en menos tiempo. Las proporciones de calcio, fósforo, magnesio y sodio se encuentran balanceadas de una manera casi uniforme. Con la fuerte presencia del potasio, ellos pueden realizar una reparación increíblemente más rápida que lo que se lograría con suplementos alimenticios individuales de cada uno de estos minerales.

MÉTODO DE PREPARACIÓN

No encontrará usted el jugo de calabacita italiana mencionado en ningún otro libro de jugos del que yo sepa. Hasta este momento he revisado diez de ellos y, a menos que no lo haya visto, no hay ninguna mención a esta verdura. Basado en las milagrosas experiencias de algunos de los antiguos pacientes del doctor Bieler, yo mismo comencé a recomendar este jugo a otros que padecían del síndrome de fatiga crónica.

A estas personas siempre les pido que laven una calabacita italiana con agua corriente, pero *sin* pelarla. Les aconsejo que la corten a lo largo varias veces para luego hacer lo mismo, pero a lo ancho, de modo que quede en pequeños pedazos, con lo cual resulta más fácil extraer su jugo en un *Vita-Mix*. Puede ser necesario añadir de media a una taza de agua para hacer que el jugo sea más líquido. Una vez preparado así el jugo, debe tomarse media taza con cada comida, o bien licuarse junto con una cantidad equivalente de jugo de tomate o de zanahoria para mejorar su sabor.

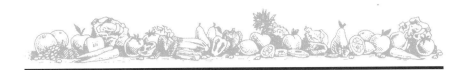

Jugo de CALABAZA (pumpkin)

"Refuerce su Salud con Vitamina A"

DESCRIPCIÓN

Las calabazas se pueden dividir en dos grupos básicos: uno *(Cucurbita pepo)* incluye las calabazas comunes de verano y de otoño y las calabazas de arbusto, y el otro *(Cucurbita moschata)* incluye a las calabazas de cuello retorcido de invierno. Las calabazas están estrechamente relacionadas con los calabacines *(Cucurbita maxima)*—algo que es bien ilustrado por el hecho de que algunos tipos de calabaza, como la *pattypan* y el *summer squash,* a menudo se le llama calabacín (*squash,* en inglés).

Es necesario dejar bien clara la diferencia en lo que se refiere al follaje y las características de la fruta de las dos especies de calabazas en contraste con los calabacines. Las calabazas tienen hojas ásperas, toscas, grandes y bastante lobuladas o enteras que se presentan en enredaderas rastreras o tupidas. Sus flores siempre son grandes y en forma de embudo, con pétalos de color amarillo-anaranjado. Sus frutas varían enormemente en tamaño, forma y color. Sus semillas son planas y oblongas, con un ligero decrecimiento en su ancho hacia ambos extremos. Las calabazas son originarias de Centro y Sudamérica, al igual que el calabacín.

Las variedades de la calabaza incluyen: la *Connecticut field,* una calabaza grande de color anaranjado, con ligeras nervaduras que pesa alrededor de unas 50 libras (23 kilos), de la que se hacen muchas linternas para *Halloween;* la calabaza *sugar* (azucarada), que es achatada y tiene un color amarillo-dorado o amarillo pardusco, pesa solamente entre 4 y 5 libras (unos 2 kilos), pero produce un excelente jugo o relleno para pastel o tarta; la calabaza de cuello torcido *(crook-neck squash)*, que tiene un color ya sea blanco o amarillo y una cáscara averrugada al alcanzar su madurez; y la calabaza de arbusto conocida como *zucchini,* o calabacita Italiana (ver el capítulo correspondiente).

DATOS NUTRICIONALES

Una libra (450 g) de pulpa de calabaza enlatada contiene estos nutrientes: 113 mg de calcio, 118 mg de fósforo, 1,8 mg de hierro, 9 mg de sodio, 1.089 mg de potasio, 29.030 unidades internacionales de vitamina A, 2,7 mg de niacina, 23 mg de vitamina C, y 66 mg de magnesio.

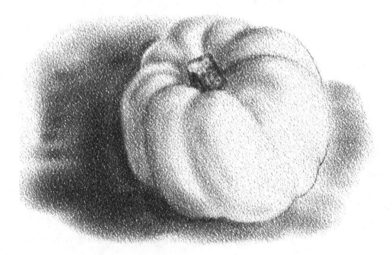

BENEFICIOS TERAPÉUTICOS

Durante el fin de semana del 13 al 15 de agosto de 1982, impartí un extenso taller en el *Natural Health Ranch* en Tunnel Hill, Georgia. Fue un acontecimiento ampliamente promovido, incluyendo una entrevista que me hizo el periodista George W. Brown, del periódico *Chattanooga News-Free Press.*

El Sr. Sam Waters leyó acerca de este evento en el periódico, y viajó desde Sweetwater, Tennessee, para escuchar mi conferencia final el domingo. Ahí mencioné cómo era que el jugo de calabaza hervido había sido utilizado por algunos curanderos tradicionales indios de las tribus *Hopi y Zuni* de Arizona para tratar diversos casos de leucemia con un éxito moderado. El Sr. Waters se levantó y preguntó si acaso el jugo *crudo* podría funcionar todavía mejor en esos casos. Mi respuesta fue que no veía yo en qué pudiera hacer daño el sencillamente hacer la prueba.

Waters, que padecía de leucemia en sus etapas iniciales, se fue a su casa, compró un extractor (me contó más adelante) y procedió a prepararse jugos de calabaza común y de calabaza de cuello retorcido religiosamente todos los días. Unos cinco meses más tarde, me envió una carta breve para decirme que su "remedio indio mejorado" (tal como gustaba llamarlo) había hecho "milagros de salud" y había "curado por completo mi leucemia".

Unos años más tarde, conforme la epidemia del SIDA comenzó a extenderse y a adquirir más espacios en los medios de comunicación masiva, se me pidió que impartiera una serie de talleres en West Los Ángeles junto con el Dr. Laurence Badgley, un médico holístico de Foster City (una comunidad justo al sur de San Francisco), que se especializaba en tratar de manera exclusiva a miembros de la comunidad homosexual que padecían de esta terrible enfermedad. Ahí me presentaron a un joven, que llamaré sencillamente "José" para preservar su verdadera identidad, que padecía de sarcoma de Kaposi (uno de los síntomas comunes del SIDA).

El Dr. Badgley lo había ya sometido a un programa alimenticio y nutritivo muy estricto y restringido. Y José estaba respondiendo en cierta medida, pero no todo lo que el Dr. Badgley esperaba. Una serie de pruebas adicionales demostraron que el hígado de José no estaba funcionando como debería, aun cuando seguía las instrucciones del doctor al pie de la letra. El Dr. Badgley comentó el asunto conmigo, y yo le aconsejé que le pidiera a José que comenzara a tomar dos tazas de jugo de calabaza al día junto con sus comidas, ya que, le comentaba yo, "esto le dará a su paciente una enorme cantidad de betacaroteno que su cuerpo podrá asimilar rápidamente y que, a su vez, le dará a su desnutrido hígado ese refuerzo que tanto necesita". José lo hizo de acuerdo con mis instrucciones, y pronto hubo una notable mejoría en su condición. Al momento de escribir este libro, a finales de 1993, José se encuentra todavía vivo y se enorgullece de ser un sobreviviente a largo plazo del SIDA. Ciertamente, lo que ha dado resultados en esta sorprendente batalla en contra de un padecimiento que la mayoría de las veces es de carácter terminal no fue solamente el jugo de calabaza, sino el programa en su conjunto recetado por el Dr. Badgley.

Deficiencia de Vitamina A. El jugo de calabaza se encuentra literalmente "cargado hasta las agallas" con una abundancia de vitamina A. De hecho, lo reto a usted a encontrar alguna otra verdura (a excepción, tal vez, de las zanahorias) con una cantidad equivalente de betacaroteno. Es imposible que se presente en usted una sobredosis de esta forma de la vitamina A, aunque su piel puede volverse de un color ligeramente amarillo-anaranjado mientras se procesa en su cuerpo. En casos de alergias, problemas de la piel, trastornos de la visión, desequilibrios en el azúcar de la sangre, infecciones, inflamación en articulaciones, problemas pulmonares, niveles elevados de colesterol y triglicéridos, y trastornos del hígado, es éste el jugo que hay que tomar diariamente. Si le sabe un poco extraño, dilúyalo con algo de jugo de zanahoria o de clorofila líquida para mejorar el sabor.

MÉTODO DE PREPARACIÓN

Antes de poder extraerle el jugo a porciones de una calabaza, necesita quitarles la dura cáscara y las semillas. Un extractor por trituración *(mastication juice machine)* como el *Champion* es lo mejor para algo como esto, en donde la materia cruda con la que se está trabajando es bastante dura. Le advierto que el sabor le resultará un tanto extraño y diferente a su paladar. Es posible, por lo tanto, que sea necesario diluir el jugo de calabaza con un poco de jugo de zanahoria o clorofila líquida para darle un mejor sabor. Tomando en cuenta su contenido tan alto de vitamina A, le recomiendo que *no tome más* de dos tazas al día.

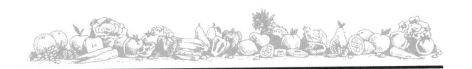

Jugo de CAQUI (persimmon)

"Dígale 'Hasta la vista' a los parásitos intestinales"

DESCRIPCIÓN

El caqui *(Diospyros virginiana)* es originario de la antigua China y del Japón y es muy popular en el Oriente. También es una fruta bastante inusual. Sin ningún parentesco con ningún otro tipo de fruta fresca, se encuentra relacionado con el árbol del ébano. De la misma forma en que la madera del ébano es altamente apreciada para la fabricación de muebles, la madera del caqui es altamente apreciada para la fabricación de cabezas para palos de golf.

Todos los caquis que se cultivan comercialmente en Estados Unidos se producen en California, ya que la fruta de los árboles de caqui silvestres del sur de este país es demasiado pequeña y frágil como para tener cualquier valor comercial. Los caquis tienen una temporada bastante corta—se les encuentra en el mercado de octubre a enero—y unos pocos son importados de Chile en primavera.

El caqui *Hachiya*—una de las dos variedades que se cultivan en California (la otra es el *Fuyu*)—es una de nuestras frutas coloridas y de mejor forma. Luce como un lustroso tomate de color anaranjado intenso y es parecido a una bellota. Si se lo deja madurar completamente, no existe fruta fresca que sea más dulce que un caqui *Hachiya*. Si se come antes de que alcance su madurez total, sin embargo, no existe duda alguna de que es una de las frutas de más mal sabor que existen en Estados Unidos.

Al comprar caquis, seleccione los que tengan una consistencia firme y un buen color. No compre los que ya hayan comenzado a madurar, ya que pueden estar magullados. Dele al caqui unos tres a cuatro días para que madure a la temperatura ambiente. Cuando usted esté seguro de que el caqui se encuentra lo suficientemente maduro, espere uno o dos días más. Cuando usted piense que ya se pasó de maduro y está listo para tirarlo a la basura, entonces, y *sólo entonces,* cómalo. Ya para entonces el alguna vez hermoso caqui se habrá arrugado y habrá perdido color. A menos que su piel se vea como una ampolla, no está maduro. La piel del caqui es similar a la del tomate. Ésta puede comerse o no. La parte comestible de la fruta no tiene semillas. Pele el caqui y extráigale el jugo como cualquier otra fruta cruda.

Tome este consejo de alguien que sabe: jamás muerda un caqui de consistencia firme. Fue precisamente eso lo que hice en la China continental en el año de 1980, y todavía puedo recordar el sabor más horrible que creo jamás haber experimentado hasta ahora. Fue peor que si hubiera probado una cantidad igual de alumbre. Es *tan* astringente, afirman algunas personas, que si se llega a chupar o masticar accidentalmente por cualquier periodo de tiempo, dejará impreso en el entrecejo de esa desafortunada persona, durante varios días, la arruga más horrible que se podría uno imaginar.

Permítame compartir con usted otro pequeño secreto acerca del caqui. Si usted toma un caqui totalmente sin madurar y duro como una pelota de béisbol y lo mete en el congelador, y luego lo saca una vez que esté totalmente congelado, al descongelarlo podrá notar que, como por arte de magia, se habrá transformado: estará maduro y jugoso, y no será astringente en absoluto.

DATOS NUTRICIONALES

Un caqui contiene estos nutrientes: 10 mg de calcio, 44 mg de fósforo, 0,5 mg de hierro, 10 mg de sodio, 2.992 mg de potasio, 4.550 unidades internacionales de vitamina A, 12,6 mg de ácido fólico, 13 mg de vitamina C, 15 mg de magnesio y una alta cantidad de fluoruro, al igual que vitamina K.

Es este alto contenido de fluoruro lo que hace que algunas especies africanas de caqui sean tan valiosas como auxiliares naturales para la higiene dental. En diversos mercados en Nigeria, Ghana y otros países del continente africano, es posible encontrar con frecuenca ramitas de caqui y su fruta sin madurar cortada por la mitad. Estas "varas para mascar" *(chewing sticks)*, como se les conoce, primero se lavan y luego se muerden en la punta, de modo que un extremo de la vara quede raído como si fuera un cepillo. Con ello se cepillan bien los dientes, teniendo cuidado de limpiar la superficie por delante y detrás. Este procedimiento lleva de cinco a diez minutos, y a menudo la vara se chupa durante varias horas después de haberse completado el cepillado. De hecho, no es raro ver a individuos haciendo sus tareas cotidianas con el resto de una de esas varas para mascar en la boca.

La fruta no madura se corta en dos y, a veces, una de las dos mitades se unta en las encías a fin de evitar o eliminar la piorrea y la gingivitis. La fruta no madura también ayuda a eliminar el herpes labial, el herpes recurrente y las ampollas por fiebre en los labios y el interior de la boca. Las úlceras en la boca también se ven beneficiadas por este extraño tratamiento. Todas estas ventajas dentales se deben en su mayor parte al alto contenido de fluoruro natural de las ramitas y la fruta del caqui sin madurar. Ésta es la forma en la que deberíamos de obtener ese microelemento de tan desagradable sabor, en vez de a través del agua tratada con fluoruro que muchas personas en Estados Unidos son obligadas a tomar diariamente en contra de su propia voluntad y buen juicio.

BENEFICIOS TERAPÉUTICOS

Diferentes herbolarios y curanderos tradicionales a los que he tenido la oportunidad de visitar en Nigeria, Senegal, Etiopía, Sudáfrica y en algunos otros lugares en el continente africano, han sido unánimes en sus elogios hacia la fruta del caqui para librarse de *cualquier* tipo de parásitos intestinales, pero preferentemente cuando ella está algo *inmadura*. Es antes de madurar cuando existen en esta fruta más sustancias de desagradable sabor que ayudan a aniquilar a estos parásitos intestinales dañinos.

Tomemos, por ejemplo, a un herbolario de nombre M'buki Henrique, de Angola, que es lo que se conoce como un *Aladuras* en el idioma yoruba o *Igbeuku* en la región del estado de Bendel en Nigeria. M'buki combina la herbolaria tradicional con la curación espiritual. De manera rutinaria sale y recolecta diferentes plantas medicinales, bayas, frutas y raíces que crecen cerca de su hospital privado. Durante su sesión con un paciente, comienza a orar después de haber administrado su remedio a base de frutas o vegetales con el fin de inducir en la otra persona un estado de relajación. De este modo, funciona no sólo como un médico herbolario, sino también como un sacerdote en la curación a través de la fe.

Tuve la oportunidad de verlo en el momento en el que le administraba un pequeño tazón de un jugo extremadamente amargo, hecho con dos caquis bien machados, a un muchacho cuyo estómago terriblemente distendido evidenciaba un severo problema de parásitos intestinales. Le dijo que, en cuestión de horas, el terrible jugo comenzaría a surtir sus efectos y expulsaría a las lombrices que le ocasionaban a su joven paciente cantidad de dolor y de problemas. Al pasar por ahí de regreso unos cuantos días más tarde, mis colegas y yo pasamos a ver a M'buki y le preguntamos por su joven paciente. Nos condujo hacia una hilera de casas que se encontraban a cierta distancia en la aldea en la que nos encontrábamos y llamó al chico por su nombre. Éste salió, y entonces pudimos notar que tenía un abdomen bastante normal y que se encontraba feliz y se sentía bien. Esto fue el resultado, se nos dijo, del jugo de caqui sin madurar.

Cortaduras. Las cortaduras menores son comunes cuando se trabaja con instrumentos afilados. También pueden ser el resultado de afeitarse de prisa. El jugo de caqui es el astringente ideal a aplicar en la piel para detener un sangrado menor. La mejor forma de hacerlo consiste en humedecer una bolita de algodón *(cotton ball)* con el jugo y luego mantenerla en la cortadura hasta que el sangrado se detenga.

Hemorroides. Las almorranas (su nombre común) no son más que venas varicosas en el área anal. Son similares a las venas retorcidas e inflamadas visibles en las piernas de algunas personas, especialmente en las mujeres mayores que han tenido varios hijos. El sangrado, el dolor, la comezón y la inflamación rectales son síntomas comunes.

Dientes flojos. En ocasiones se nos pueden aflojar ligeramente dientes individuales como resultado de un trastorno dental, una deficiencia de nutrientes, un malestar general o un golpe fuerte en la mandíbula. El jugo de caqui es extremadamente astringente, lo cual quiere decir que puede ocasionar una fuerte contracción o estrechamiento del tejido al que se le aplica. Empape una o dos bolitas de algodón *(cotton balls)* con jugo de caqui y colóquelas alrededor del diente flojo, dejándolas ahí por un rato. Repita el proceso frecuentemente a lo largo del día durante varios días, o hasta que el tejido de la encía haya hecho que el diente vuelva a quedar fijo en su lugar. También es posible tratar las encías sangrantes dándoles masaje con una bolita de algodón remojada en jugo de caqui varias veces al día.

Venas varicosas. Las venas varicosas son vasos sanguíneos que se han inflamado y retorcido como consecuencia del daño a las válvulas internas que por lo general permiten un flujo sanguíneo apropiado. Las venas varicosas se desarrollan más comúnmente en la parte inferior de las piernas. Aunque lo que el jugo de caqui puede hacer en estos casos es limitado, sí le ofrece a las mujeres, algo de esperanza en contra de este feo problema. Existen tres diferentes tipos de venas con válvulas que se encuentran en las piernas: venas profundas, que se encuentran entre los músculos; venas superficiales, que se encuentran justo debajo de la piel; y venas perforadas, cuyas válvulas permiten el flujo de sangre de las venas superficiales a las profundas. En el momento en el que empieza a presentarse un abultamiento en las venas superficiales, una mujer deberá acostumbrarse a frotarse la parte posterior de las piernas con varias bolitas de algodón empapadas con jugo de caqui todos los días, a fin de evitar que el problema se vuelva más serio.

MÉTODO DE PREPARACIÓN

Después de dejar madurar algunos caquis por aproximadamente cinco días a temperatura ambiente, ellos se encontrarán listos para usarse como medicina, pero, definitivamente, no para disfrutarlos como bocadillo. Sin embargo, sí estarán menos ácidos que si se fueran a usar directamente comprados del supermercado y sin dejarlos reposar por unos cuantos días.

Si el jugo es sencillamente intolerable como para tomárselo puro, se le puede combinar con una cantidad equivalente de jugo de manzana o de sidra de manzana y tomarlo de esa manera. Yo recomiendo media taza de jugo con el estómago vacío por la mañana y por la noche hasta que los parásitos hayan sido totalmente expulsados del tracto intestinal.

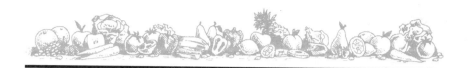

Jugo de CEREZA (cherry)

"Un alivio rápido y fácil para la artritis y la gota"

DESCRIPCIÓN

Las cerezas *(Prunus avium)* son drupas muy estrechamente relacionadas con las ciruelas y, de manera más distante, con los duraznos (melocotones) y las nectarinas. Son sabrosas, llenas de color, nutri-1 tivas, y no requieren preparación. El único defecto de las cerezas es que sólo están disponibles por un corto periodo de tiempo.

Aunque las cerezas tuvieron su origen en el Medio Oriente y han sido cultivadas por miles de años en los países tanto europeos como orientales, es Estados Unidos, por mucho, el mayor productor, consumidor y exportador de cerezas del mundo.

Cuando se compra casi cualquier otro tipo de fruta fresca, existen por lo general diversas y buenas variedades de entre las que se puede escoger, pero cuando se trata de cerezas, nos encontramos ante una carrera de un solo caballo. La variedad *Bing* se encuentra en una clase por sí sola. El resto de las variedades de cereza son o poco o nada aptas para consumirse. La cereza *Bing* es la más sabrosa, firme, carnosa y grande que se cultiva.

Existen dos variedades de cerezas blancas o de color claro: la *Napoleón (Royal Anne's)* y la *Ranier*. Estas atractivas cerezas tienen un color crema con una mancha roja. Son de buen tamaño y de un sabor bastante bueno. Las cerezas blancas no son de una consistencia tan firme como las de color oscuro, son más frágiles, se magullan fácilmente y tienen una vida de almacenamiento corta. Nunca han sido muy populares, tal vez porque, de la misma forma en la que algunas personas únicamente compran manzanas con la cáscara roja, mucha gente espera que todas las cerezas sean rojas.

DATOS NUTRICIONALES

Las cerezas son una merienda para cuando uno está a dieta, ya que solamente contienen 82 calorías por ración de una taza (deshuesadas, desde luego). Además, esa misma taza contiene: 32 mg de calcio, 28 mg de fósforo, 0,6 mg de hierro, 3 mg de sodio, 277 mg de potasio, 160 unidades internacionales de vitamina A, algunas vitaminas del complejo B, y 15 mg de vitamina C.

BENEFICIOS TERAPÉUTICOS

En una exposición *Whole Life Expo* que tuvo lugar en Pasadena, California, en marzo de 1993, conocí a un ejecutivo de seguros jubilado de nombre Sam Johnson. Él fue uno de los muchos asistentes que colmaron la pequeña sala de conferencias con capacidad para 100 personas, pero que de alguna manera dio cupo a casi el doble de ese número.

Al abordar el tema de "Las curas alimenticias para la década de los noventa", mencioné un episodio de mi niñez relacionado con un viejo vendedor de cachivaches de nombre Ray Ivie. Mi padre y yo solíamos ir a muchos de los bazares en que se venden artículos usados, a los que él también asistía. Todavía hoy puedo visualizar la imagen del viejo hombre arrastrando su viejo saco de yute de aquí para allá y metiendo en él cualquier objeto que él considerara una ganga o satisficiera su fantasía.

Le comenté a mi atento público que el hombre a menudo se quejaba de una severa gota que afectaba sus tobillos y rodillas; tanto, de hecho, que a veces no podía ni siquiera arrastrar los pies sin gritar y gesticular a causa del gran dolor.

En una ocasión le preguntó a mi padre: "Jake, ¿sabes de algo que pueda yo tomar para esto?" Mi padre le sugirió que hiciera la prueba tomando jugo de cereza. Pero el caso es que, en vez de extraerles el jugo mientras estaban todavía crudas, le pidió a su esposa que le cociera toda una olla de cerezas. Después de hacerlo, la mujer coló el líquido y lo dejó enfriar. El Sr. Ivie comenzó a tomar varias tazas del jugo al día. En un lapso de cinco días, según nos contó la siguiente vez que lo vimos en otro bazar, el dolor y la hinchazón habían cedido lo suficiente como para poder "bailar una *jiga* como si nada."

Este relato motivó al Sr. Johnson a compartir conmigo una historia similar un poco más tarde. Él había padecido durante varios años de artritis persistente en las manos y muñecas, problema que hacía que el trabajo de oficina que normalmente generaba su negocio se convirtiera en algo difícil de realizar.

Un día se detuvo en un puesto de frutas a un lado de la carretera y, seducido por la apariencia de algunas cerezas maduras, decidió comprar una libra para comérselas mientras manejaba a una reunión sobre seguros que iba a tener lugar a cierta distancia de ahí.

"En realidad no había notado los efectos que la fruta tuvo en mí", me relató, "sino hasta que comencé a usar mi pluma. ¡Fue entonces que me dí cuenta de que los dolores que normalmente tenía, habían desaparecido! Después de eso, ya no le presté mucha atención al asunto, sino hasta el momento en el que los mismos dolores regresaron unos días más tarde. Entonces volví a pensar en esas cerezas y concluí que lo mejor sería comprar más".

En esta ocasión decidió extraer el jugo en vez de comerlas enteras. Y encontró una manera bastante novedosa de sacarles los huesos, me dijo. "Me metía varias cerezas a la boca", me explicó, "las masticaba sólo lo suficiente para sacarles los huesos, y luego las colocaba en un recipiente vacío de esos que se utilizan para el queso *cot-*

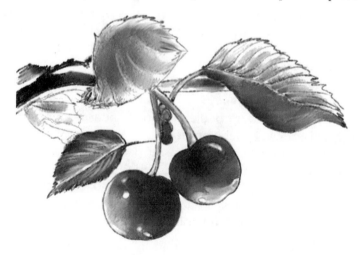

tage. Una vez que lo llenaba, las metía en nuestro extractor y tomaba un vaso y medio del líquido que había obtenido. Pero definitivamente no le recomendaría este método para deshuesar cerezas si lo que desea es hacer el jugo a cualquier persona que se encuentre cerca de usted, ya que podría poner serias objeciones al hecho de compartir su saliva", me dijo entre risas.

Aunque este método para quitarle el hueso a las cerezas deja algo que desear, le ahorró al Sr. Johnson cantidad del trabajo manual que se hubiera requerido para cortar cada cereza con un pelador de frutas y luego extraerle el hueso con ese mismo aditamento. "Mientras tome tres tazas de jugo de cereza a la semana, mi artritis se encuentra bajo control,"me decía felizmente. Este hombre ahora congela algunas cerezas cuando ya no están en temporada, o bien compra concentrado de jugo de cereza en una tienda de productos para la salud y lo diluye siguiendo las instrucciones que aparecen en su etiqueta. Cuando se presenta el colmo de la mala suerte y no se encuentra disponible nada de lo anterior, el jarabe para la tos de sabor cereza le ayuda a mitigar un poco el dolor.

Acné común. El almacenamiento prolongado de toxinas en el cuerpo ocasiona rompimientos ocasionales a través de la piel en diferentes puntos a fin de eliminar algo de esa acumulación. El acné es la única forma en la que el cuerpo reacciona a tanto veneno interno. El jugo de cereza resulta ser un limpiador de la sangre muy efectivo para deshacerse de los materiales de desecho acumulados. Cuando estos disminuyen, los problemas de la piel pronto comienzan a desaparecer por sí solos.

Reumatismo. Éste es un término obsoleto para un trastorno no específico de las articulaciones, de avance lento, que produce un doloroso engrosamiento y contracción de las estructuras fibrosas. El reumatismo interfiere con el movimiento físico y ocasiona deformidad. En los textos médicos de finales del siglo XIX se acostumbraba recomendar el jugo de cereza como un agente efectivo para reducir la inflamación y el dolor en las articulaciones.

Condiciones de la piel. El *estrés,* una alimentación deficiente, y el abuso de drogas produce un estado de toxemia en el cuerpo. Las cerezas son un agente limpiador natural que ayuda a purgar esos venenos ácidos del sistema estimulando la actividad en los riñones, la vejiga y el colon, en donde tiene lugar la mayor parte de la descarga de desechos.

MÉTODO DE PREPARACIÓN

Lave una libra (450 g) de cerezas *Bing* en un colador grande con agua corriente. Quíteles los tallos, vuélvalas a lavar, y colóquelas en algún lugar aparte.

Ponga a hervir dos litros de agua rápidamente y, luego, reduzca el fuego al mínimo. Coloque un puñado de cerezas en un colador grande de alambre con agujeros finos que tenga un mango largo. Sumérjalas en el agua hirviendo y déjelas ahí por *no más* de tres minutos. Retírelas y elimine el exceso de agua.

Luego, coloque las cerezas sobre un pedazo de lino, una sabana vieja, o un pañal de tela, limpios. Cubra las cerezas con otro pedazo de tela de tamaño similar una vez que las haya esparcido bien. Ahora, pase ligeramente sobre ellas un rodillo *(rolling pin)* para amasar ejerciendo solamente la presión suficiente como para que salgan los huesos, pero no demasiada como para que salga el jugo.

Destápelas y retire con la mano aquellas pocas que todavía tuvieran el hueso. Separe este montón y realice con él la misma operación anterior hasta que todas las cerezas hayan sido deshuesadas de esta manera.

Ahora están listas para pasarlas por el extractor. Una libra de cerezas maduras es suficiente para obtener casi un vaso de jugo completo.

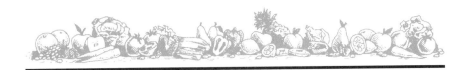

Jugo de CHILES y PIMIENTOS (chile peppers)

"Para quemar la grasa y aliviar el dolor"

DESCRIPCIÓN

El mundo de los chiles y pimientos (especie *Capsicum*) es complejo y fascinante. Existen entre 150 y 200 diferentes variedades de chiles y pimientos que han sido identificadas, y es probable que existan aun más en las selvas remotas de México o Sudamérica que no han sido identificadas. Los genetistas especializados en plantas están desarrollando nuevas variedades todo el tiempo. Además, los chiles están ampliamente extendidos y se hibridan libremente; de ahí la imposibilidad de elaborar un listado de chiles definitivo.

Incluso la ortografía de la palabra puede prestarse a confusión. En el idioma inglés, por ejemplo, la palabra *chile* a menudo varía entre *chili* y *chilli*. Esto depende en buena medida de la forma en la que se esté usando la palabra, en qué parte del país se encuentre uno, o incluso ¡de los caprichos personales! En inglés, la convención general para su uso apropiado es que la palabra *chile* se refiere a la planta o la vaina, mientras que *chili* se refiere al plato tradicional que contiene carne y chiles (y a veces frijoles y habichuelas), y *chilli* es el polvo comercial que contiene chiles molidos junto con otras especias. Y por último, tenemos el país de Chile en Sudamérica, ¡para hacer la confusión todavía mayor!

Los chiles comparten con los frijoles (tales como las habichuelas pintas y las habas blancas), el maíz y las cucurbitáceas (es decir, la calabaza, el zapallo, el chayote, el calabacín) la distinción de encontrarse entre las primeras plantas cultivadas en el hemisferio occidental. Los arqueólogos han encontrado sus restos en sitios tanto en América Central como en Sudamérica que datan de hace varios miles de años.

Un caballero y capitán de nombre Gonzalo Fernández de Oviedo y Valdés (1478-1537) llegó a la zona tropical de América en Darién, Panamá, en el año de 1513. Él fue el primero en escribir una historia del Nuevo Mundo y el primero en documentar la existencia de los chiles en aquellas regiones de tierra reclamadas por España. Su fascinante relato apareció impreso en 1526 en un libro titulado *Historia general y natural de las Indias*.

Por lo general, cuanto más pequeño sea el chile, ¡mayor es su capacidad termonuclear para volarle a uno los labios de la cara! Los mejores antídotos para las propiedades volcánicas de los chiles son los productos lácteos, tales como la leche, la mezcla de leche y crema *half-and-half*, la crema para batir, el yogur, o incluso el helado. Los alimentos con almidones como el pan o el arroz neutralizan a los alcaloides naturales presentes en los chiles.

La potente sustancia química que puede hacer de la personalidad más apagada un verdadero dragón lanza fuego, se conoce como capsaicina. Sobrevive los procesos tanto de cocimiento como de congelamiento para desencadenar su feroz sensación cuando menos se espera. Y es la cantidad de capsaicina presente en un chile la que determina su ferocidad. Además de encender todas las alarmas contra incendios en el interior de su sistema, esta sustancia hace que el cerebro produzca endorfinas, calmantes naturales que promueven una sensación de bienestar y estímulo.

De alguna manera, el consumir los chiles más potentes es una forma de "sadomasoquismo culinario" en el sentido de que se deriva un cierto placer del hecho de comer algo que puede infligir mucho dolor en diversas partes del cuerpo. Sin embargo, no todos los chiles listados aquí lo harán. De hecho, algunos le dan un dulce sabor distintivo a cualquier comida a la que se le añadan.

Después de haber revisado unos cuantos libros sobre jugos, creo que puedo afirmar con evidencia absoluta que *ninguno* de ellos comenta el uso del jugo de chile *en sí*. No creo que sea una omisión deliberada, sino que es debida a que jamás se haya explorado el potencial total de su jugo en la forma en la que yo lo he hecho.

Pimiento (ají) dulce (verde y rojo). Estos chiles en particular no pican en lo absoluto y, de hecho, tienen un ligero sabor dulce. Ambos tienen bastante carne y cápsulas con semillas en su interior. El primero es de un color verde brillante, con una forma semejante a la de un cubo pero con los bordes redondeados, y a veces disminuyen en diámetro ligeramente a partir de sus anchos rebordes. Mide unas 4 a 5 pulgadas (de 10 a 12 cm) de largo y de 3 a 4 pulgadas (7 a 10 cm) de diámetro. A menudo se rellena o se usa en ensaladas y en platos de carnes y verduras al horno. El otro es de un color rojo brillante, por lo general tiene una forma similar a la del pimiento dulce verde, y mide aproximadamente entre 10 y 12,5 cm de largo y entre 7,5 y 10 cm de diámetro. Es más dulce que el pimiento verde, y tiene tonos agradables y brillantes similares a los de los tomates maduros. Es una hortaliza favorita para ensaladas, guisados y pastas. Los dos son extraordinarios para extraer su jugo, ¡con semillas y todo!

Habanero. El chile habanero (que literalmente quiere decir "de la Habana", en donde probablemente fue descubierto) tiene un color entre verde oscuro y anaranjado, anaranjado y rojo, o rojo al alcanzar su madurez total. Tiene una forma parecida a la de una linterna y mide algo así como 2 pulgadas (5 cm) de largo y entre $1^1/_4$ y $1^1/_2$ pulgada (3 y 4 cm) de diámetro. No se deje engañar por sus colores semejantes a los de un dulce. ¡Su apariencia *no* tiene nada de inocente! El habanero maduro es de 30 a 50 veces más picante que el jalapeño y—no bromeo—puede hacer que su boca, su garganta y sus senos nasales acaben en la Unidad de Terapia Intensiva de un hospital si no tiene usted cuidado en usar únicamente una cantidad muy pequeña. De manera sorprendente, un pequeño pedazo de chile habanero tiene un sabor maravilloso y distintivo con un ligero toque a fruta tropical que se puede combinar bien con alimentos que contengan frutas tropicales o tomates. Una pequeña cantidad de jugo de chile habanero fresco en el jugo de papaya, mango, piña o granada china es suficiente como para que en su tracto intestinal se cante el coro del éxito musical de Broadway *"Hello, Dolly!"* y las cosas se muevan en la dirección adecuada.

Jalapeño (verde y rojo). Este chile le debe su nombre a la ciudad de Jalapa, que se encuentra en el estado mexicano de Veracruz. Va de un verde más o menos brillante a un verde oscuro en su estado inmaduro, decrece en diámetro hasta alcanzar un extremo redondeado y mide de 2 a 3 pulgadas (5 a $7^1/_2$ cm) de largo y de 1 a $1^1/_2$ pulgadas ($2^1/_2$ a 4 cm) de diámetro. Es bastante carnoso y tiene un sabor a verdura de color verde. Es probable que sea el chile picante mejor conocido y el más ampliamente consumido en todo Estados Unidos, y también el primer chile en haber sido llevado al espacio en 1982. La forma madura del jalapeño verde es de un color rojo y tiene un sabor más dulce que el de color verde, aunque ambos alcanzan dentro de la escala de lo picante una calificación de 5,5. Para aquellas personas tímidas y verdaderamente reacias que tengan miedo de probar unas cuantas gotas de jugo de chile habanero en sus jugos de frutas tropicales o de verduras normales, les puedo decir que esto es lo mejor y más parecido a un salto libre en paracaídas culinario.

Chile colorado (pimiento, pimentón). Este chile de color escarlata tiene una forma casi como la de un corazón, decrece en diámetro gradualmente hasta formar una punta y mide aproximadamente 4 pulgadas (10 cm) de largo y hasta 3 pulgadas (7,5 cm) de diámetro. Es carnoso y maravillosamente dulce y aromático y varía en intensidad de muy poco a ligeramente picante. Se le utiliza más comúnmente en su forma en polvo a la que se le conoce como *paprika* o pimienta húngara, la mejor de la cual todavía se importa de Hungría. Para conseguirlo, visite la sección de alimentos *gourmet* de su supermercado o tiendas especializadas en alimentos importados. Incluya una o dos tiras de él con el jugo de pimiento dulce y podrá disfrutar de una experiencia inolvidable.

Tabasco. Este chile es de un color rojo-anaranjado brillante y mide aproximadamente entre 1 y $1^1/_2$ pulgada (2,5 y 3,8 cm) de largo y de $^1/_4$ a $^1/_2$ pulgada (0,6 a 1,3 cm) de diámetro. Es poco carnoso y pica de manera penetrante con un cierto toque a apio y cebolla verde. Se usa casi exclusivamente en la famosa salsa *McIlhenny Tabasco pepper sauce*. Un poco de su contenido embotellado de tabasco agregado a pimiento dulce, zanahoria, tomate o *V-8R* o en clorofila líquida oscura, acelerará las propiedades dinámicas del chile más allá de los límites de la moderación.

DATOS NUTRICIONALES

Un pimiento dulce (ya sea rojo o verde) contiene aproximadamente: 15 mg de calcio, 36 mg de fósforo, 1,1 mg de hierro, 21 mg de sodio,

349 mg de potasio, 690 unidades internacionales. de vitamina A, 210 mg de vitamina C, y aproximadamente 104 mg de magnesio.

El chile habanero y el chile jalapeño tienen un alto contenido de vitaminas A, C y P o bioflavonoides. Representan también buenas fuentes de potasio, ácido fólico y vitamina E. Pero ahí en donde estos pequeños fuegos artificiales *verdaderamente* brillan es en dos minerales, a saber, el cobre y el fósforo. Sus pequeñitas semillas tienen niveles *increíblemente altos* de ambos, hecho que explica su efecto parecido al del fuego de un soplete, cuando aparecen juntos para formar la capsaicina. Esta irritante amida fenólica incolora, a su vez, provoca un aumento en el nivel del propio "termostato graso" del cuerpo. De esta forma, cuando se genera una combustión espontánea, la grasa acumulada en el tejido muscular comienza a disolverse lentamente o a descomponerse.

Numerosos informes en la literatura médica y científica durante las últimas décadas han demostrado que la capsaicina elimina todo dolor en las articulaciones sencillamente anestesiando los extremos nerviosos de modo que no produzcan más "sustancia P" (un neurotransmisor), que transmite señales de dolor al cerebro. Una serie de linimentos y ungüentos que se aplican con los dedos para calmar el dolor y que se venden mucho hoy en día en los mercados de productos para la salud, todos contienen cantidades variables de capsaicina como su principal ingrediente.

El análisis nutritivo de los chiles colorados siempre ha sido con un pequeño frasco o lata más que con una raja o pedazo pequeño individual. Sus nutrientes son estos: 8 mg de calcio, 19 mg de fósforo, 1,7 mg de hierro, 2.600 unidades internacionales de vitamina A, y 107 mg de vitamina C. Existen también pequeñas cantidades de algunas vitaminas del complejo B, vitamina E y magnesio.

Las personas de la isla conocida como Avery Island, en el extremo sur del estado de Louisiana, que fabrican la salsa cuyo nombre se debe al chile *Tabasco*, afirman que las investigaciones que han llevado a cabo indican en él altas cantidades de vitamina A, C y P, y minerales como cobre, fósforo, potasio y azufre, y cantidades moderadas de vitaminas del complejo B y E, y de calcio, magnesio, hierro y sodio.

BENEFICIOS TERAPÉUTICOS

Bill y Denise Smith, de Wichita Falls, Kansas, compartieron un serio problema médico hace unos cuantos años: ¡la enfermedad de la obesidad! Junto con las nada atractivas formas que caracterizan a la obesidad, también experimentaban dolores periódicos en el abdomen, músculos y articulaciones. "No sabíamos si lo que teníamos era gota o un toque de artritis", me comentó Denise, "pero suponíamos que el dolor se debía a que ¡estábamos verdaderamente G-O-R-D-O-S!"

Un día escucharon un programa de radio de comentarios que yo hacía desde mi casa en Salt Lake City. Se encontraban especialmente intrigados con mi breve exposición acerca de las ventajas que los chiles ofrecían para ayudarle la gente a perder peso *de manera permanente* y para aliviar algunos de sus dolores y molestias. Escribieron solicitando más información. A través de la correspondencia que intercambiamos, me enteré de sus "batallas contra la gordura" y de sus dolores.

Los sometí a un sencillo programa a base de jugos de ambos tipos de pimiento dulce y chile colorado, combinado con un poco de jugo de zanahoria un día, y un poco de jugo de tomate o *V-8*^{R} al día siguiente. Les recomendé que le añadieran un poco de salsa de *Tabasco* a cada vaso lleno de mezcla de jugo que bebieran cada día junto con su comida. También les pedí que sazonaran su comida de manera regular con *kelp* (una alga marina) granulado en lugar de pimienta negra, por el contenido de yodo de *kelp* que estimula a la glándula tiroides (algo importante que hay que hacer al intentar perder peso). También utilizaron pimienta (ají) de Cayena en cantidades muy limitadas como sazonador adicional para ciertos alimentos. La sal de mesa común y la pimienta negra fueron eliminadas por completo de sus dietas, pues yo no pienso que resulte muy saludable usar ninguna de las dos.

En cuestión de semanas, comenzaron a notar una reducción, aunque pequeña, en sus cinturas y en el tamaño de sus caderas y pantorrillas. Cuando comenzaron a quejarse de fuertes antojos de dulces, les alterné sus jugos de verduras con jugos de frutas tropicales cada tercer día. Esto mantuvo sus "antojos por dulces" satisfechos. Para no perder la combustión que se encontraba entonces en curso en el resto de su grasa, les pedí que le extrajeran el jugo a simples rajas o tiras de chile habanero o de su pequeño primo, el jalapeño, junto con sus jugos de frutas tropicales. Les aconsejé que usaran guantes de hule al trabajar con estos chiles, que son como bombas atómicas, para que no se lastimaran la piel.

Al mismo tiempo, trataron de implantar un régimen más razonable en sus hábitos alimenticios, aunque los alenté a disfrutar de meriendas frecuentes a lo largo del día, comiendo verduras frescas, semillas, *popcorn* sin sal, nueces, bayas y uvas. De hecho, pronto adquirieron un patrón regular en el sentido de comer más a menudo que antes del programa, pero su alimentación se había distribuido entre numerosas meriendas en vez de varias comidas grandes al día. Que yo supiera, prácticamente no hacían nada de ejercicio, a excepción de un poco de caminata.

En un periodo de cinco meses en este programa, ambos habían perdido ya varias pulgadas en la cintura, las caderas, las pantorrillas y el abdomen. Tenían más energía, la mayor parte de su dolor había desaparecido, y se sentían mejor que lo que se habían sentido en años. Aunque el programa al que sometí a Bill y Denise no va a producir resultados inmediatos de la noche a la mañana, o aun en una semana, con paciencia y determinación, recompensará generosamente a aquellos "que persisten en él".

Aquí también yo podría añadir que la capsaicina oleorresinosa presente en los chiles ha sido usada en algunos atomizadores no letales para autodefensa y repeler a los criminales y, aunque usted no lo crea, ¡para repeler a *osos* en el Parque Yellowstone de Montana y en Alaska! En ambos casos, cuando tanto los humanos como los osos reciben esta sustancia directamente en los ojos, ¡se ponen como locos y salen huyendo medio ciegos! Diversos reportes sobre esto han aparecido de manera rutinaria en la revista *Chile Pepper.*

SIDA. Los médicos han hecho la prueba con muchas formas de terapia para hacer frente a la cada vez más extendida epidemia del síndrome de inmunodeficiencia adquirida. Sin embargo, no todas ellas han funcionado. Y las pocas que lo han hecho, por lo general, han tenido una duración de corto plazo. Una persona que ha sobrevivido durante cinco años al SIDA adoptó una estrategia muy diferente ante el problema. Después de averiguar que la medicina convencional ofrecía poca esperanza, transfirió su atención a una serie de alimentos étnicos picantes que contenían chile. Él escribió: "Más o menos cada dos días, consumo alimentos muy picantes típicos de uno de los muchos países que utilizan condimentos picantes, como México, Brasil, Birmania, China (Szechuan/Hunan), Tailandia y Corea. Cada cocina se basa en las especias locales, que son diferentes y al parecer afectan a diferentes microorganismos de diferentes maneras. El efecto más dramático proviene de la col en salmuera picante coreana conocida como *kim-chi,* que tiene mucha pimienta (ají) de Cayena roja. . . . He descubierto, para mi sorpresa, que la mayoría de los sobrevivientes a largo plazo que conozco también comen alimentos picantes, como el *kim-chi* coreano, por lo menos una vez a la semana". ¿Y cuáles fueron los resultados finales de esta atrevida experimentación alimenticia con los chiles? "Hace cuatro años, yo me lucía moribundo, y varios de mis vecinos preguntaban a mi casero si se podían quedar con mi apartamento 'en caso de que'. . . . Desde entonces, he subido 10 libras (4,5 kilos), y he conservado ese peso que aumenté por más de un año. . . . Con frecuencia, la gente me hace cumplidos por lo bien que me veo—la misma gente que pensaba hace unos años que yo me iba a morir. Ahora me dicen, con un tono confidencial, que hace algunos años pensaban que yo padecía de SIDA, pero como mi condición siempre parecía ir mejorando, sabían que no podía tratarse del SIDA". Su increíble historia apareció en el *Journal of Orthomolecular Medicine* (5:1:25-31, 1990) bajo el seudónimo operático de Calaph Timmerson. Los chiles al parecer refuerzan la producción de células T asesinas, la interleucina-2 y otras defensas inmunológicas poderosas, que destruyen de manera efectiva la mayoría de los virus del SIDA.

Trombosis. La trombosis consiste en la formación de un coágulo en el interior de un vaso sanguíneo que puede ocasionar la infartación de los tejidos a los que ese vaso alimenta. Diversos estudios realizados por científicos en países que tienen una baja incidencia de trombosis, de manera más notable Tailandia y México, han demostrado que sus poblaciones son buenas consumidoras de chile. La pungente capsaicina presente en los chiles evita que las células sanguíneas se agrupen a manera de racimos de uvas para producir un coágulo.

MÉTODO DE PREPARACIÓN

Lave unos pimientos dulces con jabón o con detergente para vajillas, y luego enjuáguelos bien con agua corriente fría. Córtelos a la mitad o en cuatro partes de modo que pueda extraer su jugo más fácilmente. Un pimiento dulce entero (incluyendo la vaina con sus semillas) produce aproximadamente media taza de jugo o menos. Si desea alguna variación, haga la prueba extrayéndole el jugo a uno verde y uno rojo juntos. Luego, añada un par de rebanadas de pimiento rojo y un poquito de salsa *Tabasco*. De ser necesario, diluya con media taza de jugo de zanahoria, tomate o *V-8*^{R}. El jugo sabe mejor si se toma después de una ligera refrigeración.

Al extraerle el jugo a cualquiera de las frutas tropicales tales como la papaya, la granada china, la piña y el mango, asegúrese de añadir un pequeño pedazo de chile habanero o jalapeño del tamaño de la uña de su dedo meñique ¡*durante* el proceso de extracción del jugo y *no* después! El mezclar un poco de hielo machacado con estos jugos de fruta y chile a fin de obtener una bebida más uniforme y parecida a un batido (malteada), resulta muy útil para reducir la ferocidad de los chiles.

En lo que respecta a los chiles, es necesario decir algo acerca de sus poderosas propiedades hipoglucémicas. Yo no sabía que los chiles eran tan decididamente hipoglucémicos hasta que encontré un artículo escrito por varios médicos jamaiquinos que apareció en una publicación científica poco conocida llamada *West Indian Medical Journal* (31:194-197, 1982). Un grupo de perros de raza híbrida a los que se les dieron cantidades variables de extracto líquido de pimiento dulce rojo vía un tubo estomacal mientras se encontraban en una condición anestesiada, experimentaron disminuciones significativas en los niveles de azúcar en su sangre durante varias horas.

Bastante sorprendido por este descubrimiento, comencé a realizar entrevistas con algunas personas que yo sabía que tenían hipoglucemia, y les pregunté cuáles eran sus reacciones cada vez que consumían comida mexicana u oriental o tomaban pimienta de Cayena en forma de cápsulas. De manera invariable, la mayoría de esas personas respondieron haciendo notar que experimentaban algunos de los síntomas clásicos de la hipoglucemia durante este periodo: fatiga, cambio de estado de ánimo, dolor de cabeza, olvidos, nerviosismo e insomnio, entre otros. Por esta razón, es probable que aquellas personas que padecen *severamente* de bajos niveles de azúcar en la sangre deseen reconsiderar la posibilidad de ingerir la mayoría de los chiles—las únicas excepciones serían los pimientos dulces, los pimientos rojos y la *paprika*.

Y a propósito, no incluí a la *paprika* con los demás chiles en la sección "Descripción" por la sencilla razón de que la *paprika* siempre aparece como un polvo rojo brillante hecho de variedades especiales de pimienta y, por lo tanto, no se le puede extraer el jugo como a los otros chiles. Sin embargo, como la *paprika* húngara tiene un contenido muy alto de vitamina C y de betacaroteno, es recomendable incluir una pizca en cualquiera de estos jugos que usted prepare.

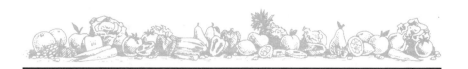

Jugo de CHIRIVÍA (parsnip)

"Añada brillo al cabello, la piel y las uñas"

DESCRIPCIÓN

A la chirivía *(Pastinaca sativa)* en ocasiones se le ha llamado "zanahoria anémica." Definitivamente ésta es una verdura para paladares especiales, ya que su sabor no atrae a la gente con gran entusiasmo, aunque puedo recordar que de niño comía muchos tipos de sopa, que mi padre solía preparar para mi hermano y para mí, deliciosamente saborizadas con una o dos chirivías cortadas que comprábamos en el *Speckart's Market,* que se encontraba a unas cuantas cuadras del lugar donde vivíamos en la ciudad de Provo, en Utah.

Este vegetal se cultiva por su raíz larga, delgada y de color crema. Es una planta bienal y produce un tallo con semillas de muchas ramas y con flores pequeñas de color blanco verdoso en una cabeza un tanto aplanada. Sus hojas son largas y con muchas divisiones. La chirivía es originaria de Europa y también de algunas culturas antiguas.

Las chirivías alcanzan su mejor sabor una vez que se han expuesto al clima frío, y el peor a mediados del verano. Si se conservan en una área fría y húmeda o en un refrigerador, tienen una vida de almacenamiento increíblemente larga. Las chirivías se pueden utilizar con zanahorias en guisados o sopas.

La calidad de las chirivías debe juzgarse de la misma forma en que se juzga la de las zanahorias. Seleccione las que sean firmes, se vean lozanas y no tengan cortes o tajos. Las chirivías de tamaño mediano son preferibles a las muy pequeñas o muy grandes. Evite las descoloridas (es decir, que tengan un color café en vez de crema) y las que se vean maltratadas y flácidas.

DATOS NUTRICIONALES

Una chirivía grande contiene estos minerales y vitaminas: 72 mg de calcio, 99 mg de fósforo, 1 mg de hierro, 13 mg de sodio, 606 mg de potasio, 50 unidades internacionales de vitamina A, 16 mg de vitamina C y 40 mg de magnesio.

BENEFICIOS TERAPÉUTICOS

Joseph Cottrell, que vive en las afueras de la población de Lane, South Carolina, hace algún tiempo compartió conmigo el siguiente episodio real:

"Mi esposa, verá usted, siempre ha tenido problemas con su pelo, piel y uñas. Es decir, no es que tenga caspa o que se esté quedando calva. Es sencillamente que las puntas de su cabello se quiebran constantemente. Y puede parecer absurdo, pero no sé cómo explicarlo de mejor manera. No importa lo que le haga a su cabello, siempre le queda el mismo lamentable y triste desastre cada vez que trata de arreglárselo. En una ocasión le dije: 'Cariño, mi gabardina vieja se ve mejor que tu cabello'. No era mi intención faltarle el respeto; sencillamente le estaba diciendo la verdad.

"Y hay que ver sus uñas. Se le quiebran siempre y a veces le salen protuberancias y puntos blancos. Y su piel tampoco es saludable. Es siempre áspera, y no suave como debería ser la piel de una mujer. ¿Cree que puede ayudarla?"

Como en su carta había incluido un número telefónico, lo llamé y le pregunté si conocía la chirivía. Supe que así era cuando contestó: "¿Se refiere a esas graciosas cosas largas de color blanco que venden en los mercados? Por aquí la gente las llama 'zanahorias afeminadas' y nadie les hace mucho caso. A excepción tal vez de utilizarlas como alimento para puercos cuando en los mercados las tiran a la basura".

Le dije que su esposa necesitaba beber algo de jugo de esas "zanahorias afeminadas" todos los días, combinado con un poco de jugo de zanahoria común o con un poco de jugo de alguna verdura de hojas verde de su elección. Esto me llevó, desde luego, a comentar acerca de la importancia de la extracción del jugo y el mejor tipo de extractor para hacerlo. Como no quería comprar un extractor, el hombre me dijo que iba a ver si algún conocido suyo tenía uno que pudiera alquilarle o prestarle temporalmente. Debe haber encontrado un extractor en algún lugar, porque pudo seguir mis instrucciones y le dio a beber a su esposa un vaso con 180 ml. de jugo de chirivía y zanahoria o chirivía y clorofila todos los días junto con una de sus comidas.

Varios meses más tarde, recibí una encantadora nota de la Sra. Cottrell, quien me agradecía el haber "hecho maravillas" en su cabello, su piel y sus uñas. "Mi esposo sencillamente no puede creer lo mucho que esas chirivías me han ayudado", añadía. "Él opina que si los puercos de nuestros vecinos se ven tan bien comiéndolas tan seguido, es probable que también sean buenas para los humanos".

Piedras en el riñón. Los cálculos renales son depósitos duros y semejantes a piedras que se pueden desarrollar en cualquier lugar del tracto urinario. Están compuestos de sustancias orgánicas y minerales y varían en tamaño desde el equivalente a un grano de arena hasta el de una pelota de golf. Se desarrollan cuando la sal y los minerales contenidos en la orina forman acumulaciones de cristales. Si se combina una cuarta parte de jugo chirivía con tres cuartas partes de cualquier clorofila líquida y se toma esta combinación periódicamente, estos cristales más pequeños comenzarán a separarse solos y a eliminarse a través de la orina. Estos jugos no funcionarán, con piedras más grandes y de larga data. Las piedras en el riñón al parecer son más comunes en personas que consumen mucha carne y toman mucho café o refrescos.

Comer en exceso. Comer demasiado o consumir con frecuencia alimentos con un alto contenido de calorías puede conducir a la obesidad. El consumo excesivo o compulsivo de alimentos puede deberse al estrés. A causa de su alto contenido de carbohidratos, el jugo de chirivía puede satisfacer algunos de estos antojos. Si se combina una tercera parte de jugo de chirivía con dos terceras partes de jugo de zanahoria, esas fuertes sensaciones de hambre pueden calmarse por espacio de hasta cuatro horas.

MÉTODO DE PREPARACIÓN

Un extractor centrífugo o por trituración es la mejor máquina para preparar jugo de chirivía. Un extractor como el *Vita-Mix,* que en particular prefiero a muchos otros por su versatilidad, se ve un tanto limitado cuando se trata de extraerle jugo a la chirivía, pero con un poco de paciencia y añadiendo agua, se puede extraer el jugo rápidamente.

Lave y friegue una chirivía grande con un cepillo para verduras de alambre. De esta forma, no tendrá que pelarla. Córtela hasta que queden unos 20 pedazos pequeños y extráigale el jugo a cada uno de ellos lentamente. Esto debe darle aproximadamente una taza de jugo. El jugo de chirivía es más sabroso si se le mezcla con jugo ya sea de zanahoria, remolacha, apio, calabacita italiana *(zucchini),* planta de trigo *(wheatgrass)* o de cebada *(barley grass).* Tómelo una vez al día junto con alguna comida.

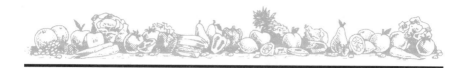

Jugos de CIRUELA y CIRUELA PASA (plum-prune)

"Experiencias movilizadoras para el estreñimiento"

DESCRIPCIÓN

La ciruela es una drupa relacionada con el durazno, el melocotón, el albaricoque (chabacano) y las almendras. Las ciruelas vienen en diferentes tamaños, formas, colores de piel, e incluso colores de pulpa. Algunas variedades son un poco más grandes que una canica (bolita); otras son más grandes que un huevo. Pueden ser redondas u ovaladas. Existe una amplia variedad de colores de piel: verde, amarillo, anaranjado, morado, todos los tonos de rojo, y negro. La mayoría de las ciruelas tienen una pulpa amarilla, pero algunas variedades tienen una pulpa color rojo. La mayoría tiene la pulpa pegada al hueso, pero otras no.

Las variedades europeas son por lo general (aunque no necesariamente) abrideras, es decir, que su pulpa no está pegada al hueso. Todas ellas tienen la pulpa amarilla, pero lo que las distingue es que siempre tienen la piel color morado (en ocasiones, cuando la piel tiene mucha pelusilla, parecen casi azul).

Las ciruelas japonesas son de colores diversos, pero jamás tienen ese color de piel morado. La mayoría de sus variedades tienen también la pulpa amarilla, pero algunas tienen la pulpa de color rojo brillante. A diferencia de las ciruelas europeas, que en su mayor parte son abrideras, la mayoría de las variedades japonesas, aunque no todas, no lo son.

Las ciruelas japonesas por lo general tienen mejor sabor y son más jugosas que las variedades europeas. Casi siempre se comen o se usan como fruta fresca, ya que se disuelven al cocerse y no son adecuadas para secar al sol y comercializar como fruta seca. Las ciruelas europeas tienen un sabor más suave y una textura más carnosa. Algunas variedades son buenas para comer crudas, pero la mayoría son mejores si se cuecen o se hornean. Estas son las únicas ciruelas que se pueden secar al sol y vender como fruta seca.

Al comprar ciruelas, seleccione las que tengan buen color y por lo menos un tamaño mediano y que no estén magulladas. No compre las primeras variedades de ciruelas que llegan al mercado a principios de mayo. Espere hasta junio a que lleguen las variedades de mejor sabor y más baratas. Disfrute de las ciruelas durante el verano y los primeros meses del otoño. Cuando las variedades de piel roja ya estén fuera de temporada, a mediados de septiembre, no las sustituya por las grandes y atractivas ciruelas *Presidente* de color morado, que no tienen mucho sabor.

Casi todas las frutas con hueso (la ciruela, la nectarina y el melocotón) se deben comprar cuando todavía presentan una consistencia firme y un color intenso, y luego dejarlas madurar por unos cuantos días a temperatura ambiente. Una vez que empiecen a ablandarse un poco o a ceder ante una ligera presión, se deben guardar en el refrigerador hasta que se usen. En estos casos hay que recordar que la fruta un poco inmadura es mejor que la demasiado madura. La única excepción es el albaricoque (chabacano, damasco, *apricot*). Nunca un albaricoque puede estar demasiado maduro. Su mejor sabor lo alcanza cuando su textura es casi líquida.

DATOS NUTRICIONALES

Una ciruela de la variedad japonesa contiene: 8 mg de calcio, 12 mg de fósforo, 0,3 mg de hierro, 1 mg de sodio, 112 mg de potasio, 160 unidades internacionales de vitamina A, 4 mg de vitamina C y 4 de magnesio. Una ciruela pasa *(prune)* de la variedad japonesa contiene estos nutrientes: 3,3 mg de calcio, 5,1 mg de fósforo, 0,25 mg de hierro, 0,5 mg de sodio, 44,8 mg de potasio, 103 mg de vitamina A, 0,2 mg de vitamina C y 3,8 mg de magnesio.

Una taza de jugo de ciruela pasa *(prune)* contiene: 30 mg de calcio, 64 mg de fósforo, 3,03 mg de hierro, 11 mg de sodio, 706 mg de potasio, 9 unidades internacionales de vitamina A, 2 mg de niacina, 10,6 mg de vitamina C, y 36 mg de magnesio.

Annette M. Berry, de East Hartford, Connecticut, me relató lo siguiente en febrero de 1992:

"Hace unos años, comencé a padecer de tendinitis en la muñeca derecha, y mi médico me recetó *Motrin*. Análisis de sangre posteriores demostraron que mi conteo sanguíneo era peligrosamente bajo, y que había hemorragia interna. Aunque la fuente de la hemorragia jamás se encontró, esta cesó en el momento en que se me quitó el *Motrin* y se me recetaron píldoras de hierro.

"Mi conteo sanguíneo regresó a su nivel normal, pero seguí tomando las píldoras de hierro. Cuando me enteré que las píldoras de hierro tienen un fuerte impacto en el hígado y que existían muchas fuentes naturales de hierro proveniente de plantas, llamé a mi médico y le dije que quería eliminar las píldoras de hierro y tomar tres pequeños vasos de jugo de ciruela pasa por día junto con mis comidas. El doctor estuvo de acuerdo, pero me dijo que quería que me hiciera un análisis de sangre en seis semanas para ver si el cambio surtía efecto.

"Seis semanas más tarde, el análisis demostró que mi conteo sanguíneo había permanecido casi al mismo nivel. De inmediato mi doctor determinó que, efectivamente, ya no eran necesarias las píldoras de hierro, y me indicó que continuara con el jugo de ciruela pasa."

La historia de Annette nos muestra el valor de algo como el jugo de ciruela pasa para obtener una complementación de hierro natural, especialmente para las mujeres, que al parecer necesitan más de este mineral que los hombres.

Las ciruelas pasas también tienen un alto contenido de fibra. Para obtener la misma cantidad de fibra alimenticia que existe en una ración de seis ciruelas pasas, habría que comer cuatro rebanadas de pan de trigo entero *(whole wheat),* o seis duraznos (melocotones), o tres manzanas, o dos platos y medio de hojuelas de salvado *(bran flakes).* Las ciruelas pasas son, en efecto, "la fruta rica en fibra" que se pregona en los anuncios comerciales.

BENEFICIOS TERAPÉUTICOS

Recuerdo mi propia experiencia con ciruelas del tipo *green gage,* una variedad inglesa con piel de color verde en un principio pero que pronto se desvanece para convertirse en amarilla, y finalmente en color bronce al alcanzar su madurez total. Allá por la década de 1970, nuestra familia residía en la comunidad de Manti, que se encuentra en la región centro-sur del estado de Utah. Teníamos una hilera de arbustos de esta variedad de ciruela en el extremo este de nuestra propiedad, a un lado de una acequia para irrigación que llevaba agua a varios campos grandes de hortalizas en nuestra propiedad, que tenía poco más de media hectárea.

Recuerdo que en más de una ocasión me dirigí hasta ese lugar para comer las ciruelas directamente de los arbustos cuando comenzaban a caer al suelo. Era el mejor purgante que he tomado. Como regla, antes de treinta minutos a lo sumo, surgía en mí una gran necesidad de ir rápidamente al baño. Jamás padecía de estreñimiento cuando se encontraban en temporada. Tampoco los pájaros que se deleitaban con ellas.

A principios de la década de 1930, la asociación dedicada a las ciruelas pasas *(Prune Board)* de California gastó una gran suma de dinero en una serie de investigaciones exhaustivas acerca de las ciruelas pasas para ver si de verdad eran laxante por naturaleza. Dos de los estudios que se publicaron al respecto aparecieron en *Proceedings of the Society for Experimental Biology and Medicine* (31:278-81, 1933-34) y en *Medical Record* (5 de febrero de 1936, pp. 117-19). Ambos estudios concluyeron que el efecto laxante de la ciruela pasa no se encontraba relacionado únicamente con su alto contenido de fibra. Señalaron que era otra sustancia, que en ese entonces carecía de nombre, que provocaba las contracciones intestinales. Como prueba de su hipótesis, citaban el hecho de que el jugo de ciruela pasa, que carece de la mayor parte de la fibra que se encuentra en la ciruela entera, resulta todavía un buen laxante.

A esta sustancia de acción laxante se le ha identificado desde entonces como difenilisatina. Además, ayuda a reducir los niveles de colesterol en el suero sanguíneo en las personas que padecen de niveles de colesterol moderadamente elevados, de acuerdo con un informe publicado en *American Journal of Clinical Nutrition* (53:1259-65, 1991).

Gastritis. En las formas aguda y crónica de este problema, el recubrimiento mucoso del estómago se inflama, por lo general como resultado del consumo excesivo de alcohol, comida muy condimentada, café o ciertos fármacos como la aspirina. El concentrado de jugo de ciruela pasa que incluye la pulpa, o el jugo de ciruela pasa hecho en casa, proporcionarán alivio a este problema. Su alta cantidad de sales minerales (de manera destacada el potasio y el magnesio) desaloja el agua de la pared del colon y la arroja al tracto intestinal, diluyendo con ello estos alimentos, bebidas o fármacos ofensivos.

Hiperacidez. El jugo de la ciruela pasa tiene el mismo efecto en gran medida que las sales Epsom (sal de higuera, sulfato de magnesio) cuando existe un exceso de ácido clorhídrico en el intestino. Desaloja el agua de las paredes del colon y la arroja al tracto gastrointestinal, en donde diluye el exceso de ácido.

MÉTODO DE PREPARACIÓN

Aunque a la ciruela y a la ciruela pasa, una vez deshuesadas, se les puede extraer el jugo, recomiendo comprar en su lugar los jugos que ya vienen embotellados o enlatados. Son más prácticos y ya vienen listos para usar, y también pueden obtenerse con algo de pulpa en ellos.

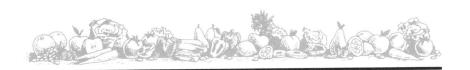

Jugos CÍTRICOS

"Estimulantes del sistema inmunológico para combatir la gripe"

DESCRIPCIÓN

La popular toronja de hoy en día *(Citrus paradisi)* se diferencia bastante de la toronja original, que recibía el nombre de pomelo o pampelmusa *(shaddock)*. Aun cuando esta primera toronja tenía un tamaño más grande, era más llena, tenía una cáscara más gruesa y más semillas, producía muy poco jugo y era terriblemente agria.

Toronja (pomelo, *grapefruit*). En Florida, Texas y California se cultiva la mayor parte de las toronjas que se consumen en Estados Unidos. Las toronjas son de diversos tamaños, colores de pulpa y cáscaras. Algunas tienen semillas, y otras no. Sus cáscaras pueden ser de color amarillo-dorado, bronce o bermejo. El color de su pulpa puede ser amarillo, rosa o rojo. Algunas toronjas son tan pequeñas como una naranja de tamaño normal; otras son tan grandes como un melón, y vienen en todos los tamaños comprendidos entre estos dos. Hasta hace más o menos unos cincuenta años, casi todas las toronjas eran de una variedad conocida como *Duncan*. Tenían una cáscara delgada, eran pesadas, tenían un fino sabor y estaban llenas de jugo, pero también de semillas.

La toronja *Duncan* ya no se comercializa para su consumo en los hogares, sino que se cultiva en cantidades limitadas y se vende a empresas enlatadoras y procesadoras de alimentos. Estas fábricas producen pedazos de toronjas enlatados y jugo de toronja concentrado fresco o congelado. La toronja *Duncan* ha sido sustituida por una variedad sin semilla conocida como *marsh* (pantano). Esta variedad se originó por casualidad de un árbol de la variedad *Duncan* que produjo una toronja sin semilla. La *marsh* es una toronja de pulpa color amarillo sin semilla que tiene una textura y un sabor muy fino y es bastante jugosa, pero no tanto como la *Duncan*. Toda la toronja de pulpa color dorado que se vende al consumidor para su consumo en el hogar es de la variedad *marsh* sin semilla. Diversas mutaciones de la *marsh* sin semilla han producido una fruta de pulpa más rosada que amarilla. Posteriormente se descubrieron y propagaron variedades de un color rosa más oscuro, que produjeron una toronja de pulpa color rojo que recibió el nombre de *red ruby* (rojo rubí). Las toronjas de pulpa color rosa y rojo por lo general tienen un precio entre un 15 y un 20 por ciento más alto que la toronja de pulpa color amarillo. Este valor adicional se da únicamente porque la fruta tiene más color, pero no porque sea más jugosa o de un mejor sabor. Las frutas de pulpa color rosa, rojo o amarillo de calidad comparable son similares en sabor y textura.

Kumquat (naranja china). El kumquat *(Fortunella margarita)* es una atractiva fruta cítrica miniatura que tiene una forma parecida a la de una aceituna. Es muy apreciado en el Oriente, en donde se ha cul-

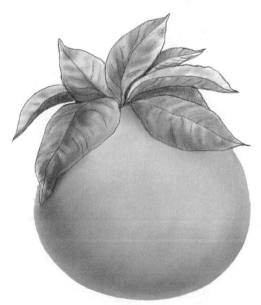

tivado por espacio de varios milenios. En Estados Unidos, se cultiva en una escala limitada en Florida y California.

El kumquat es bastante agrio y tiene muchas semillas. Su cáscara, al igual que la cáscara de todas las frutas cítricas, tiene un penetrante sabor a alcohol. A algunas personas les encanta comer kumquats crudos, con cáscara, pero la mayor parte del kumquat que se vende en Norteamérica se usa con fines meramente decorativos.

Limón (lemon). El limón *(Citrus limon)* se encuentra disponible todo el año. La mayor parte del limón que se consume en Estados Unidos se produce en California y Florida, pero Arizona se encuentra a la cabeza en lo que se refiere a número de huertos limoneros. Como resultado de ciertas normas gubernamentales federales que restringen el flujo libre de limones de California al resto de Estados Unidos, a veces hay que comprar limones importados de España, Italia y Chile.

Aunque existen diversas variedades de limones, y a veces vienen de diferentes áreas, en los supermercados no se identifican por variedad u origen. Los limones de alta calidad de California se envasan y comercializan a través de una cooperativa—*Sunkist Growers, Inc.*—, y llevan estampado su logotipo en cada uno. Los limones que no cumplen con estos estándares de excelencia salen al mercado, pero sin el logotipo estampado.

La calidad de un limón debe juzgarse por el color, la claridad y la textura de su cáscara, y no por el tamaño de la fruta. Conforme los limones van madurando, su color amarillo claro se vuelve más oscuro. Aquellos limones con marcas o manchas en el exterior de su cáscara no son considerados "número uno". El color y la claridad de su cáscara no son ningún indicador de su contenido de jugo, aunque aquellos que tienen la cáscara manchada se venden a precios más bajos al por mayor (pero no al consumidor). Sin embargo, la textura de la cáscara sí es absolutamente importante. Cuanto más delgada sea la cáscara (de la misma forma en que sucede con cualquier otra fruta cítrica), más jugoso será el limón. Los limones más pequeños y medianos por lo general tienen una cáscara más delgada que la de la fruta más grande. Los limones más grandes siempre son más caros por peso que los pequeños. Por lo general, los limones más pequeños y menos caros representan una mejor compra. El hacer rodar un limón duro sobre una mesa ejerciendo sobre él una ligera presión con la mano dará como resultado un contenido de jugo mucho mayor.

Lima (limón verde, *lime*). La lima *(Citrus aurantifolia)*, al igual que el limón, se encuentra disponible todo el año. La mayor parte de las limas que se consumen en Estados Unidos vienen de Florida, pero algunas se cultivan en California, mientras que otras se importan de Yucatán, México, y de Venezuela. La mayor parte de las limas son de la variedad *tahitiana* o de la variedad *mexicana*.

Las limas son similares en sabor y textura a los limones. Aunque no son tan agrias, tienen una mayor fragancia que sus primos de color amarillo. Como son tan similares, en casi cualquier receta que exija limones se pueden usar en su lugar limas, y viceversa. Sin embargo, he notado que las limas tienen un sabor más sutil que los limones para ciertas comidas. Por ejemplo, en Yucatán se prepara un caldo de pollo especial con jugo de lima fresco y exprimido, pero jamás con jugo de limón.

Es importante que los consumidores sepan de esta posibilidad de sustitución, ya que en ocasiones existe una gran diferencia en los precios de limas y limones. En general, las limas son bastante baratas durante los meses de verano, cuando los limones son muy caros; así que no dude en comprar limas en lugar de limones. Durante los meses de invierno, sucede exactamente lo contrario, y los limones son más accesibles que las limas en lo que a precio se refiere.

Las limas son todavía mejores si se las usa para dar sabor a bebidas. También son excelentes para usar con mariscos, verduras para ensaladas y aguacates. Cuanto más fresca sea la lima, más oscuro será el color verde de su cáscara. Una lima color amarillo no está muy fresca y carecerá de la acidez necesaria para impartir buen sabor. Conforme una lima madura aún más, su cáscara comienza a presentar áreas color café como si estuvieran quemadas. Una lima color amarillo o incluso con esa especie de quemaduras todavía puede usarse, siempre y cuando esté dura, pero no será tan buena como una lima color verde oscuro y se encontrará a un precio mucho más barato.

Naranja. Estados Unidos tiene la suerte de contar con las mejores naranjas *(Citrus sinensis)* del mundo. Estas naranjas se remontan a la época en la que California y Florida pertenecían a España y se plantaron naranjos en los alrededores de numerosas misiones españolas.

A causa de las diferencias en tierra y clima, existen diferencias en el color, la textura y el contenido de jugo entre las naranjas de California y Florida. Aun cuando en ambas zonas se cultiva una variedad idéntica, el producto final no es el mismo. Las naranjas de

Florida tienen una cáscara más delgada y tienen más jugo que las cultivadas en California, pero son más difíciles de pelar y dividir en gajos. Como regla, la naranja de Florida es mejor para exprimir y extraer su jugo, y la de California es mejor para su consumo en la mesa. Gran parte de la cosecha de Florida se usa para hacer concentrado congelado o se vende como jugo de naranja fresco en botellas y envases de cartón.

Las naranjas de California no son tan jugosas y su cáscara no es tan delgada como la de las naranjas de Florida. La cáscara y la pulpa de las naranjas de California tienen un color anaranjado más intenso. Todas las naranjas de California y la mayoría de las naranjas de Florida no tienen, pero existe una importante variedad de Florida, la naranja piña *(pineapple orange)*, que tiene muchas semillas.

Tanto California como Florida tienen dos importantes cosechas de naranjas al año. La primera cosecha de Florida tiene dos variedades: la naranja *Hamlin* y la piña. La última cosecha de Florida tiene también dos variedades: la *valencia* y la *pope summer*. La primera cosecha de California es de la variedad *valencia*, y a la última cosecha se le conoce como la naranja "de ombligo" *(navel orange)*. En las áreas de Arizona limítrofes con California se producen algunas naranjas, y en Texas, un importante productor de toronja, se cultiva una cantidad limitada de naranjas.

Tangerina. La tangerina *(Citrus reticulata)*, es la mejor conocida de las mandarinas, un amplio grupo de variedades de frutas cítricas de cáscara color naranja que se cultivan en el Oriente. La tangerina se propagó inicialmente alrededor del año 2.000 A.C. La mayor parte de las tangerinas que encontramos hoy en día en las secciones de frutas y verduras de los supermercados se cultivan en el estado costero de Florida. Algunas se importan de México antes de que la fruta de Florida se encuentre lista para ser cosechada, pero la calidad de esta fruta importada no es nada que tengamos que envidiar. Las variedades más comunes de las tangerinas de Florida son la *Robinson* y la *Dancy*. Ambas son similares en textura, sabor y color, aunque la *Robinson* es más grande. Las tangerinas no se encuentran identificadas por variedad en los exhibidores de frutas de los supermercados.

La temporada de la tangerina comienza en octubre, y para el mes de febrero ya ha concluido. Los primeros envíos de estas frutas a menudo son un tanto agrios, y los del final de la temporada no son muy jugosos. Las tangerinas de Florida se encuentran en su mejor punto en el mes de diciembre. Éste es el mejor momento para comprarlas y extraer su jugo. Aquí, debe hacerse notar que otro tipo de mandarina, conocida como la tangerina miel *(honey tangerine)*, es más firme y más jugosa que la tangerina común, pero más difícil de pelar y dividir en gajos, y tiene una cantidad considerable de semillas. Sin embargo, si la encuentra y puede superar estos pocos obstáculos, encontrará que su pulpa es muy dulce y tiene un rico y penetrante color anaranjado.

Fruta *ugli*. El nombre que se le da a la fruta *ugli (Citrus* sp.) es, en el idioma inglés, un nombre bastante apropiado[1]. Ésta es la variedad de frutas cítricas con la apariencia más triste, lamentable y desagradable en la que creo jamás haber posado la mirada. Tiene una apariencia similar a la de una toronja de mal aspecto con una cáscara áspera, floja y gruesa. El deslustrado color de su cáscara es una mezcla de verde y bermejo-amarillo. Cuando está totalmente madura, la porción amarilla de su cáscara adquiere un tinte color anaranjado. La fruta se siente esponjosa y termina en punta. Sin embargo, a pesar de su cáscara de apariencia desagradable y semejante a la piel de un elefante, abajo de ella se esconde una pulpa sorprendentemente deliciosa, jugosa, dulce, de una fina textura y con un tinte color rosa.

La fruta *ugli* es originaria de la isla de Jamaica en el mar Caribe. Probablemente es una descendiente de la combinación de un pomelo (la toronja original) y una naranja mandarina o dulce. La cosecha jamaiquina no es muy grande, y como su suministro es muy limitado, los precios son siempre muy altos. Los intentos por cultivar la fruta *ugli* en Florida no han tenido mucho éxito. Un agricultor de cítricos me dio su propia opinión acerca del por qué no se da bien ahí: "Tenemos tantas bellezas en nuestro estado, que sencillamente ya no hay espacio para la fealdad".

Pero a pesar de todas las críticas y bromas que este cítrico de fea apariencia provoca por parte de muchos escépticos, he descubierto que se trata de una fruta de un sabor bastante agradable, tal vez incluso un tanto más dulce que el de la toronja *red ruby*. De manera bastante interesante, aunque muchas personas de clase media y de bajos recursos la desprecian, a consecuencia de una falta de entendimiento y apreciación de lo bien que sabe, una gran cantidad

---

[1] N. del T. la palabra "ugly" en inglés, que tiene los mismos fonemas que el nombre de esta fruta, significa feo(a) en español.

de personas acomodadas, que pueden pagarla, compran la fruta *ugli* con un fin un tanto diferente y fuera de lo común. Al hacerlo, pronto averiguan, como me sucedió a mí, que a pesar de su extraño nombre y su despreciable apariencia, existe un jugo bastante delicioso en su interior que solamente espera ser exprimido y saboreado lentamente de la misma forma que una buena botella de vino añejo.

DATOS NUTRICIONALES

Una toronja grande contiene: 51 mg de calcio, 51 mg de fósforo, 1,3 mg de hierro, 3 mg de sodio, 434 mg de potasio, 30 unidades internacionales de vitamina A, algunas vitaminas del complejo B, y 122 mg de vitamina C. La corteza interior de color blanco de la cáscara de la toronja contiene una cantidad considerable de bioflavonoides, especialmente hesperidina y rutina, que son necesarios para el mantenimiento de los pequeños capilares sanguíneos. Estos bioflavonoides también ayudan a aumentar el nivel del "termostato graso" del cuerpo a fin de "quemar" químicamente el exceso de grasa acumulada.

Un kumquat contiene: 12 mg de calcio, 4 mg de fósforo, 0,1 mg de hierro, 1 mg de sodio, 44 mg de potasio, 110 unidades internacionales de vitamina A, pequeñas cantidades de algunas vitaminas del complejo B, y 7 mg de vitamina C. Los kumquats también contienen pequeñas cantidades de magnesio, manganeso, cromo y zinc— microelementos que son útiles para tratar ciertos trastornos autoinmunes como la artritis, el lupus y la enfermedad de Crohn.

Una cucharada de jugo de limón crudo tiene: 1 mg de calcio, 2 mg de fósforo, 21 mg de potasio, 7 mg de vitamina C, y pequeñas cantidades de magnesio, hierro, sodio, vitamina A, y algunas de las vitaminas del complejo B. El jugo de limón también contiene cantidades muy pequeñas de microelementos como el estaño, el zinc, el vanadio y el molibdeno.

En una cucharada de jugo de lima cruda encontrará usted: 1 mg de calcio, 2 mg de fósforo, 16 mg de potasio, 5 mg de vitamina C y pequeñas cantidades de hierro, sodio, vitamina A, algunas de las vitaminas del complejo B, e incluso cantidades menores de germanio, estaño, selenio y zinc.

Una taza de jugo de naranja acabado de exprimir contiene: 27 mg de calcio, 42 mg de fósforo, 0,5 mg de hierro, 2 mg de sodio, 400 mg de potasio, 500 unidades internacionales de vitamina A, 1 mg de niacina, pequeñas cantidades de otras vitaminas del complejo B y 124 mg de vitamina C. El jugo de naranja también contiene una cantidad indeterminada de boro.

Una taza de jugo de tangerina recién exprimido contiene: 44 mg de calcio, 35 mg de fósforo, 0,5 mg de hierro, 2 mg de sodio, 440 mg de potasio, 1.040 unidades internacionales de vitamina A, algunas vitaminas del complejo B y 77 mg de vitamina C. De entre todas las frutas cítricas, al parecer las tangerinas tienen un poco más de silicio que las demás.

La fruta *ugli* tiene un alto contenido de potasio, fósforo, vitaminas A, C y P (bioflavonoides), con cantidades moderadas de calcio, algunas vitaminas del complejo B, magnesio, y cantidades marginales de manganeso, cromo y zinc. Ésta es también la única fruta cítrica que conozco que contiene una pequeña cantidad de yodo.

BENEFICIOS TERAPÉUTICOS

De acuerdo con los autores del libro *Islands, Plants and Polynesians: An Introduction to Polynesian Ethnobotany* (Portland: Dioscorides Press, 1991), la toronja original, conocida como pomelo o pampelmusa, crece de manera abundante en las selvas de Malasia e Indonesia y hacia el este incluso hasta Fiji y Tonga. En todas estas zonas de bosques tropicales, la fruta se pela y se golpea con mazos en grandes recipientes de madera para sacarle el jugo y bajar las fiebres ocasionadas por enfermedades como la malaria y la disentería.

Vu Thi Thuoc es una joven enfermera de un poco más de treinta años que reside en la ciudad vietnamita de Hue, cerca del Golfo de Tonkin. Cuando habla utilizando el peculiar acento de su lengua nativa, lo hace de una manera suave, lenta y casi inaudible. Al principio de una conversación hace ya varios veranos, utilizó la expresión "de thuong" para describirme. Y fue únicamente una vez que se me tradujo esta expresión para mi beneficio, que pude comenzar a apreciar el cumplido que se me acababa de hacer. Me había dicho que era yo "muy agradable y encantador". Al tratar de decirle que ella era también "de thuong," me confundí un poco con la pronunciación de la segunda palabra y acabé diciendo otra cosa con un significado totalmente diferente del original. Nos reímos muy naturalmente de mi error.

Me encontraba una vez más en esa parte de Asia para recopilar material adicional sobre curas tradicionales para otros proyectos de libros que tenía pensado hacer algún día. Entre los diferentes remedios de los que Vu Thi hace uso para tratar a las muchas personas enfermas bajo su cuidado, junto con algunos fármacos occidentales, desde luego, se encuentra el jugo de kumquat. Me dijo que es lo mejor que ella conocía para tratar todo tipo de problemas del pulmón, incluyendo la bronquitis y la neumonía.

Recordando este consejo algún tiempo después ya de regreso en Estados Unidos, le recomendé el kumquat a un hombre de California que tenía problemas para curarse de una gripe que, temía, ya estaba convirtiéndose en neumonía. Comenzó a tomar el jugo todos los días de acuerdo con mis instrucciones—una taza por la mañana con el estómago vacío—, y después de once días informó de un sorprendente mejoría en su persistente enfermedad.

He descubierto que el peor caso de dolor de garganta severamente infectada puede curarse con dos sencillas soluciones. La primera consiste en poner una pizca de sal de mesa común en un cuarto de taza de jugo de limón recién exprimido. (El jugo de limón disponible en los supermercados que ya viene en recipientes de plástico puede ser un sustituto razonable si no desea pasar por todo el engorro de tener que cortar y exprimir el limón fresco).

A continuación, haga gárgaras con pequeños sorbos de este jugo por espacio de aproximadamente un minuto antes de tragarlo. Desde luego, sentirá que quema como el infierno, pero el dolor disminuirá gradualmente en la medida en que la garganta se acostumbre a este tratamiento. El procedimiento de hacer gárgaras en su totalidad con la cantidad recomendada debe llevar más o menos unos tres minutos.

El siguiente paso consiste en reclinar la cabeza hacia atrás lo más que pueda abriendo bien la boca. Inserte en su boca un envase despachador de propóleo de abeja al 60 por ciento (de la compañía *Montana Naturals*) y oprímalo con los dedos de la mano para que salga únicamente lo suficiente de esta agria y pegajosa solución color café, para que penetre hasta la parte de atrás de la garganta. Sentirá como si estuviera aplicándole gotas de cera caliente a su garganta. De inmediato experimentará una sensación de quemadura, que será seguida por una sensación de sellado en la medida en que este "pegamento" fabricado por las abejas solidifique y cubra el tejido mucoso inflamado al que se acaba de aplicar. Después de esto, usted podrá pasar líquidos con mayor facilidad, aunque no se recomienda beber nada hasta la mañana siguiente. Para ese entonces, su garganta habrá sanado lo suficiente como para que el paso de líquidos o alimentos ya no resulte tan difícil.

El jugo de lima diluido con un poco de agua caliente y lentamente sorbido le ayudará a aliviar los dolores musculares y calambres que acompañen incluso a la gripe más persistente. En este caso, es necesario tomar dos cucharadas por cada media taza de agua caliente cada tres o cuatro horas con el estómago vacío. Una alternativa más deliciosa que lo anterior consiste en preparar algo de caldo de pollo, con verdadero pollo, ajo, cebolla, apio, papa, perejil, y cuatro limas enteras peladas y divididas en cuartos, todo ello en suficiente agua como para que cubra todo. Cueza lo anterior a fuego mediano por espacio de hora y media, o bien exprima el jugo de estas cuatro limas y añádalo a este caldo más o menos unos quince minutos antes de que acabe de hacerse.

Mucha gente recurre al jugo de naranja enlatado o embotellado para beberlo cuando se encuentra enferma y tiene un resfriado común o una gripe. El problema, sin embargo, es que el proceso de pasteurización elimina parte del escaso contenido de vitamina C. Por ello, es recomendable beber únicamente jugo de naranja recién exprimido pero a la *temperatura ambiente* ¡y no helado o frío! El cuerpo podrá aceptarlo mucho mejor si no esta helado o demasiado frío.

Un apreciado remedio contra la congestión. En el verano de 1980, viajé a la República Popular de China con un grupo de 31 estudiantes de medicina y otros tres asesores como parte de un viaje patrocinado por la Asociación de Estudiantes de Medicina de los Estados Unidos. Visitamos muchas ciudades y pudimos ver bastante de sus artes curativas mientras estuvimos ahí. Recuerdo haber aprendido en el Hospital de Medicina Tradicional Chino de la ciudad de Soochow, que se encuentra cerca de Shanghai, que el *ch'ing p'i* o jugo de tangerina era maravilloso para eliminar la congestión mucosa en la garganta, los senos nasales, los pulmones y el estómago. También ayuda a descongestionar el hígado y a aliviar dolores y molestias en el cuerpo ocasionados por diversos tipos de gripe.

El jugo de la fruta *ugli* se emplea en lugares como Jamaica, las Islas Caimán, las Islas Turcas y Caicos, y en Haití para tratar indigestión, calambres abdominales, nausea y vómito a causa de la "gripe estomacal". En aquellos casos en los que no resulta fácil retener la comida como consecuencia de diferentes tipos de infecciones intestinales, este jugo, al parecer, ha funcionado como un viejo y confiable remedio.

Uno de los nutrientes de las frutas cítricas bastante aclamado ha sido la vitamina C. Esta vitamina ha sido extensamente estudiada por el Dr. Linus Pauling, en dos ocasiones laureado con el premio Nobel. En una conversación con el Dr. Pauling, que en el momento de escribir estas líneas en el verano de 1993 ya rebasaba los noventa años, aprendí algo que es de dominio común entre muchos de sus colegas, pero que no es muy conocido por el público en general. Durante más de una década, él ha *mantenido a raya* a su propio cáncer de glándula prostática, que ha cobrado la vida de otras personas menos afortunadas que él.

El Dr. Pauling, desde luego, ha tomado por espacio de años megadosis de esta vitamina en proporciones que exceden los 100.000 miligramos; pero yo encontré interesante el escuchar que también tomaba todos los días, a la hora del desayuno, grandes cantidades de jugos de cítricos recién exprimidos, algo que le proporciona la misma cantidad de vitamina, nada más que en una forma más fresca.

Enfermedades de Transmisión Sexual. La enfermedad de transmisión sexual (ETS) más común en los Estados Unidos es la clamidia, que afecta a aproximadamente 4 millones de adultos jóvenes cada año. Los microorganismos parasíticos que la ocasionan son la *Chlamydia trachomatis* y la *Chlamydia psittaci*. Esos organismos son más grandes que los virus, pero más pequeños que las bacterias. La sífilis es otra ETS ocasionada por la bacteria *Treponema pallidum*. Los historiadores piensan que es esto lo que los nativos americanos le dieron a los europeos cuando por primera vez vinieron al hemisferio occidental. La gonorrea es un tercer tipo de ETS que se encuentra bastante extendido por todo el mundo. Se estima que 250 millones de personas se infectan con ella cada año. La gonorrea es producida por una bacteria conocida como *Neisseria gonorrhea,* que mucha gente porta sin desarrollar signos de la enfermedad. Los parásitos o bacterias responsables de éstas y otras ETS tienen algo en común: prosperan muy poco en presencia del ácido ascórbico. La vitamina C anula sus capacidades para alimentarse de la sangre en la que nadan. Adicionalmente, el ácido ascórbico "envenena" a la sangre de la que dependen para su existencia. La vitamina C también refuerza las defensas inmunológicas, que pueden entonces ir tras estos microorganismos y eliminarlos de manera efectiva. El ácido ascórbico también neutraliza la materia purulenta que resulta de esas enfermedades infecciosas, evitando que se ocasione cualquier daño adicional al cuerpo. Todas las frutas cítricas son muy ricas en contenido de vitamina C.

Infección por estafilococos. El estafilococo es un género de bacterias grampositivas. La *S. pyogenes aureus* es la especie común que ocasiona lo que nosotros conocemos como infección por estafilococos, envenenamiento de alimentos, neumonía, osteomielitis, endocarditis y otras infecciones. Su conducta metabólica es respiratoria y fermentativa. El ácido ascórbico, sin embargo, anula su capacidad de respiración celular, y revierte el medio ácido en el que se desarrollan. Los jugos cítricos están repletos de vitamina C.

Amigdalitis. La amigdalitis consiste en una infección o inflamación aguda de las amígdalas. La invasión del *streptococcus,* un género grampositivo de bacterias, es una de las causas más comunes de esta condición. El ácido ascórbico ataca a la especie *S. pyogenes* en la boca, la garganta y los pulmones, que es donde reside. La vitamina C también estimula al sistema inmunológico a producir más macrófagos o células "carroñeras", que literalmente se engullen a las bacterias estreptocócicas. Los jugos cítricos son ricos en vitamina C y buenos para hacer gárgaras y beberlos en esos casos.

MÉTODO DE PREPARACIÓN

Cada una de las frutas cítricas aquí mencionadas necesita pelarse antes de extraérsele el jugo. Al hacerlo, deberá tenerse cuidado de *no* quitarles la membrana blanca ligeramente amarga próxima a la cáscara. De hecho, si acaso, deberá rasparse para retirarla de la parte interior de la cáscara con un cuchillo para pelar afilado e incluirla con el resto de la fruta al extraer el jugo. Ahí se encuentra muchos beneficios nutricionales en forma de bioflavonoides.

Las frutas cítricas más amargas deberán usarse en forma limitada y únicamente en pequeñas cantidades como resultado de su hiperacidez excesiva. Aquí será necesario basarse en el sentido común, ya que no todos los tractos digestivos podrán tolerar mucho de esos jugos ácidos. Lo anterior es particularmente aplicable a las personas mayores. Puede resultar útil combinar algunos de estos jugos ácidos con jugos de cítricos de mejor sabor. Por ejemplo, una parte de jugo de lima por cinco partes de jugo de naranja o de tangerina le darán una deliciosa y saludable bebida.

El jugo deberá colarse usando un colador de alambre grueso de algún tipo, de modo que cualquier semilla que pudiera resultar del proceso de extracción del jugo quede atrapada en ella. Por alguna razón, el jugo de kumquat combina mejor con algo suave como el jugo de pera que con otras frutas cítricas.

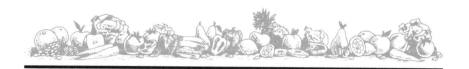

Jugo de COL (cabbage)

"Para curar el tracto gastrointestinal"

DESCRIPCIÓN

La col común (*Brassica oleracea,* variedad *capitata Linn.*) produce una cabeza (repollo) redonda, puntiaguda o plana durante el primer año y un tallo con semillas durante el segundo. Es probable que la col común sea el miembro más popular de la familia de las coles, pues se cultiva en todas las partes del mundo. Es probable que los pueblos antiguos desde mucho tiempo antes de Cristo ya hayan conocido la forma silvestre de la col, aunque no se sabe con certeza si la col que ya se mencionaba en épocas antiguas era de un tipo de repollo o si se trataba de la forma silvestre, que sólo tenía una cabeza de hojas sueltas. Su mayor desarrollo probablemente tuvo lugar en Europa. Su tallo es corto y termina en una yema (brote, capullo) larga, que es la parte comestible de la planta. Esta yema o capullo puede pesar entre 1 y 23 kilos, dependiendo del tipo y la variedad.

La col es una verdura muy popular, pues se puede usar cruda, cocida o en conserva. Sus hojas exteriores por lo general son verdes, mientras que sus hojas interiores son blancas. La cantidad de nutrientes vitamínicos es más abundante en sus hojas verdes. Tiene un sabor suave que probablemente es disfrutado por más gente que el de cualquier otra verdura. También resulta un alimento ideal para animales, y la gente que tiene gallinas considera que la col es ideal como alimento verde para alimentarlas durante el invierno.

La col se divide en variedades temprana o tardía, de hojas lisas o arrugadas, de color verde o morado, y de cabeza cónica, redonda o plana, al igual que en diferentes combinaciones.

DATOS NUTRICIONALES

Una taza de col cruda en tiras para usar en una ensalada de col *(cole slaw)*, contiene estos nutrientes: 116 mg de calcio, 31 mg de fósforo, 0,6 mg de hierro, 18 mg de sodio, 214 mg de potasio, 2.170 unidades internacionales de vitamina A, pequeñas cantidades del complejo de las vitaminas B, y 18 mg de vitamina C.

Además, la col contiene una gran cantidad de otro mineral muy importante y del que no se habla mucho: el azufre (sulfuro). De hecho, cuando la col se cuece, el típico olor que se percibe es el del azufre que está evaporándose y elevándose por el aire.

Se han realizado bastantes investigaciones con los compuestos sulfurosos presentes en la col y en miembros relacionados de la familia *Brassica*. El Dr. Lee W. Wattenberg, del Departamento de Medicina de Laboratorio y Patología de la Universidad de Minnesota, en Minneapolis, fue el pionero de los trabajos realizados con plantas crucíferas. Sus estudios, como uno que apareció publicado en la edición de mayo de 1978 de la revista *Cancer Research* (38:1410-13), han demostrado que las colecitas de Bruselas, la col común, la coliflor y el brócoli, inhiben el desarrollo de carcinógenos químicos perjudiciales al cuerpo. No nos sorprende, entonces, que el doctor Donald R. Germann, M.D., recomendara las siguientes verduras en su libro *The Anti-Cancer Diet* (Nueva York: Wideview Books, 1980): las colecitas de Bruselas, el brócoli, la coliflor, la espinaca, el nabo, la lechuga, el apio y el eneldo.

En el año de 1947, el *Journal of Nutrition* (23:602-12) presentó evidencia contundente para demostrar que los compuestos sulfurosos presentes en la col, el ajo y la cebolla, neutralizan casi por completo los efectos tóxicos del cobalto, el níquel y el cobre en el cuerpo humano.

E incluso mucho tiempo antes de esto, en la edición de octubre de 1923 de *Proceedings of the Society for Experimental Biology and Medicine* (21:16-18), se informaba de que la col, el apio y la lechuga "contienen sustancias que aumentan el nivel de azúcar en la sangre y también sustancias que lo disminuyen", sustancias que se atribuían en su mayor parte a los compuestos sulfurosos.

Investigaciones más recientes han determinado que los aminoácidos sulfurosos que se encuentran presentes en la col son excelentes para disminuir los altos niveles de colesterol en el suero, calmar los nervios y reducir la ansiedad, contrarrestar un ánimo decaído y ayudar a tener un buen descanso durante la noche.

Maurice Mességué, el curandero tradicional más popular de Francia, mencionaba los beneficios del azufre presente en la col en su libro *Mon Herbier de Santé* (París: Laffont/Tchou, 1975) recordando este pequeño incidente:

> "En una ocasión vino a consultarme una mujer de edad madura que padecía de bronquitis crónica, y le receté grandes cantidades de col, ya fuera en sopa, en ensaladas o en jugo. En dos meses estaba curada."

Otra cosa curiosa acerca del azufre es que estimula la producción de la beneficiosa microflora en el interior del colon. En un estudio, seis voluntarios se sometieron a un régimen de consumo de fibra de col. Más tarde, al excretarla, su excremento mostró que ésta se había descompuesto bastante y que existía un crecimiento microbiano mucho mayor que en el excremento de aquellos sujetos que habían consumido salvado de trigo, que no se digería tan fácilmente. (Este informe apareció en la revista *Nature*, 284:283-284, 20 de marzo de 1980.)

De esta forma, podemos ver, a partir del cúmulo de evidencias presentado aquí, que el azufre es un nutriente extremadamente vital para el bienestar y la salud en general de nuestros cuerpos.

BENEFICIOS TERAPÉUTICOS

Recuerdo que M. Charlotte Holmes, M.D., una doctora Adventista del Séptimo Día, me comentaba en 1988, que "el jugo de col cruda o cocida y el *sauerkraut* o *chucrut* (col picada en salmuera) fermentado son algunos de los mejores agentes terapéuticos para curar problemas del tracto gastrointestinal". En particular, a ella le gustaba el jugo de col picada en salmuera, ya que "contiene ácido láctico, que calma mucho a los intestinos". Yo lo recomiendo siempre a mis pacientes que están embarazadas; les ayuda a superar el malestar matutino rápidamente".

La doctora Holmes me contó de una situación desesperada que se presentó hace varios años en el Condado de Macon, Georgia, y que ella trató exitosamente. "Este hombre, que tenía unos 55 años de edad, tenía severos problemas con un cáncer duodenal", comenzó a relatar. "Antes de venir a verme, el hombre estaba tomando una botella de antiácido al día y tabletas que masticaba mientras manejaba su camión. Pero aun con todo esto, sufría una gran agonía. En su interior se habían acumulado tantas cicatrices que no había duda de que necesitaba una operación.

"El hombre me dijo: 'Doctora Holmes, ¡usted es mi último recurso!' Le di jugo de col cruda sin filtrar y de fuerte olor para que tomara porciones de 300 ml por la mañana y por la noche. En tres semanas, su consumo de antiácidos había disminuido en un 50 por ciento. Más o menos unos cuatro meses más tarde, su úlcera había sanado por completo. Este jugo es algo del que jamás puedo prescindir; lo tomo cualquier día en vez de las pastillas *Tums®* y *Rolaids®*", concluyó ella.

El jugo de col *fresco* es muy bueno para tratar a aquellos pacientes alcohólicos que padecen de problemas en el hígado y el estómago. El *Journal of The American Medical Association* (178:869, 25 de noviembre de 1961) atribuye el éxito del jugo de col a la presencia en él de pequeñas cantidades de glutamina, un aminoácido esencial. El *Medical Journal of Australia* (15 de diciembre de 1979 y 9 de febrero de 1980) también confirma el éxito del jugo de col para el tratamiento de la resaca, al igual que de úlceras duodenales y pépticas causadas por el consumo excesivo de alcohol. Los artículos que aparecen en esta publicación apuntan a "la vitamina U" y a los aminoácidos sulfurosos como los responsables de los resultados obtenidos.

En el artículo "Los efectos fisiológicos de la col con referencia a su potencial como inhibidor alimenticio del cáncer y su uso en la medicina antigua", de Michael Albert-Puleo, que apareció en el *Journal of Ethnopharmacology* (9:261-272, 1983), se puede encontrar un resumen bastante bueno de los muchos beneficios positivos que la col tiene para la salud.

Cáncer. Un importante estudio publicado en el *Journal of the National Cancer Institute* (61:709-14, septiembre de 1978) demostró que aquellos hombres y mujeres que consumían col, colecitas de Bruselas y brócoli regularmente, presentaban una incidencia de cáncer colorrectal significativamente menor. Los compuestos sulfurosos presentes en la col evitan que los carcinógenos químicos, ingeridos por vía de los alimentos, se combinen para formar células mutadas, las cuales conducen a la aparición de tumores.

Colesterol elevado. El *Journal of Nutritional Science and Vitaminology* (31:121-125, enero-febrero 1985), una revista científica japonesa, informó la disminución de los niveles de colesterol en ratas como consecuencia de los aminoácidos que contenían azufre presentes en los alimentos que éstas consumían. Como la col es rica en azufre, puede disminuir los niveles elevados de colesterol en el plasma.

Diabetes. Un científico de nombre J. J. Lewis realizó en el año de 1950 algunos interesantes experimentos con conejos. Sus dos informes aparecieron en el *British Journal of Pharmacology* (5:21-24:455-460). Lewis señaló que "cuando se administra extracto de col con una solución de dextrosa, el nivel del azúcar en la sangre después de una hora es significativamente menor que cuando la solución de dextrosa es administrada sola", y sugirió que "al parecer el extracto hace más lenta y prolongada la absorción de la dextrosa". Eso se debe principalmente a la fibra presente en la pulpa de la col que retiene el agua, mientras que el azufre presente en el extracto de jugo manifiesta "una actividad semejante a la insulina", hizo notar.

MÉTODO DE PREPARACIÓN

Algunos aficionados a este jugo y unos cuantos libros sobre jugos sugieren mezclar el jugo de col cruda ya sea con jugo de piña o de pera para mejorar su sabor y crear sabores poco usuales. Sin embargo, recuerdo algo que el ya fallecido doctor y nutriólogo finlandés, Paavo Airola, Ph.D., N.D., me comentó hace unos quince años durante una convención de la Federación Nacional para la Salud de los Estados Unidos que tuvo lugar en Phoenix, Arizona. En esa ocasión me dijo: "Únicamente en extraordinarias circunstancias se deben combinar los jugos de frutas y verduras. ¡Son incompatibles entre sí y causan más problemas que bienestar!"

Mi recomendación es que se combine el jugo de col cruda con cantidades iguales de jugo de apio, endibia, berro o perejil. Una col de tamaño mediano debe ser suficiente para hacer más o menos una taza de jugo. Si desea usted obtener una interesante variación de color y sabor, extráigale el jugo a 100 g de col blanca y 100 g de col roja. Cualquier extractor de jugos con un rayador/cuchilla o cuchilla giratoria sobre un eje es bueno para obtener jugo de col.

Recuerde que el consumo frecuente de col puede agotar los niveles de yodo en el cuerpo, debilitando con ello la glándula tiroides. Asegúrese de tomar bastante *kelp* (una alga marina), (2) tabletas o cápsulas, o de sazonar sus alimentos con él (se le puede encontrar en forma granulada o en polvo en cualquier tienda de productos para la salud).

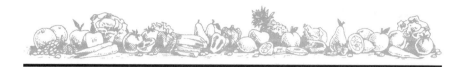

Jugo de COL DE BRUSELAS (brussels sprouts)

"Para rejuvenecer el páncreas"

DESCRIPCIÓN

La col, o los repollitos, de Bruselas (*Brassica oleracea,* variedad *gemmifera*) es el miembro más reciente de la familia de la col, ya que se encuentra en Europa sólo desde hace doscientos años. Crece en una planta muy rara, aunque atractiva, que, a distancia, se asemeja un poco a un árbol de papaya verde en miniatura. Sus hojas crecen hasta la parte de arriba de la planta y las pequeñas cabezas (que reciben el nombre de repollitos o colecitas—*sprouts* en inglés) rodean al tallo por completo. Los repollitos de Bruselas parecen repollos verdes en miniatura.

La col de Bruselas crece en climas fríos y húmedos, y por alguna razón es mejor cuando se cultiva no demasiado lejos del océano. No es de sorprender que California sea, por mucho, la fuente número uno, pero en este país importamos una buena cantidad de México durante los meses de invierno. En el otoño, hasta la primera gran helada, Long Island, en el estado de Nueva York, también produce una importante cosecha de calidad superior.

La col de Bruselas es una planta bienal y hay dos variedades básicas: la danesa *(Danish)* y la *Long Island Improved*. Cuanto más pequeño, firme y verde sea el brote, mejor será su sabor. Los repollitos que no estén firmes, aun estando verdes, no son tan buenos como los duros y compactos; y aquellos con hojas amarillas no son aconsejables.

DATOS NUTRICIONALES

Cuatro repollitos de Bruselas contienen estos nutrientes esenciales: 27 mg de calcio, 60 mg de fósforo, 0,9 mg de hierro, 8 mg de sodio, 229 mg de potasio, 440 unidades internacionales de vitamina A, pequeñas cantidades de vitaminas del complejo B y 73 mg de vitamina C.

Aunque pudiera parecer extraño, la col de Bruselas que se cosecha *después* de haber llegado la primera helada verdadera, tiene un contenido significativamente más alto de manganeso y de cromo que la recolectada antes de que la temperatura descienda. Estos dos minerales son importantes para el metabolismo de los carbohidratos y para mantener niveles normales de azúcar en la sangre.

BENEFICIOS TERAPÉUTICOS

Enrico C., un italiano de nacimiento, vino a Estados Unidos con sus padres a principios de la década de 1950 cuando era todavía un niño. Él y su familia se establecieron en el condado de Queens, en la ciudad de Nueva York. Su familia trajo consigo su "idilio con la comida". "Mi madre solía cocinar todo tipo de comidas, la mayoría de las cuales eran bastante pesadas en almidones, a menudo muy aceitosas, y por lo general muy dulces", me comentó.

Cuando Enrico cumplió los diez años de edad, comenzaron a manifestarse en su cuerpo ciertos síntomas. "Parecía como si mi crecimiento de repente se hubiera detenido a pesar de tener un gran apetito", recordaba. Continuó enumerando otros cambios: una absorción deficiente, un excremento voluminoso y fétido, y dedos hipocráticos. "Pero cuando tuve bronquitis con una tos persistente y una neumonía recurrente, mi mamá y mi papá comenzaron a preocuparse de verdad", dijo.

El médico de la familia lo envió a un hospital local para que le hicieran una serie de análisis extensivos. "Recuerdo que me metieron diferentes objetos", decía sonriendo, "y que me dieron algo para que tomara (bario líquido) antes de sacarme esas endiabladas placas de rayos x. El diagnóstico de lo que tenía—fibrosis cística—era bastante desolador". Los doctores le dijeron a sus padres que esta enfermedad estaba bloqueando los conductos pancreáticos de Enrico y que era necesario reemplazar las enzimas y el jugo pancreático si acaso quería tener una posibilidad de sobrevivir de un 50 por ciento.

"Mi mamá no se sentía precisamente fascinada con lo que me ofrecían", mencionó, "así que consultó a un viejo doctor naturopático del barrio para solicitarle asistencia médica. El doctor le recomendó que consiguiera algunas colecitas de Bruselas firmes y pequeñas, recolectadas después de los primeros fríos, y que luego las pasara por un molino para verduras de mano y me diera el jugo a beber. Ella encontró este método bastante engorroso, así que decidió cocerlas en agua por espacio de una hora y luego darme el líquido colado para que me lo tomara una vez que se enfriara.

"Comencé a tomarme una taza por la tarde y otra por la noche antes de ir a la cama. Mi mamá me dio ese jugo por unos seis meses. Muy pronto, la mayoría de mis síntomas desaparecieron. Comencé a crecer de nuevo, a subir de peso, y a evacuar de manera normal; mi tos se detuvo y mis pulmones mejoraron bastante. Lo único que me llevó más tiempo fue enderezar mis dedos".

Hasta ahora, Enrico no ha presentado evidencia recurrente de fibrosis quística. Sin embargo, todavía incluye col de Bruselas en su dieta varias veces a la semana, "sencillamente para estar del lado seguro", añadió.

Pérdida de apetito. Casi todo el mundo ha tenido alguna experiencia con la anorexia en algún momento de su vida. El estrés, la ansiedad, el miedo, la emoción y los conflictos emocionales se encuentran entre los muchos factores que pueden deprimir el apetito de una persona. Casi cualquier enfermedad, desde el resfrío común hasta el cáncer y otras enfermedades potencialmente fatales, puede ocasionar una interrupción temporal del deseo de comer. Lo mismo puede ocasionar el cigarrillo, el alcohol, y muchos medicamentos. La col de Bruselas contiene sales minerales valiosas, como el potasio y el azufre, que promueven el flujo de más saliva a los intestinos vía las papilas gustativas que se encuentran a ambos lados de la lengua y los sentidos olfativos que se encuentran en el interior de los orificios nasales. Estos receptores sensoriales envían señales a la porción límbica o "centro de placer" del cerebro, que, a su vez, produce la sensación de hambre.

Crecimiento atrofiado. La enfermedad que consiste en ser de un tamaño menor al normal se puede deber a uno de varios factores. La falta de suficientes hormonas del crecimiento a causa de una disfunción glandular es una de ellas. Un severo estrechamiento de la arteria que parte de la base del ventrículo izquierdo del corazón, que impide el flujo de sangre y la alimentación normales al resto del cuerpo en crecimiento, es otra razón. Un desarrollo inadecuado de los órganos sexuales, que producen ciertas hormonas, es una tercera. Y la simple desnutrición, que priva al cuerpo de vitaminas esenciales, minerales, aminoácidos y enzimas necesarios para el crecimiento, es una cuarta. He notado como antropólogo que en las culturas que tienen acceso a muchos alimentos ricos en azufre, sus niños pequeños no padecen mucho de crecimiento atrofiado. Como la col de Bruselas contiene azufre, obviamente resultan de gran valor en estos casos. Sin embargo, la forma en la que el azufre opera en este sentido continúa siendo un misterio.

MÉTODO DE PREPARACIÓN

Lave y prepare esta combinación de verduras para extraerles el jugo juntas y preparar una sola bebida: una cuarta parte de col roja *(red cabbage),* media zanahoria sin hojas y pelada, seis repollitos de Bruselas frescos, ocho judías verdes *(string beans),* medio pepino pelado, media pataca (aguaturma, *Jerusalem artichoke),* una cuarta parte de lechuga *Boston,* y un manojo de perejil. Tome media taza de esta bebida cada cuatro horas *antes* de cualquier comida.

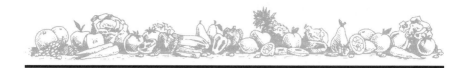

Jugo de COLINABO (kohlrabi)

"Una gran ayuda para los problemas de los senos paranasales"

DESCRIPCIÓN

La planta conocida como colinabo *(Brassica cavolorapa)* es el miembro más interesante de la familia de las coles a causa de la estructura de su tallo. Sus hojas son similares a las del nabo *(turnips);* sin embargo, su tallo se prolonga por encima de la tierra hasta alcanzar el tamaño y la forma de un nabo. El tallo en realidad se encuentra envuelto en la estructura redonda similar a la de un nabo. El colinabo se cultiva antes de alcanzar su tamaño completo, ya que cuando se usa antes de que su tallo carnoso envejezca demasiado, tiene un excelente sabor. Si se hace crecer rápidamente, es una de las coles más sabrosas, con la probable excepción de la coliflor. Al parecer esta planta es relativamente reciente. El colinabo es una planta bienal que se cultiva como anual en algunos huertos caseros. Durante el segundo año, produce un tallo con semillas como sucede con otras coles.

El colinabo es de color blanco, verde o morado. Por lo general la que se cultiva es la variedad Viena en cualquiera de los tres colores. Existe también una vieja variedad que recibe el nombre de *Erfurt* y que tiene una calidad similar. El colinabo Viena blanco es sin duda alguna la más popular.

Aunque es bastante popular en Alemania y en los países de Europa Central, el colinabo aún no es muy popular en Estados

Unidos. Sin embargo, los que toman su jugo, rápidamente descubren lo delicioso que es. Posiblemente su rico contenido en sales minerales valiosas produzca la gran alcalinidad que se saborea antes de tragarlo.

Seleccione colinabos que sean frescos y firmes y que no sean más grandes que una remolacha roja.

DATOS NUTRICIONALES

Una taza de colinabo crudo y cortado en cubitos contiene. 57 mg de calcio, 71 mg de fósforo, 0,1 mg de hierro, 11 mg de sodio, 521 mg de potasio, 30 unidades internacionales de vitamina A, pequeñas cantidades de vitaminas del complejo B, 92 mg de vitamina C, y 27 mg de magnesio.

BENEFICIOS TERAPÉUTICOS

Durante mi carrera profesional como antropólogo médico, he conocido a mucha gente común con ocupaciones y antecedentes muy interesantes. Una de ellas fue una mujer de Pennsylvania que en ese entonces tenía un poco más de treinta años de edad. Asistió a una conferencia de salud holística en Filadelfia hace un tiempo, en la que me encontraba yo participando como orador.

Durante nuestra conversación, esta energética "Juana" (no quería que se usara su nombre verdadero) me explicó que sus recurrentes problemas con los senos paranasales interferían mucho con su trabajo. "Cuando no puedo oler", se lamentaba, "pierdo muchos días de salario mientras me encuentro en casa recuperándome".

Su patrón era el *Butrel Chemical Senses Center,* un gran instituto de investigación dedicado a estudiar todos los aspectos de los fenómenos olfativos. Su trabajo en particular—y, de hecho, la razón por la que no quería que se usara su verdadero nombre en este libro—consistía en oler las axilas de hombres voluntarios a medio vestir, o bien en oler el sudor recolectado de cada uno de ellos en esta parte específica del cuerpo.

Por ridículo que pudiera sonar su empleo, la investigación al respecto era bastante legítima y tenía mucho sentido. Una vez que ella y otras empleadas habían inhalado esta "esencia masculina" (como se le denominaba) por espacio de tres meses, sus ciclos menstruales, que habían variado de menos de 26 días a más de 33 días, eran de 29,5 días, un promedio más normal. La mitad de sus compañeras de trabajo, a las que se les untaba tan sólo alcohol en los labios superiores, no presentaban ese cambio. Los psicobiólogos que llevan a cabo este cuidadoso pero controvertido estudio, me dijo, creen haber demostrado que la exposición a las feromonas, o sus rastros químicos, presentes en el sudor de las axilas del hombre, podría ayudar a regular el ciclo reproductivo de la mujer hasta que alcance su periodo óptimo, ayudando con ello, a su vez, a resolver algunos problemas de infertilidad.

Le recomendé que comenzara a tomar jugo de colinabo mezclado con un poco de jugo de zanahoria o con otras verduras de hoja. Esto, le hice notar con buen humor, le ayudaría a descongestionar sus conductos respiratorios lo suficiente como para que pudiera de verdad percibir el erótico aroma de la transpiración secretada por grandes, fornidos y sudorosos *linebackers,* o defensores, de equipos universitarios de futbol americano. Recuerdo que en respuesta a mi comentario movió los ojos en círculos al mismo tiempo que afirmaba en voz alta: "tal vez debería buscar otro trabajo".

Pasaron algunas semanas antes de que supiera algo de esta mujer. En una carta que me envió, expresaba su agradecimiento por el remedio recomendado, afirmando que la había ayudado enormemente. "Ahora", escribió, "el énfasis aquí [en el Centro Butrel donde trabajaba] ha pasado de las axilas de los atletas a los sudorosos pies de los hombres. Tengo que oler la planta de sus pies, sus calcetines completamente sudados y el interior de sus zapatos. Un japonés que hay aquí tiene la hipótesis que este tipo de olor masculino podría influir de manera temporal en la fisiología de la mujer a tal punto de que no quede embarazada. Mi esposo cree que se trata de puras tonterías, pero la gente para la que trabajo toma muy en serio estos estudios".

Definitivamente, esta experiencia particular de "Juana" con el jugo de colinabo en el trabajo que tiene es un tanto vanguardista, por así decirlo. Pero lo cierto es que el remedio funcionó lo suficientemente bien como para permitirle seguir haciendo esos inusuales sacrificios en aras de la ciencia, y también como para ser generosamente recompensada por ello, podría añadir.

Úlceras por estar mucho tiempo de reposo en la cama; úlceras de pierna debidas a la diabetes; gangrena; heridas e incisiones quirúrgicas supurantes. Todos estos problemas tienen algo en común: segregan constantemente una substancia purulenta de apariencia amarillenta y olor repugnante. El jugo hecho con hojas de colinabo moradas o verdes tiene un alto contenido de azufre y potasio y un contenido moderado de vitaminas A y C. Los aminoácidos sulfurosos y las dos vitaminas se combinan para ejercer una potente actividad antibiótica en contra de las bacterias que ocasionan esas infecciones. Al mismo tiempo, las sales de potasio transforman a la sangre altamente acidógena en la que esa materia infecciosa se desarrolla, de modo que alcance un estado alcalino mucho más saludable. El lavar externamente de manera rutinaria estas partes infecciosas con jugo de colinabo, al igual que el tomar suficiente jugo, acelerará la curación de esos problemas deplorables.

MÉTODO DE PREPARACIÓN

Lave y corte en pequeños trozos un colinabo de tamaño normal. Si utiliza un *Vita-Mix*—o algún otro extractor parecido, asegúrese de añadir un poco de agua al momento de licuarlo. Si utiliza otro tipo de extractor, no use agua y extráigale el jugo al colinabo así como está. Mezcle el jugo con media taza de jugo de zanahoria o con clorofila líquida. La mayoría de las tiendas de productos de salud ofrecen el *Kyo-Green* en polvo producido por la empresa *Wakunaga of America,* que le permitirá disfrutar de una deliciosa y nutritiva "bebida verde" adecuada para casi todo propósito de salud concebible. El incluir media taza de jugo de colinabo en dos terceras partes de un vaso de *Kyo-Green* líquido es una buena manera de tomarlo cuando se padece de problemas en los senos paranasales y de otras enfermedades.

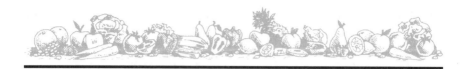

Jugo de COL RIZADA y BERZA COMÚN (kale-collard)

"Para fortalecer los huesos de la gente mayor"

DESCRIPCIÓN

La col rizada, o de hoja, (*Brassica oleracea* variedad *acephala*), un miembro de la familia de la col, se cultiva por sus hojas y sus carnosas nervaduras centrales. Es probable que la col rizada y la berza de Georgia (que comparten el mismo binomio latino) se encuentren estrechamente emparentadas con la col silvestre, habiéndose cultivado durante muchos siglos. La col rizada es de cultivo anual, pero produce su tallo con semillas durante el segundo año. Sus hojas son más largas que anchas, muy rizadas, y con bordes con muchas entradas y fruncidos. Existen dos tipos de col rizada: la escocesa *(Scotch),* que tiene un follaje color verde grisáceo, y la siberiana *(Siberian),* que es de color verde azulado. Se pueden obtener variedades altas y enanas. Las variedades comúnmente cultivadas son las variedades enanas, que también son las que tienen mejor sabor.

Además de ser una variedad de la col rizada de crecimiento alto, el de berza común es un nombre que también se aplica ampliamente a las plantas de semillero de la col que se cultivan para obtener hojas y que, por lo tanto, se arrancan antes de que se formen los repollos. Si bien la col se vende bien, las verdaderas berzas comunes no son muy populares. Por lo general se cultivan en el sur de Estados Unidos para aprovechar las hojas que son muy nutritivas; incluso más aun que la col en repollo, ya que sus hojas son totalmente verdes.

DATOS NUTRICIONALES

Una taza de col rizada cocida contiene: 206 mg de calcio, 64 mg de fósforo, 1,8 mg de hierro, 47 mg de sodio, 243 mg de potasio, 9.130 unidades internacionales de vitamina A, 1,8 mg de niacina, 102 mg de vitamina C, 23 mg de magnesio, y pequeñas cantidades de cobre, manganeso y zinc. Una taza de hojas de berza común cocidas (sin incluir los tallos) contiene: 357 mg de calcio, 99 mg de fósforo, 1,5 mg de hierro, 52 mg de sodio, 498 mg de potasio, 14.820 unidades internacionales de vitamina A, 2,3 mg de niacina, 144 mg de vitamina C, 31 mg de magnesio, y 1,79 mg de zinc.

BENEFICIOS TERAPÉUTICOS

Al oeste de la plaza *Temple Square* en el centro de Salt Lake City, hay dos edificios uno frente el otro. El que se encuentra al sur es la Biblioteca de Historia Familiar, el archivo de información genealógica más grande del mundo. Al norte está el Museo de la Iglesia de los Santos de los Últimos Días.

En ambos lados colabora como voluntario un grupo de parejas jubiladas y de personas solteras de edad. El señor y la señora C. Merritt, a quienes conocí mientras me encontraba investigando en esta biblioteca, que está abierta a personas de todos los credos, tienen ahí un empleo de tiempo completo y ambos tienen más de ochenta años de edad. Al comentarles que este libro era mi próximo proyecto, amablemente accedieron a enviarme la siguiente información relacionada con su uso de los jugos de col rizada y de berza común como una forma de prevenir lesiones y fracturas óseas.

Durante nuestra conversación (la cual no mencionaron en su carta posterior), relataron diversas ocasiones en las que cada uno había resbalado y se había caído, ya fuera en su departamento al encontrarse en la tina o bien afuera en las aceras cubiertas de hielo durante el invierno. Sin embargo, "como hemos estado bebiendo estos jugos durante años, jamás hemos experimentado *ninguna* fractura de hueso. Nuestros doctores se quedaban, francamente, sorprendidos, ¡especialmente cuando no podían encontrar ni una fractura! De hecho, un doctor insistió en hacer un nuevo estudio de rayos X, pensando que su aparato no funcionaba bien. Lo único que tuvimos fueron contusiones y varias heridas a nuestra dignidad".

A continuación reproduzco la carta completa, que contiene sus increíbles testimonios relacionados con estos dos maravillosos jugos vegetales:

11 de agosto de 1993

Dr. John Heinerman, Ph.D.
Apartado Postal 11471
Salt Lake City, UT 84147

Estimado Dr. Heinerman:

En respuesta a su pedido de compartir con usted nuestra experiencia con algunas verduras, no podemos sentirnos menos que complacidos de hacerlo.

El Sr. Merritt tuvo que ver con la producción y utilización de productos lácteos desde que era niño. A raíz de ello, padecía de fiebre ondulante, que parecía surgir de nuevo cada vez que los usaba.

Al tratar de encontrar otra fuente de calcio, recurrimos a los jugos de verduras. Descubrimos que la col rizada y la berza común se encontraban en la parte más alta de la lista de hierbas de hortaliza que contienen los minerales calcio, fósforo y potasio, que ayudan a constituir los huesos. Pero cuando tratamos de extraer su jugo en ocasiones descubrimos que no siempre estaban tiernas o tenían un buen sabor.

Al hacer algunos experimentos, nos dimos cuenta que podían licuarse con piña para obtener una bebida muy sabrosa. Como no siempre se puede conseguir piña fresca, la sustituimos por jugo de piña enlatado o congelado y en ocasiones añadimos una manzana madura para darle más sabor.

Para conservar el calcio y que nuestro cuerpo lo pudiera usar, dejamos de usar productos de azúcar refinada, que requieren de una gran cantidad de calcio para su digestión.

Actualmente trabajamos de tiempo completo en el servicio público. Nuestra edad promedio es de 83 años y nuestra salud está mejor que nunca.

Apreciamos su investigación y su servicio para poner a nuestra disposición las razones científicas que se encuentran detrás de la bendición que recibimos al tratar de aplicar completamente la "Palabra de la Sabiduría" *(Word of Wisdom)* a nuestras vidas. [La "Palabra de la Sabiduría" es un código de salud revelado a los

Santos de los Últimos Días por el Profeta Joseph Smith, Jr. Prohíbe el consumo de alcohol, bebidas cafeinadas y calientes, limita el consumo de carne únicamente en invierno y durante los periodos de hambruna, prohíbe a sus miembros el uso del tabaco excepto con fines medicinales, y alienta el uso frecuente de granos enteros. Los individuos que se adhieren estrictamente a este código de salud disfrutan de una larga vida y se encuentran relativamente libres de enfermedades.]

Atentamente,

Sr. y Sra. C. Merritt

Podrían enumerarse aquí muchos tipos de problemas de salud diferentes que se beneficiarían de esta combinación de jugos de col rizada, berza común y piña. Se remite al lector a aquellas secciones bajo los encabezados de Col y Piña para consultar los usos sugeridos.

Como consecuencia de su alto contenido de calcio y de potasio, la sangre, el corazón, la piel, el tejido suave, los músculos, los riñones y los nervios se benefician considerablemente. La enorme cantidad de vitamina A es extremadamente útil para fortalecer los ojos, el cabello, la piel, el tejido suave y los dientes.

Mala absorción de calcio; osteoporosis. Los niveles de calcio absorbible presentes en la col rizada pueden igualar los niveles de absorción de la leche, o excederlos, de acuerdo con una serie de investigaciones realizadas en la Universidad Creighton en Omaha, Nebraska, y en la Universidad Purdue en Lafayette, Indiana. Para innumerables mujeres de edad que ya padecen deficiencias de calcio a causa de problemas de mala absorción, estas son buenas noticias, especialmente para las que tienen huesos frágiles u osteoporosis. En el estudio combinado de estas dos universidades, de hecho, los niveles de calcio en la sangre en 9 de las 11 mujeres premenopáusicas fueron más altos cuando consumían col rizada cocida o bebían su jugo, que cuando tomaban leche de vaca. Los niveles de calcio de la col rizada fueron considerados "excelentes" en las 11 mujeres cinco horas después de haber consumido los alimentos. Las 9 mujeres para las que la absorción de calcio había sido mayor a partir de la col rizada, habían consumido col rizada o jugo de col rizada con un contenido de calcio equivalente al de la leche que habían estado consumiendo en una etapa anterior del estudio. Esto demuestra que el calcio vegetal en productos como la col rizada, el brócoli y el nabo, la berza común y las hojas de mostaza, se absorbe más fácilmente, y en cantidades más grandes, que el calcio proveniente de los productos lácteos.

MÉTODO DE PREPARACIÓN

La Sra. Merritt afirma que utiliza un extractor viejo pero confiable. "Después de pasar la col rizada y las hojas de berza común por mi máquina", explicaba, "pongo en el extractor algunos trozos de piña fresca ya pelada. Si no puedo conseguir piña fresca, entonces utilizo jugo enlatado o congelado. Hemos notado que al mezclar una tercera parte de jugo de piña con aproximadamente dos terceras partes de la mezcla de col rizada-berza común, nos permite obtener un sabor muy delicioso. Por lo general tomamos un vaso de esta mezcla una vez al día a la hora de la cena". La Sra. Merritt señalaba que el hecho de agregar el jugo de piña también evita que se presenten gases intestinales derivados de la col rizada y la berza.

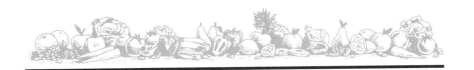

Jugo de DÁTIL e HIGO (date-fig)

"Un agradable estímulo para los intestinos perezosos"

DESCRIPCIÓN

El dátil *(Phoenix dactylifera L.)* es la fruta de una alta palmera conocida como palmera datilera. Cuando el joven David, el pastor, se encontraba todavía componiendo sus cantos y rezos a Dios, escribió lo siguiente en el Salmo 92:12: "Lo probo habrá de florecer como la palmera..." En tiempos antiguos, la palmera datilera era símbolo de la virtud moral y de la prosperidad venida del cielo.

Los dátiles son todavía el sustento de vida de las personas que habitan en las áridas regiones del norte de África y el Oriente Medio. La palmera datilera produce su primera fruta durante su cuarto año y continúa haciéndolo, con poco o nada de cuidado y en condiciones poco propicias, durante los setenta y cinco años siguientes.

En Estados Unidos, los dátiles se cultivan comercialmente, en una escala bastante grande, en las zonas desérticas de California y Arizona, pero algunos también se importan de Israel. La variedad más conocida se denomina *Deglet Noor.* La variedad más grande y más cara es la conocida como *Medjoul.* A menudo compro cajas especialmente embaladas (con 32 dátiles por caja) de los caros (a $26.98 dólares cada caja) de la compañía *Red Copper,* de Álamo, Texas, que refrigero y me como a bocados cada vez que se presta la ocasión. El dátil *Medjoul* es lo más aproximado a un Sabor Divino ¡que jamás haya probado!

Los higos *(Ficus carica L.)* se remontan a los tiempos del Jardín del Edén, y son la segunda fruta registrada en la Biblia, cuando Adán y Eva se hicieron vestimentas para esconder su desnudez. (La primera "Fruta Prohibida", de acuerdo con referencias apócrifas y talmúdicas ¡fue la uva!) El sentarse bajo un árbol de higos propio era el concepto judío de la paz y la prosperidad, tal como se mencionaba en I Reyes 4:25. Los higos todavía se comen frescos o secos y se enhebran en largas tiras de hilos en la mayor parte de Asia Menor. Son una cosecha de venta fácil en Grecia, Turquía e Italia. Casi todos los higos cultivados comercialmente en Estados Unidos se producen en California, aunque Texas tiene una cosecha cada vez mayor que por lo general se vende a las plantas enlatadoras. Los higos también se cultivan en muchos huertos caseros, incluso tan al norte como en el estado de Nueva York.

Los higos son perecederos y tienen una vida de almacenamiento muy limitada. Son un tanto frágiles y tienen que ser recolectados, envasados y enviados con mucho cuidado. La fruta es delicada en lo que respecta a su manejo y también a su sabor. Un higo maduro, suave y pleno es un verdadero dulce. Su sabor dulce permite que se lo utilice en repostería y en rellenos para galletas, incluyendo las *Fig Newtons*® que representan una merienda dulce para muchos jóvenes estadounidenses.

Existen diversas variedades de higos, principalmente de dos colores: claros (también conocidos como verdes o blancos) y oscuros (también conocidos como negros o morados). Las variedades claras más conocidas son la *Calmyrnas* y la *Kadotas*. Las variedades oscuras mejor conocidas son la *Black Missions* (que fue plantada por primera vez por monjes católicos en California) y la *Brown Turkey* (se los llama así por el país, no por el ave que se come el día de Acción de Gracias).

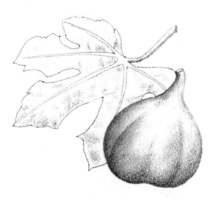

DATOS NUTRICIONALES

Diez dátiles contienen estos nutrientes: 47 mg de calcio, 50 mg de fósforo, 2,4 mg de hierro, 1 mg de sodio, 518 mg de potasio, 40 unidades internacionales de vitamina A, 1,8 mg de niacina, y muy poca vitamina C.

Un higo grande contiene: 23 mg de calcio, 14 mg de fósforo, 0,4 mg de hierro, 1 mg de sodio, 126 mg de potasio, 50 unidades internacionales de vitamina A, pequeñas cantidades de algunas vitaminas del complejo B, y 1 mg de vitamina C.

BENEFICIOS TERAPÉUTICOS

En el verano de 1980, tuve una experiencia interesante y un tanto inesperada que tuvo que ver con dátiles e higos al mismo tiempo. Nuestro grupo, la *American Medical Students Association,* se encontraba en ese entonces camino a la República Popular de China, con escalas temporales en El Cairo, Bombay y Addis Ababa.

A causa de los arduos preparativos que había tenido que hacer para este viaje—era uno de varios asesores docentes de un grupo de estudiantes de medicina—todo fue muy agitado y apresurado unos días antes de mi primer vuelo a la Ciudad de Nueva York para hacer una conexión con nuestro vuelo internacional que salía del Aeropuerto John F. Kennedy alrededor de la medianoche.

Para ese momento, todo ese *estrés* y tensión me habían producido una situación temporal de estreñimiento. De hecho, no había podido evacuar los intestinos en 72 horas. Durante nuestra breve escala en Egipto, salí a caminar un poco. Por una acera pública no lejos del aeropuerto, me puse a curiosear los artículos ofrecidos por diferentes vendedores de alimentos, muchos de los cuales tenían su mercancía encima de mantas extendidas sobre el piso.

Entonces me sentí tentado por unos dátiles e higos de una apariencia deliciosa y compré diez de cada uno después del acostumbrado regateo para obtener un precio "justo". Coloqué estas frutas en una bolsa de plástico vacía que tenía y las llevé al avión, donde las lavé con cuidado en uno de esos baños reducidos que la mayoría de nosotros hemos tenido la mala fortuna de usar alguna vez en nuestras vidas.

Me comí las frutas sin ninguna prisa y no volví a pensar en mi problema de estreñimiento sino hasta nuestra siguiente escala, ya más prolongada, en Etiopía. Ya podrán imaginar mi deleite al descubrir a la mañana siguiente el largamente esperado y enormemente anticipado "llamado de la naturaleza", al que de inmediato y con agrado respondí. Eso habla bastante bien de los dátiles y los higos trabajando al unísono para estimular a un colon perezoso o severamente bloqueado.

Enfermedad Celíaca. También conocida como estomatitis tropical, por lo general se clasifica como un síndrome de absorción deficiente. La enfermedad celíaca es un trastorno intestinal crónico en el que la intolerancia al gluten—una proteína que se encuentra en los granos—interfiere con la absorción apropiada de muchos nutrientes. Los dátiles y los higos contienen sales minerales y complejos de carbohidratos proteicos únicos que interrumpen una respuesta anormal iniciada por el gluten en el intestino delgado, dando lugar a una sobreproducción de células sanguíneas blancas. La especia conocida como cardamomo también funciona de manera similar; por lo tanto, debe usarse en el jugo de dátiles-higos como agente saborizante y medicinal.

Insomnio. El consumo de alimentos ricos en carbohidratos ya hacia la hora de irse a la cama inducirá al poco tiempo, con bastante frecuencia, un estado de sueño. Un poco de jugo de dátiles-higos puede ser la bebida perfecta que todo aquél que padece de insomnio anhela para antes de irse a dormir, siempre y cuando no tenga problemas con el azúcar en la sangre.

Tos y tos ferina. Un barítono ya de edad, que alguna vez cantó para la *Metropolitan Opera* hace años, me comentaba durante la exposición *New Life Expo* que tuvo lugar en la ciudad de Nueva York en la primavera de 1993, que siempre chupaba y mordisqueaba pedazos de higos *black missions* o de dátiles sin carozo (que previamente envolvía en papel aluminio) antes de una función. Afirmaba que esto lo ayudaba a no perder la voz o a toser accidentalmente en algún momento crítico en el que se encontrara cantando con voz grave. Él pensó que era el azúcar en el jugo lo que recubría sus cuerdas vocales. He visto utilizar miel, melaza, jarabe y agua azucarada para detener un caso de tosferina, todos ellos son remedios increíblemente dulces. Es probable que el azúcar que contienen y el jugo de dátil-higo actúe como un antiespasmódico en esas circunstancias extremas.

Heridas. El azúcar blanca común se ha utilizado como un remedio popular para tratar llagas y heridas abiertas en muchas partes del mundo con muy buen éxito. También se ha colocado miel en heridas profundas para evitar que se produzca una gangrena. Es probable que el usar el jugo de dátil-higo, que tiene un contenido muy alto de azúcar, sirva para el mismo propósito de curar rápidamente esas lesiones. El proceso por el que estos agentes funcionan es de naturaleza en su mayor parte enzimática.

MÉTODO DE PREPARACIÓN

Utilice dátiles sin carozo a fin de poder extraer su jugo más fácilmente. Lave algunos en agua corriente, pero no los seque con una toalla. El agua adicional hará que produzcan más jugo. Haga lo mismo con los higos, pero corte las puntas antes de extraerles el jugo.

Como los dátiles y los higos son *increíblemente dulces,* debe hacerse uso de cierto conocimiento y sentido común para determinar la cantidad que se pretende tomar. De hecho, será mejor diluir su concentrado de dátiles-higos en un poco de jugo de zanahoria. De la misma forma, *no se deberá consumir* más de media taza de concentrado de dátiles-higos sin diluir en una sola ocasión.

Aquellas personas que tengan problemas de azúcar en la sangre como diabetes e hipoglucemia, no deberán intentar usar estos jugos para tratar el estreñimiento, sencillamente porque estas frutas son proclives a producir reacciones adversas.

Consulte también la sección de jugos de papaya-mango para ver los usos para problemas relacionados. *En este sentido, se hace aquí una advertencia a aquellas personas con problemas de azúcar en la sangre, alergias o infecciones causadas por hongos.* Debido a la alta cantidad de azúcares naturales que contienen estos jugos, su uso se deberá restringir severamente en tales condiciones.

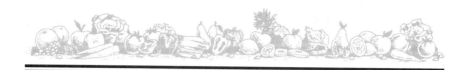

Jugo de DIENTE DE LEÓN (dandelion)

"Para rescatar al hígado del abuso alimenticio"

DESCRIPCIÓN

Los dientes de león *(Taraxacum officinale)* son tan abundantes y familiares que no necesitan descripción. El nombre de diente de león es copia del francés *dents de lion,* que se refiere a las hojas dentadas que, se podría decir, se asemejan a las mandíbulas de un león. Sus flores de color amarillo brillante son muy sensibles a la luz y a las condiciones climáticas, cerrándose antes de que oscurezca y de las tormentas. Una vez que la cabeza de la flor ha madurado, se cierra de nuevo y el cáliz adopta una forma cilíndrica alrededor de los ovarios en maduración. Una vez que las semillas en su interior han madurado, se vuelve a abrir para formar esa esponjada bola de semillas que a todos nos es familiar, cada una con su propio "paracaídas" esperando a que la brisa las disperse.

En la aplicación práctica, es por sus hojas de primavera que los dientes de león son muy conocidos. A principios de la primavera, mucho antes de que el resto del mundo de las plantas comience a despertar, las hojas del diente de león están ya en su mejor momento para ser consumidas. Al parecer, una vez que la planta florece, sus hojas se vuelven ásperas, más amargas y menos apetecibles como alimento o para hacer el jugo. Pero si se usa un poco de vinagre de sidra de manzana en cualquier ensalada que contenga hojas de diente de león *más viejas* o en el jugo de las hojas maduras, lo agrio del vinagre hará maravillas para reducir lo amargo de esas hojas.

Existe una técnica muy eficiente para recolectar las hojas de diente de león. Utilice un cuchillo de carnicero, un cuchillo de cazador o un pequeño machete al recolectarlas. Póngase en cuclillas y deslice el cuchillo por debajo de toda anta y corte por la parte superior de la raíz. Eso le permitirá recolectar la planta completa, incluso la mejor parte, su centro delicado y cerrado conocido como el corazón o la corona.

DATOS NUTRICIONALES

Cien gramos comestibles de hojas de diente de león contienen estos nutrientes: 309 mg de calcio, 66 mg de fósforo, 3,1 mg de hierro, 397 mg de potasio, 14.000 unidades internacionales de vitamina A, pequeñas cantidades de algunas vitaminas del complejo B, y 35 mg de vitamina C. También tiene un alto contenido de magnesio.

El ya fallecido Euell Gibbons, un popular naturista, forrajeador de plantas, prolífico escritor y personalidad televisiva de mediados de la década de los sesenta y los setenta, dijo alguna vez acerca de esta despreciada planta considerada como hierba mala:

"Es una excelente fuente de calcio y potasio, y la mejor fuente de vitamina A que se conoce de las verduras verdes. Y, no obstante, gastamos millones en herbicidas para matar al diente de león en nuestros jardines, al mismo tiempo que pagamos millones más en complementos dietéticos para proporcionarnos las vitaminas y los minerales que el diente de león fácilmente podría suministrarnos."

De vez en cuando, Gibbons ofrecía en su casa "fiestas silvestres" para un selecto grupo de amigos. Cada alimento y bebida que se servía en ellas tenía un origen silvestre, de ahí el nombre de "fiestas silvestres". Le encantaba decirle a sus amigos que el "ponche verde" que estaban bebiendo era en realidad su receta especial de jugos de hojas de diente de león, amaranto y perejil combinados en una sola mezcla.

Él argumentaba que ese "ponche verde" al que le daba sabor con jugo de piña y *Canadian Club Soda,* contenía más hierro y vitaminas A y C que cualquier otro alimento enumerado por el Manual Agrícola No. 8 del Departamento de Agricultura de Estados Unidos

(USDA), que llevaba como título *La composición de los alimentos*. Le llamaba su "¡bebida saludable 'para sentirse bien'!"

BENEFICIOS TERAPÉUTICOS

Uno no pensaría en el hígado como un órgano que se relacionara con una enfermedad autoinmune como la artritis reumatoidea. Pero el ya fallecido Dr. Rudolf Fritz Weiss, M.D., autor del popular *best-séller* mundial *Lehrbuch der Phytotherapie* (Stuttgart, Hippokrates Verlag GmbH, 1985), afirmaba que el hígado era "el punto de acción en el que comenzaba la enfermedad crónica degenerativa de las articulaciones".

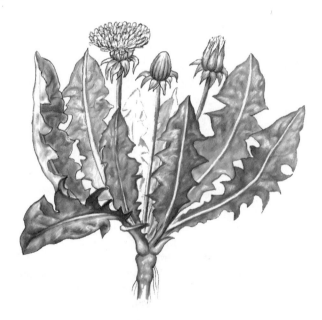

El Dr. Weiss recomendaba de manera rutinaria el té de diente de león, su extracto líquido o bien su jugo para tratar condiciones artríticas. De los tres, él sentía que el jugo de diente de león era el más útil y eficaz. A sus pacientes artríticos les pedía que tomaran media taza del jugo por la mañana y por la noche con el estómago vacío. En ocasiones, lo variaba un poco incluyendo partes iguales de jugo de diente de león y de berro para casos más graves en los que los pacientes se encontraban ya bastante lisiados y no podían moverse mucho.

En un episodio singular, a una señora de apellido Muhlenstein, de 61 años de edad, se le diagnosticó un "reumatismo nudoso". Sus síntomas clínicos presentaban todos las señales de la artritis reumatoidea clásica: una hinchazón gradual en las manos y los pies que era simétrica y de forma semejante a la de una espiga, especialmente en las articulaciones; piel suave y brillante; uñas descoloridas y quebradizas, una sensación de "calor" alrededor de cada articulación hinchada; fiebre moderada e irregular; cierta pérdida de peso, y una sensación general de malestar.

Otros especialistas médicos a los que había consultado anteriormente la habían sometido a diversos tipos de terapias—corticosteroides, sales de oro, ibuprofeno y salicilatos—, que resultaron ser poco beneficiosos. Ya en medio de la desesperación, recurrió al Dr. Weiss. En un lapso de una semana, después de someterse a su programa a base de jugo de diente de león-berros y a una dieta restringida, comenzó a sentirse mejor. Después de dos semanas, comenzó a tener movimiento en los retorcidos dedos de sus manos y pies. A las tres semanas, la hinchazón de sus articulaciones había cedido de manera sustancial. A las cuatro semanas, prácticamente había desaparecido todo el dolor. Y después de mes y medio, podía tomar una pluma, el asa de una olla, una perilla de puerta, un frasco de fruta, e incluso estrechar la mano de otra persona para saludarla sin ningún problema. En dos meses, pudo comenzar a caminar una milla diaria, incluso el subir escaleras de nuevo. En tres meses, podía ya ir a bailes con su esposo y disfrutar de sus valses favoritos.

El Dr. Weiss tenía historias de éxito similares en relación con otras enfermedades originadas a partir del hígado y los riñones como la obesidad, la gota, la hipertensión, la arteriosclerosis/aterosclerosis, la enfermedad de Bright, y cálculos renales. De hecho, él atribuía muchos de nuestros trastornos degenerativos y autoinmunes a una alteración en las funciones del hígado, uno de los órganos más vitales de nuestro cuerpo. El diente de león era, insistía, el remedio muy especial de Dios para estas cosas.

El Dr. Weiss afirmaba que el jugo de diente de león era bueno para tratar una serie de otras enfermedades, no todas relacionadas con el abuso alimenticio del hígado. Aunque no pensaba que su jugo pudiera curar ninguna de ellas, sí pensaba que no podía hacer daño alguno y que, de hecho, podía hacer algún bien en aquellos casos en los que otros recursos parecían no funcionar.

Herpes simple. El herpes es uno de los virus conocidos por el hombre desde hace más tiempo. Ha existido desde el Periodo Jurásico de los dinosaurios. Aunque suene absurdo, algunos paleontólogos creen que una serie de pequeños nódulos en la gruesa piel de algunos dinosaurios pueden haber sido el resultado de una infección de herpes de algún tipo. Es difícil imaginar a una bestia así con varicela o herpes (ambas enfermedades causadas por este virus). Pero lo que sí se sabe con seguridad es que el herpes es un virus de apariencia grasosa que prefiere un medio acidógeno y que le gusta esconderse en el ganglio o en los nervios sensoriales que se encuentran justo debajo de la superficie de la piel. El diente de león se encuentra repleto de sales minerales que rápidamente alcalinizan la sangre acidógena. Su enorme contenido de vitamina A refuerza las defensas inmunológicas, minimizando con ello cualquier actividad viral adicional.

Ceguera nocturna. Un doctor alemán, S. Niedermeier, mencionaba que las vitaminas A y el complejo B funcionan en el hígado para restablecer una adaptación deficiente a la oscuridad. Asimismo, este doctor de manera rutinaria recetaba un extracto de jugo de flores de diente de león para tratar la ceguera nocturna. Él atribuía su extraordinario éxito a una sustancia en particular conocida como helenina, que produce más rodopsina para el ojo. Sin embargo, descubrió que para resultar efectiva en este sentido, la helenina requiere la presencia de cierta cantidad de vitamina A. La hoja y la flor del diente de león, desde luego, tienen un contenido muy alto de ésta y de vitaminas B. Mediante la experimentación, observó que la helenina del diente de león también era buena para mejorar la nictalopía que acompaña a la retinitis pigmentaria. Su informe muy interesante apareció hace más de cuarenta años en *Deutsche medizinische Wochenschrift* (76:210, 16 de febrero de 1951).

Tuberculosis. La tuberculosis es una enfermedad infecciosa que en siglos anteriores al nuestro constituyó una de las principales causas de muerte en todo el mundo. Durante muchas décadas, ha permanecido prácticamente extinta. Ahora, con el creciente aumento de la pobreza y el desamparo para muchas personas, la enfermedad está apareciendo nuevamente en forma significativa. La tuberculosis es ocasionada por una bacteria conocida como bacilo de Koch o *Mycobacterium tuberculosis*. Se propaga de persona a persona por medio de las pequeñas gotas de saliva expulsadas al toser, estornudar, hablar o incluso exhalar. Esas pequeñas gotas se evaporan y los bacilos permanecen suspendidos en el aire. La tuberculosis se desarrolla cuando una persona susceptible y con defensas inmunológicas debilitadas inhala los bacilos. El jugo de hoja de diente de león puede ayudar de varias maneras diferentes. En primer lugar, su fuerte contenido de vitamina A actúa como un antibiótico efectivo para detener el avance de la tuberculosis. En segundo lugar, la rica combinación de sales de potasio cálcicas "despegan" químicamente a los bacilos del tejido mucoso de los pulmones, que es en donde prefieren hacer sus colonias. En tercer lugar, algunos alcoholes vegetales en sus hojas (de manera notable la xantofila y la luteína) desinfectan los pulmones, haciendo que para los bacilos resulte más difícil permanecer ahí.

MÉTODO DE PREPARACIÓN

Seleccione hojas de diente de león de una zona que no haya sido rociada con herbicidas. Recoléctelas usando guantes o corte la parte superior de la planta con un cuchillo de manera paralela al suelo como se describió anteriormente. Enjuáguelas en un colador para eliminar cualquier insecto y residuo de tierra. A continuación, córtelas con un cuchillo o con la mano de modo que queden de un tamaño apropiado para extraerles el jugo. Si lo desea, puede usted extraerle el jugo a berros frescos junto con ellas. Las hojas de diente de león más tiernas producirán un jugo más dulce que las hojas más viejas recolectadas ya entrado el verano o el otoño.

El tomar una taza de jugo de diente de león solo o en combinación con una cantidad igual de berro, le dará al cuerpo un "refuerzo natural" o una increíble sensación de energía en el momento en que el jugo llegue al hígado. En algunos casos, eso puede resultar un poco fuerte para la gente mayor o para las personas con un tracto digestivo delicado. En caso de ser así, sencillamente diluya el jugo de diente de león con un poco de jugo de zanahoria.

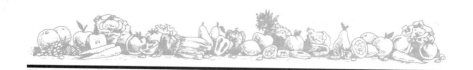

Jugos de DURAZNO y PERA (peach-pear)

"Un tónico efectivo para los pulmones"

DESCRIPCIÓN

El durazno, o melocotón, *(Prunus persica)* es un árbol chino de ramaje libre que se expande a baja altura y que pertenece a la familia de las rosas. Es bastante cosmopolita en lo que hace a su cultivo en las zonas de clima templado de la tierra. Su árbol produce hojas lanceoladas y flores sésiles por lo general color rosa que aparecen en sus ramas desnudas a principios de la primavera. La temporada típica para el durazno, dependiendo del lugar en que viva dentro de los 48 estados colindantes de Estados Unidos, abarca el periodo de mayo a octubre.

El árbol produce una drupa que se encuentra emparentada con la ciruela, la nectarina, el albaricoque y la almendra. Esta drupa tiene una sola semilla o carozo y un duro endocarpio, un mesocarpio carnoso de color blanco o amarillo y un delgado y velloso epicarpio, al que en ocasiones se denomina como "la pelusa del durazno". Los duraznos se cultivan en la mayoría de los estados, pero California y los estados del sur son aún los mayores productores. De hecho, el estado de Georgia se enorgullece de ser *The Peach State* ("El Estado del Durazno"), y muchas comunidades realizan actividades en verano y otoño que giran alrededor del durazno.

Los duraznos totalmente maduros, jugosos, pelados y cortados en gajos en crema fresca son una de las delicias más grandiosas de

144

la naturaleza. La composición de colores que evocan en un pequeño tazón alargado, con sus centros de color amarillo dorado y tintes color rubí contra un fondo líquido de color blanco como la nieve, produce un contraste verdaderamente hermoso, y probablemente sea por eso que surgió la expresión en inglés *peaches-and-cream complexion,* o sea, "un cutis de seda".

Los cientos de variedades de duraznos que existen se pueden dividir en dos grupos: los abrideros (*freestone* en inglés), la variedad que tiene la carne pegada al carozo; y los *clingstones* (pérsicos, peladillos), la variedad que no tiene la carne pegada al carozo. Existe una gran diferencia en sabor, textura y suculencia entre los duraznos no abrideros y los abrideros. El noventa y nueve por ciento de los primeros se cultiva en el estado de California y se vende a fábricas enlatadoras que producen coctel de frutas y duraznos enlatados; casi todos los abrideros se venden como fruta fresca.

Si alguna vez ha comido un durazno del primer tipo, entenderá por qué es que se venden a las fábricas enlatadoras. Son duros, tienen una piel de apariencia elástica y no tienen mucho líquido. Pero el cocerlos en jarabe de azúcar cambia su textura y los hace bastante comestibles. Sin embargo, después de leer *cómo* es que las fábricas enlatadoras comerciales les quitan la piel, me prometí que jamás volvería a comer coctel de frutas o duraznos enlatados. En varios artículos publicados en ejemplares ya atrasados de las revistas *Food Technology* y *Journal of Food Science* se explicaba cómo era que los duraznos se sumergían durante algunos minutos en soluciones de lejía (*lye* en inglés) de modo que la piel se les cayera rápidamente. La lejía, desde luego, es fuertemente alcalina y siempre lleva consigo una etiqueta de "CUIDADO" porque es demasiado cáustica y venenosa. A partir de entonces, las ensaladas de frutas ya no me parecen las mismas, ¡a menos que sepa que los duraznos que contiene son *frescos!*

Cuando compre duraznos, escoja los medianos, que pueden ser tan sabrosos como los más grandes y caros. Trate de escoger los que no estén magullados. Déjelos reposar a temperatura ambiente durante algunos días de modo que maduren adecuadamente.

El árbol de la pera común *(Pyrus communis)* es uno de los primeros árboles que se cultivó tanto en su nativa Asia Occidental como en Europa. Este miembro de la familia de las rosas y su fruta son similares a su pariente cercano, la manzana (que algunos botánicos consideran pertenece al mismo género) tanto en características como en lo que respecta a su método de cultivo, pero su árbol es un poco menos fuerte y su fruta más perecedera. El membrillo (*quince* en inglés), otra fruta, se encuentra también estrechamente relacionado con la pera.

Se cree que la pera proviene de las colinas al pie de las montañas del norte de la India y del Afganistán. No se cultiva bien en aquellos lugares en los que los veranos son demasiado cálidos o los inviernos demasiado fríos. En Estados Unidos, la costa oeste y el noroeste tienen el clima y la altitud ideales para cultivar esta fruta, y constituyen más del 90 por ciento del total de los cultivos. Al igual que las manzanas, las peras se deben cosechar mientras presentan todavía una consistencia firme, mucho antes de que alcancen su madurez total. A diferencia de los duraznos o los mangos, que alcanzan su mejor sabor cuando se les deja madurar en el árbol, una pera madurada en su árbol tendrá una consistencia desagradablemente blanda que no invitará a comerla.

La *Bartlett* es la mejor pera tanto para comer como para jugo. Apareció en Inglaterra en el año 1770 bajo el nombre de pera *Williams,* pero fue rebautizada *Bartlett* en el año 1820, cuando fue introducida en Norteamérica. Esta variedad en forma de campana es la más apreciada, más vendida, más fragante y de mejor apariencia en el mundo.

Al comprar peras *Bartlett,* escoja las que tengan un color verde claro en vez de oscuro. Es el verde oscuro el color que tienen al momento de cosecharse. Conforme van madurando pasan de ese color verde oscuro al verde claro, luego al amarillo pálido y finalmente al amarillo dorado. Una vez que ya han madurado demasiado, se ponen de color café. Tenga cuidado con las *Bartlett* que tengan

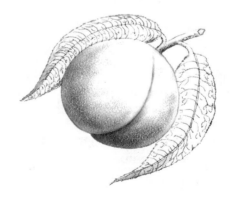

manchas rojas. Tal vez se vean muy bonitas en una canasta o una bandeja de frutas, pero las completamente verdes son, por mucho, las más sabrosas.

La madera del árbol de la pera es dura y muy cara. En ocasiones se usa para trabajos de ebanistería. Algunas variedades de árboles de pera orientales se cultivan como especies ornamentales.

DATOS NUTRICIONALES

Un durazno entero y maduro contiene estos nutrientes esenciales: 14 mg de calcio, 29 mg de fósforo, 0,8 mg de hierro, 2 mg de sodio, 308 mg de potasio, 2.030 unidades internacionales de vitamina A, 1,5 mg de niacina, 11 mg de vitamina C, y 6 mg de magnesio. Una pera entera y madura contiene: 13 mg de calcio, 18 mg de fósforo, 0,5 mg de hierro, 3 mg de sodio, 213 mg de potasio, 30 unidades internacionales de vitamina A, 7 mg de vitamina C, y 9 mg de magnesio.

BENEFICIOS TERAPÉUTICOS

Mattiedna Johnson, R.N., ha sido una enfermera durante más de medio siglo. En 1993 cumplió setenta y cinco años, y actualmente vive en Cleveland, Ohio, pero recuerda perfectamente un suceso que tuvo que ver con el durazno y las hojas de su árbol, que acaeció hace sesenta y tres años en la pequeña población de Marianna, Arkansas, y que cambió su vida para siempre.

Un día, se encontraba recolectando algodón en el campo junto con su padre, cuando su tía Mary fue corriendo a decirles que su madre se estaba muriendo en la casa.

"Yo no lo sabía en ese momento, pero mi madre tenía consunción galopante y un absceso en los pulmones", recordaba Mattiedna. "Yo era simplemente una niña de doce años y casi no sabía nada de las prácticas médicas". Pero, como si fuera por instinto, juntó algunas ramas de árbol de durazno para usarlas como abanicos. "Y entonces noté lo frescas que se sentían las hojas, así que preparé una cataplasma de hojas de durazno que trituré con un martillo y luego puse a remojar en vinagre".

Después de haber aplicado la cataplasma a su madre en el pecho, el cuerpo de la mujer comenzó a transpirar. "La cambié de lugar en la cama, la puse del lado de mi papá donde las sábanas estaban secas, y en ese momento el absceso se reventó".

Al ver lo mucho que las hojas de duraznos frescas la estaban ayudando a su madre externamente, Mattiedna decidió salir y juntar fruta ya madura, pensando que ésta le ayudaría también internamente. Sin molestarse en lavar o pelar la fruta, sacó el rallador de verduras de su madre, lo colocó en una gran sartén, y procedió a rayar cada uno de los duraznos por su mejor parte. Obtuvo gran cantidad de pulpa blanda y de jugo, que entonces vertió en un vaso y se los dio a beber a la mujer enferma.

"Me quedé junto a mamá por espacio de dieciocho horas. Le cambiaba la cataplasma con frecuencia y le rallaba más duraznos maduros para que se tomara el jugo y la pulpa, hasta que dejó de toser.

"Cuando el doctor de la familia finalmente llegó, le dijo a mi mamá: 'parece como si la hubiera cuidado una enfermera capacitada'. En ese entonces yo no era más que una niña, ¡pero fue en ese momento que supe que algún día quería ser enfermera!"

Mattiedna fue la única mujer de origen afroamericano que trabajó en el médicamente famoso "Proyecto Penicilina", en el que ayudó a aislar el moho y a determinar las enfermedades a las que ayudaría a combatir. Y posteriormente se convirtió en la única enfermera negra en ser enviada por el Consejo de Misiones Metodistas a Liberia, en África occidental, donde se desempeñó como misionera médica.

Mattiedna afirma haber hecho un descubrimiento crucial. "Cuando estaba trabajando en el 'Proyecto Penicilina', que demostró cómo era que una serie de esporas cultivadas aniquilaban al *strepto-*

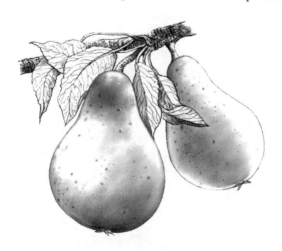

coccus hemolyticus", señaló, "mi descripción de la actividad de las esporas como 'Ratones Terribles'[1] condujo al nombre comercial de *Terramicina.* (Ésta es la droga antibiótica desarrollada por la compañía farmacéutica *Pfizer* en el 1950 y que finalmente barrió con la fiebre escarlatina.) (Me encuentro en deuda con Kyle Roderick por parte de esta información.)

El jugo de la pera también hará lo mismo. Sé de un caso inusual de tuberculosis que se solucionó parcialmente con la ayuda de esta sustancia. En la ciudad donde vivo, a una persona de esas que viven en la calle y de nombre Bernie, se le diagnosticó tuberculosis en una clínica de asistencia gratuita. Se quejaba de un constante dolor en los pulmones cada vez que tosía. Le recomendé al doctor que le estaba proporcionando a Bernie alguna atención médica básica que le diera de beber a su paciente jugo de pera. El doctor se dirigió entonces al depósito de alimentos local y obtuvo diez o doce latas de peras enteras. Se las dio a Bernie, junto con un abrelatas, y le recomendó tomar jugo almibarado cada vez que sintiera esos agudos dolores.

Bernie siguió las instrucciones que le dieron hasta que se acabó su dotación, y regresó a ver al doctor para que le diera más latas de peras. Le dijo que las peras le habían ayudado a disminuir el dolor al grado de que podía tolerar mejor su enfermedad. Desde luego, el estilo de vida independiente de Bernie, sus costumbres desordenadas y sus malos hábitos alimenticios no le dan la oportunidad de buscar un tratamiento más serio para una infección epidémica que terminará por matarlo. Pero, por lo menos, el jugo de pera, al parecer, le ayudó a limitar su dolor.

Fiebres. Los jugos de durazno y de pera tienen un definitivo efecto refrescante en el cuerpo en casos de fiebres de moderadas a altas. De hecho, cuando el estómago no puede tolerar ningún otro tipo de alimentación, cualquiera de los dos es lo suficientemente neutral como para poder administrarse con éxito.

Indigestión. En aquellos casos en los que se presenta acidez en el intestino a consecuencia del consumo excesivo de alimentos muy condimentados o grasosos, o sencillamente por comer demasiado, una taza de jugo ya sea de durazno o de pera, sorbido lentamente, ayudará a aliviar algunas de las molestias intestinales.

---

[1] N. del T. En inglés, "terrible mice"; de ahí el juego de palabras para formar "Terramycine", el nombre en inglés de este antibiótico.

Nauseas del embarazo; mareo por movimiento. Las mujeres embarazadas o los que son propensos a sufrir mareo causado por movimiento, deberán tener a la mano algo de jugo de pera. Éste calmará inclusive el peor caso de "desasosiegos estomacales", y al parecer funciona un poco mejor que el jugo de durazno, ya que no es tan dulce.

MÉTODO DE PREPARACIÓN

Enjuague un durazno y una pera maduros con agua corriente. Corte el durazno a la mitad y quítele el carozo. No pele ninguna de las dos frutas. Córtelas en cuartos y procéselas en un *Vita-Mix* junto con una taza de agua fría a una velocidad media por espacio de un minuto aproximadamente. De ser necesario, añada un poco más de agua. Obtendrá unas dos tazas de jugo. Tómelo *únicamente a temperatura ambiente*. El jugo bien frío no es bueno para el cuerpo y lo único que hará será perjudicar a unos pulmones ya dañados.

Una deliciosa y saludable bebida que resulta fácil de preparar en un *Vita-Mix* requiere de un cuarto de taza de duraznos frescos y otro de peras frescas (ambas frutas cortadas en pequeños pedazos), una pizca de jengibre en polvo, y media taza de *ginger ale* sin azúcar. Luego se mezcla a una velocidad media o alta durante veinte segundos. A algunas personas les gusta añadir media taza de cubitos de hielo, algo que estará bien si sus pulmones no se encuentran de ninguna manera inflamados. Esta mezcla le dará aproximadamente una taza y media de una bebida sana, dulce, cremosa y refrescante al paladar.

Si desea probar otro deleite de excelente sabor, haga la prueba mezclando partes iguales de jugo de pera y de manzana junto con una pizca de jugo de lima para darle más sabor. ¡Con ello obtendrá una ingeniosa bebida que provocará gran sensación en su paladar!

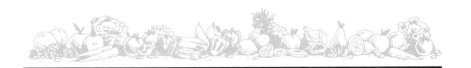

Jugo de ESPÁRRAGO (asparagus)

"Un tónico nutritivo para los riñones"

DESCRIPCIÓN

El espárrago *(Asparagus officinalis)* fue cultivado por los pueblos asiáticos y europeos mucho antes que comenzara la Era Cristiana. En la actualidad es la variedad común de hortaliza que se cultiva en casi cualquier rincón del mundo. Es una planta tupida de crecimiento vigoroso con hojas rudimentarias o finamente divididas sobre tallos con bastantes ramas. Los tallos mueren cada año, mientras que sus raíces carnosas aumentan en tamaño y número año tras año. Un macizo apropiadamente establecido en un huerto puede durar toda una vida si se le da el cuidado apropiado.

Existen unas ocho a diez especies diferentes de espárragos que se cultivan generalmente con fines ornamentales, pero que también han sido utilizadas como alimentos en los países mediterráneos. Por lo general se utilizan los brotes tiernos, pero en ocasiones se usan las raíces carnosas, y unas cuantas especies producen un tubérculo que también se ha utilizado. Sin embargo, ninguna de ellas se puede comparar con la actual variedad de hortaliza en lo que respecta a rendimiento o sabor agradable al paladar.

DATOS NUTRICIONALES

Una taza de tallos cortados proporciona estos nutrientes: 30 mg de calcio, 84 mg de fósforo, 1,4 mg de hierro, 3 mg de sodio, 375 mg de

151

potasio, 1.220 unidades internacionales de vitamina A, 2 mg de niacina, y 45 mg de vitamina C. Además, el espárrago contiene varios microelementos importantes desde el punto de vista nutricional: estaño, molibdeno y silicio. Tal como se informó en el *Journal of Nutrition, Growth and Cancer* (1:183-196, 1983), "el estaño alimenticio tiene una afinidad por el timo", mientras que los otros nutrientes son importantes para las glándulas adrenales, pineal y tiroides, al igual que para importantes órganos como el corazón, el hígado, los pulmones, el bazo el páncreas y la piel.

BENEFICIOS TERAPÉUTICOS

Maurice Mességué es uno de los herbolarios más importantes y famosos de Europa. Nacido en una remota villa en el Departamento de Gers, en Gascuña, Francia, aprendió desde pequeño de su padre la erudición de las plantas transmitida de una generación a otra por sus antepasados: las propiedades especiales de las flores y las plantas comunes.

Fue Mistinguett, una mujer muy popular en París y la adoración de la estrella cinematográfica francesa Maurice Chevalier, quien lo inició en el camino a la fama cuando Mességué la curó de reumatismo en sus piernas, valuadas en un millón de dólares. A través de Mistinguett, Mességué descubrió un mundo nuevo que apenas sabía que existía. Trató al presidente Herriot de Francia, a Ali Khan, al Rey Farouk de Egipto, al Cardenal que finalmente se volvió el Papa Juan XXIII, y a grandes artistas como Maurice Utrillo y Jean Cocteau. Se hizo amigo de Sir Winston Churchill, ex primer ministro británico, y de muchas otras celebridades internacionales.

Escribió varios libros que se convirtieron en *best-séllers* detallando muchas de estas experiencias curativas con hierbas e incluyendo una serie de sus propios remedios. Estos libros fueron *Des Hommes et Des Plantes* (París, 1970) y *C'est La Nature Qui À Raison* (París, 1972), que llegaron a ser complementos útiles en mi propia biblioteca colmada de libros sobre plantas medicinales y medicina tradicional.

Una de las curaciones más extraordinarias mencionadas por él involucró el uso del jugo de espárrago para tratar un severo caso de trastorno renal. El paciente fue identificado como un tal Gaston Valore, "un hombre de baja estatura, corpulento y de cuello ancho, con un apetito desmedido por cualquier alimento que veía".

Los síntomas aparecieron de manera bastante repentina, más o menos diez días después de que su paciente había sufrido de dolor de garganta. Comenzó con una rápida hinchazón en la cara y las piernas. En su orina apareció sangre. El hombre también se quejaba de dolor de cabeza por migraña y de un gran dolor en la ingle. Mességué diagnosticó su condición como una nefritis aguda o enfermedad de Bright.

Prohibió a su paciente que comiera los alimentos condimentados y tomara alcohol como lo hacía, y lo sometió a una dieta muy estricta con poco sodio y baja en proteínas. Le recetó vasos jugo de espárrago todos los días, y tanta agua como su paciente hubiera orinado el día anterior, más medio litro adicional. Le recomendó reposo. Insistió en que para su recuperación era absolutamente esencial que descansara mucho. En un lapso de $4\frac{1}{2}$ semanas, el hombre se encontraba ya en pie y caminando, completamente curado y disfrutando de la vida otra vez, aunque a un ritmo más moderado y prudente.

Acné. Este problema dermatológico es a menudo el resultado de una dieta deficiente. El paciente promedio por lo general es un adolescente o un joven de poco más de veinte años. Desafortunadamente, los alimentos más populares son grasosos y contienen mucha azúcar. El resultado es una acumulación de ácido en la sangre. A causa de su gran contenido alcalino, el jugo de espárrago puede revertir ese trastorno en poco tiempo, siempre y cuando se eliminen esos alimentos. Luego, la piel comienza a aclararse porque ya no existen más toxinas ácidas que eliminar.

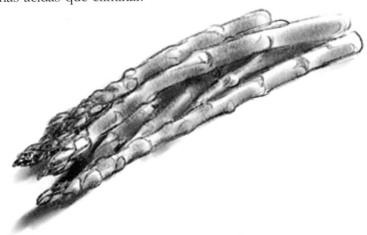

Eccema. Este trastorno de la piel puede ser ocasionado por una dieta deficiente en nutrientes o por estrés mental o emocional. Ambos factores tienden a crear mucho ácido en el cuerpo. Como el espárrago contiene una respetable cantidad de sales minerales, puede corregir ese trastorno bastante bien, y de esa forma la sangre resulta ser más alcalina.

Problemas de la piel. Existen unos cuantos padecimientos de la piel que se pueden atribuir a una acumulación excesiva de ácido en nuestro cuerpo. Cuando el cuerpo trata de deshacerse de esos materiales tóxicos, por lo general lo hará a través del órgano de eliminación más vasto que tiene, a saber, la piel. Pero el jugo de espárrago tomado en cantidades suficientes, básicamente lo que hace es neutralizar todo este exceso de ácido de modo que se pueda eliminar en otras formas que no sean a través de la piel.

MÉTODO DE PREPARACIÓN

Compre la variedad de espárragos verde, que contiene más vitaminas. Quítele a los tallos las hojas y cuézalas al vapor a fuego lento para obtener una deliciosa guarnición que combinará con cualquier alimento. Extraiga el jugo de los tallos más duros en un extractor centrífugo o por trituración a fin de extraer todo su rico contenido mineral.

Pronto descubrirá que el jugo de espárrago es bastante alcalino a causa de las sales minerales y los microelementos que contiene. También contiene asparraguina, que le permite al cuerpo deshacerse de materiales de desecho tóxicos. Al pasar por su cuerpo, le impartirá un olor poco común a su orina. Pero no se alarme, ya que esto únicamente indica que su cuerpo se está desintoxicando apropiadamente y que sus riñones están funcionando normalmente de nuevo.

Ocho tallos de espárrago por lo general le darán aproximadamente media taza de jugo. A causa de su alta alcalinidad, tal vez desee usted diluirlo en igual cantidad de jugo de tomate o de alguna otra verdura baja en sodio. En este caso, no le recomendaría algo dulce como el jugo de zanahoria; es mejor conservar la alcalinidad intacta con algún otro tipo de jugo alcalino. En aquellos casos en que la sangre sea demasiado ácida a causa del consumo frecuente de carne, grasas, alimentos azucarados, bebidas gaseosas, bebidas de cola y café, el uso del jugo de espárrago rápidamente revertirá esta condición y hará que la sangre regrese a su condición alcalina saludable y normal.

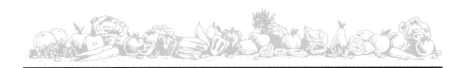

Jugo de ESPINACA
(spinach)

"¿Preocupada por las arrugas?
Pruebe este elíxir"

DESCRIPCIÓN

La espinaca *(Spinacia oleracea)* siempre ha sido el alimento preferido del personaje de dibujos animados conocido como *Popeye* el Marino. Cada vez que está en problemas y se encuentra sin salida, saca del interior de su uniforme una lata de espinacas, de alguna manera la abre, y de un solo bocado come su contenido. Un momento más tarde, sus músculos comienzan a abultarse en todas direcciones y se transforma temporalmente en una especie de *supermán,* usando su increíble fuerza para defenderse y a los demás del mal, y para impartir la justicia que sea necesaria a los malhechores, como su fornido némesis de nombre *Brutus.*

Lo que Max Fleischman, el creador de *Popeye, Olive Oyl* (Oliva Olivo), *Wimpy* (Pilón) y los demás personajes de este dibujo animado no le dijo a los millones de niños que crecieron viendo la televisión cada sábado por la mañana, ¡es que las espinacas no tienen buen sabor!

La espinaca es una planta anual de hojas carnosas que produce un rosetón de hojas anchas, tiernas y arrugadas, y que tiene un contenido muy alto de vitaminas y minerales. En el verano, la espinaca produce un tallo de flor, con hojas largas y puntiagudas, que produce unas discretas flores masculinas o femeninas. La espinaca se originó en Asia y Europa Oriental, pero actualmente se cultiva en casi todos los rincones del planeta.

Existen muchas variedades de espinaca, pero se pueden dividir en tres grupos: la *savoy,* que tiene hojas arrugadas, la *semi-savoy,* cuyas hojas no son tan arrugadas; y la espinaca de hoja plana. Los tres tipos de espinacas son firmes y de color verde oscuro cuando están frescas, y flácidas y de color amarillo cuando ya ha pasado mucho tiempo.

DATOS NUTRICIONALES

Una taza de espinaca finamente picada es toda una central de fuerza a consecuencia de estas importantes vitaminas y minerales: 51 mg de calcio, 28 mg de fósforo, 1,7 mg de hierro, 39 mg de sodio, 259 mg de potasio, 4.460 unidades internacionales de vitamina A, 28 mg de vitamina C, 3.5 mg de biotina, 1,25 mg de vitamina E, 44 mg de magnesio, 0,42 mg de manganeso, y 0,5 mg de zinc.

BENEFICIOS TERAPÉUTICOS

Fran R. es una partera que vive a las afueras de Douglas, Georgia. Su práctica se basa en toda una vida de experiencia, en vez de unos cuantos años de arduos estudios en la universidad para obtener un título y una licencia médica para practicar lo que ella hace. "Ayudo a que los niños nazcan bien, pero no tengo un pedazo de papel que diga que puedo hacerlo l-e-g-a-l-m-e-n-t-e", señala, poniendo un deliberado énfasis en esta última palabra. Por eso me pidió que usara su apodo y una abreviación en vez de su verdadero apellido.

Dentro de los alimentos y hierbas que ella ha recomendado a las madres recién embarazadas para ayudarlas a minimizar los riesgos inherentes al parto, descubrió que la espinaca y el jugo de espinaca ayudan a disminuir de manera significativa la incidencia de defectos de nacimiento y abortos. Como Fran a menudo tiene que recorrer grandes distancias para asistir a las madres que la necesitan, ha visto cantidad de partos con complicaciones. "Un aborto es lo más difícil de aceptar para una madre", me decía. "Es como perder la vida a la que nunca se pudo conocer, a la que nunca pudo uno acercarse. De hecho, como perder una parte de uno misma".

"No me pregunte cómo es que funciona", se encogía de hombros. "No lo sé. Lo único que sé es que la espinaca funciona. Las mujeres que consumen espinacas de manera regular tienen partos más normales, menos problemas, ¿sabe? Cuando no siempre pueden conseguir la espinaca, les regalo jugo de espinaca enlatado para que lo tomen. Usted es el que tiene su bonito título y su diploma. Usted *dígame* cómo es que funciona". Lo único que puedo hacer ante su pregunta es encogerme de hombros.

Pero Fran me dijo que cuatro o cinco "buenas porciones" de hojas de espinaca cocidas o al vapor (incluyendo el agua en la que se cuezan) o 3 vasos de jugo de espinaca enlatado a la semana junto con los alimentos "es al parecer el truco para evitar que tengan 'accidentes al momento del parto'", me decía con un aire de autoridad en su expresión.

Anemia. El jugo de espinaca tiene niveles de hierro apropiados que pueden ayudar a aliviar algunos de los problemas asociados con la anemia.

Fatiga. La falta de hierro en la mujer es mayor que en el hombre a causa de sus periodos menstruales. Por lo tanto, la fatiga es más común en ellas. El jugo de espinaca diluido en igual cantidad de jugo de zanahoria o tomate proporcionará el hierro suficiente como para reforzar los niveles de energía en las mujeres.

Arrugas. Tome varias bolas de algodón y forme con ellas una sola bola grande. Después, empápelas en jugo de espinaca y frótelas haciendo un movimiento circular alrededor de los extremos exteriores de los ojos, las comisuras de la boca, en la frente y la barbilla. Haga esto durante cinco minutos cuando se levanta por la mañana y por la noche antes de acostarse. Luego, enjuáguese la cara con agua fría y úntese con jugo de caqui o granada roja usando la misma técnica. Este procedimiento le ayudará a reafirmar la piel y a deshacerse de un 40 a un 60 por ciento de las arrugas existentes.

MÉTODO DE PREPARACIÓN

Lave algunas hojas de espinaca frescas con agua corriente para limpiarlas bien. Si usa un *Vita-Mix,* coloque el primer control en una posición variable baja y la segunda perilla en el número 2 o el 3. Puede ser una buena idea el añadir media taza de agua para diluir el jugo. Como el jugo de espinaca contiene una pequeña cantidad de ácido oxálico, puede ser necesario combinarlo con un jugo de verdura secundario como el de alfalfa, tomate, *Kyo-Green* de la compañía *Wakunaga,* o el concentrado de remolacha en polvo de la compañía *Pines* (véase el Apéndice 3).

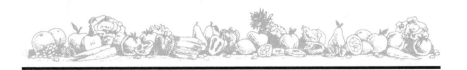

Jugo de la FRUTA DE LA PASIÓN
(passion fruit)

"Un remedio amazónico para la vista deficiente"

DESCRIPCIÓN

La fruta de la pasión *(Passiflora quandrangularis),* también conocida como parcha o granadilla, se puede encontrar en forma tanto cultivada como silvestre en las selvas de Centro y Sudamérica, al igual que en Jamaica, Trinidad y en algunas otras islas de las Indias Occidentales. También se encuentra ocasionalmente en el sur de Florida y en las zonas tropicales de Europa. La fruta de la pasión es una enredadera herbácea con tallos fuertes, elevados, de forma cuadrangular y sin vellos, que trepan por medio de zarcillos hasta alcanzar casi cinco metros de largo. Sus hojas son alternas y se encuentran adheridas a tallos gruesos de entre 1,25 y 5 cm de largo, que producen seis glándulas y están flanqueados por un par de estípulas ampliamente ovaladas de unos 4 cm de largo.

La fruta de la pasión produce una flor muy atractiva, conocida como pasionaria, que se vende en algunos mercados de hierbas en Estados Unidos y Canadá. Las flores llegan a alcanzar hasta 12 cm de ancho, son de color blanco rosado o purpúreo en su interior, y verde o verde rojizo en su exterior, y tienen pétalos con un tinte rosado o blanco que por lo general tienen de 4 a 5 cm de largo. La corona de la flor es de doble hilera, de color azul rosado en la parte superior, azul en la parte media, y rojo-morado y blanco en la parte inferior.

Estos colores le dan a las pasionarias una apariencia sorprendentemente hermosa y exótica.

La fruta de la pasión puede ser de color verde pálido, a menudo morado, o bien una bella combinación de rojo y dorado si tiene su origen en Nueva Zelanda. Es de más o menos el tamaño y la forma de un huevo grande de gallina. En ciertos aspectos se asemeja a un melón muy pequeño. Debajo de su suave e incomible cáscara se encuentra una carne de color blanco, amarillo o rosado y una cavidad central repleta de numerosas semillas rodeadas de una pulpa ácida jugosa de color rosa purpúreo. Las pequeñas semillas son casi circulares, achatadas y de color negro o morado-café, y representan un inconveniente cuando se come la fruta madura, suave y muy dulce con una cuchara.

A pesar de sus sensuales nombres, ni la pasionaria ni la fruta de la pasión tienen propiedad afrodisíaca alguna. Por el contrario, recibieron sus nombres de los primeros sacerdotes jesuitas que llegaron a América hace varios siglos y que percibieron los símbolos de la pasión de Cristo (la Crucifixión) en los diversos componentes tanto de la flor como de la fruta.

DATOS NUTRICIONALES

Una fruta de la pasión morada cruda contiene estos nutrientes: 2 mg de calcio, 12 mg de fósforo, 0,3 mg de hierro, 5 mg de sodio, 63 mg de potasio, 130 unidades internacionales de vitamina A, 5 mg de vitamina C, y 5 mg de magnesio.

BENEFICIOS TERAPÉUTICOS

La mayoría de las tribus sudamericanas que fueron estudiadas por los etnólogos y otros científicos a finales del siglo XIX y principios de este siglo ya no existen. Sin embargo, se recolectó suficiente información acerca de sus formas de vida que se incorporó a la colosal obra en siete volúmenes y de difícil adquisición titulada *Handbook of South American Indians* (Washington, D.C.: U.S. Government Printing Office, 1946-59). Una obra más reciente, titulada *The Healing Forest: Medicinal and Toxic Plants of the Northwest Amazonia* (Portland, Oregon: Dioscorides Press, 1990), aporta datos adicionales recolectados por un fitobotánico y fitoquímico de vanguardia, en relación a muchas de las plantas anteriormente usadas por muchas tribus sudamericanas. Es de estas dos fuentes que se obtuvo la información que aparece a continuación.

En la vasta área de la Cuenca Amazónica situada en la región oriental de Bolivia y la región nororiental del Brasil, habitaban las tribus *Chama* y *Macuna*. Ya para finales del siglo pasado, solamente existían unos cuantos cientos de miembros de ambas tribus en esa zona. Además de utilizar la gran abundancia de frutas tropicales que crecían en estado silvestre, los *Chama* y los *Macuna* también cultivaban la fruta de la pasión, tomate, melón, calabazas de diversas variedades, ñame, colocasia (taro) y legumbres.

Al alcanzar la madurez total en su enredadera, la fruta de la pasión se recolectaba, se pelaba y se le sacaban las semillas. Su jugo y su suave pulpa se colocaban en una pequeña batea de madera, que se había tallado previamente de un pedazo de tronco. Entonces, se usaba un garrote a manera de macana para golpear la fruta hasta obtener una pulpa acuosa, que se vertía en otro tazón de madera y luego se daba a algunos de los viejos de la tribu para que la bebieron y mejoraran su vista deficiente.

Algunas de las demás tribus y subtribus amazónicas utilizaban el jugo de la fruta de la pasión así golpeada y los retoños de la flor machacados para reducir la inflamación, curar la conjuntivitis y mejorar sus capacidades visuales.

La pregunta, desde luego, es la siguiente: "¿Podría ser que un remedio de la remota selva amazónica trabaje para alguien que vive en la 'selva de asfalto' de la ciudad de Nueva York?" Minerva Pendergast, una mujer de 67 años de edad, del condado de Queens de esa ciudad, piensa que sí. Ella era una de las personas que se quedaron después de una conferencia que di la tarde del sábado 23 de abril de 1993 en la sala *Georgia* del hotel Ramada en Manhattan, adonde había sido invitado por la *Expo New Life*. Al igual que las muchas otras personas que se apretujaron a mi alrededor afuera en el corredor y en mi *stand* de exhibición durante la hora y pico siguiente, ella quería saber qué era lo que podía hacerse por su decadente visión.

Como mi tema había versado sobre las medicinas naturales de los indígenas nativos de América, muchas personas me preguntaban si acaso no se trataría solamente de posibles remedios de las diferentes tribus a las que me había referido para sus propios problemas individuales. Le recomendé a la Sra. Pendergast el jugo de fruta de la pasión, y le sugerí que tomara una taza al día junto con una de sus comidas. Como las frutas mismas son más difíciles de obtener que su jugo enlatado o embotellado, le aconsejé que comprara el jugo ya preparado.

Cerca de donde vivía existían varios mercados especializados en frutas y legumbres únicas y exóticas como ésta, que ofrecían lo que ella quería. El 3 de julio de ese mismo año, recibí una postal de ella en la que me decía: "...Ah, Dr. Heinerman: el remedio parece estar dando resultados. Dudo mucho que algún día pueda dejar a un lado mis anteojos de manera permanente pero, por lo menos, ya no tendré que estar cambiando de graduación. Al parecer el deterioro de mi vista se ha detenido". Ofrezco este testimonio como evidencia de que un remedio alguna vez utilizado por tribus de la edad de piedra de la selva amazónica ahora extintas, todavía funciona igual de bien casi cien años más tarde con algunas de las personas que viven en un tipo de selva más sofisticada aquí en Estados Unidos.

Advertencia: A consecuencia de su alto contenido de azúcar, aquellas personas con problemas de azúcar en la sangre necesitan tener cuidado con el uso de la fruta de la pasión.

Cistitis. La cistitis es una inflamación de la vejiga urinaria. Puede ocasionar una sensación de ardor o dificultades al orinar, sangre en la orina, dolor, fiebre y otros síntomas. La cistitis es más común en las mujeres, pero es rara en el hombre. Se debe a una infección bacteriana producida por la *E. coli*. En muchos mercados de Guatemala he encontrado vendedores que no sólo venden la fruta de la pasión madura, sino que en algunos casos ofrecen su jugo ya preparado en el mismo lugar. Este jugo lo obtienen pasando algo de la fruta madura por un molino para carne de fierro fijado a la mesa en la que exhiben sus productos. El resultado es una especie de líquido espeso debido a la combinación de la pulpa y el jugo. Los curanderos locales recomiendan de manera rutinaria esa bebida a las mujeres para aliviar la inflamación urinaria.

Insomnio. En la isla de Trinidad, los habitantes locales venden una forma embotellada de jugo de fruta de la pasión puro que, afirman, tiene excelentes efectos soporíferos. Cualquier duda que pudiera existir en la mente del turista en relación a lo anterior, quedará disipada una vez que haya ingerido uno o dos frascos de este jugo con el estómago vacío. La persona por lo general quedará "dormida como una luz apagada" en media hora o menos, dependiendo de lo cansada que se encuentre en ese momento.

Garganta irritada; amigdalitis. En la región nororiental de la selva amazónica, que abarca parte de Colombia, los *Kubeos* han administrado de manera rutinaria el jugo de la fruta de la pasión madura a sus niños que padecían de dolor de garganta crónico. Después de haberme enterado de esto durante mis extensos viajes a las selvas de esa parte del mundo, lo empecé a recomendar a madres de familia en Estados Unidos para tratar casos de amigdalitis en sus niños. Por las respuestas que he obtenido en las muchas convenciones de salud en las que he participado, puedo decir que parece que el jugo de fruta de la pasión sea una buena cura para este problema.

MÉTODO DE PREPARACIÓN

Si usted puede conseguir frutas de la pasión crudas, deberá pelarlas y sacarles todas las semillas antes de extraer su jugo. Al encontrarse totalmente maduras, ceden con tan sólo un poco de presión y se les puede extraer el jugo muy fácilmente.

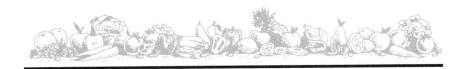

Jugo de GRANADA (pomegranate)

"Resucitación líquida de boca a boca"

DESCRIPCIÓN

El granado es un bonito arbusto grande o un pequeño árbol caduco, y un tanto espinoso *(Punica granatum)* que pertenece a la familia Punicácea, originario del Asia semitropical y naturalizado en la región mediterránea desde tiempos antiguos. Se ha cultivado durante largo tiempo como planta ornamental y por su fruto comestible.

Su fruta, la granada, es aproximadamente del tamaño de una manzana común. Una granada produce numerosas semillas, cada una cubierta por un recubrimiento carnoso de color rojo, envueltas en una cáscara dura de color entre amarillo y rojo intenso. Las granadas se consumen frescas o bien se usan para hacer el jarabe de granadina, en el que el jugo de la ácida pulpa de la fruta es el principal ingrediente. El jarabe de granadina, que en ocasiones se hace de grosellas rojas, es un saborizante para vinos, cocteles, bebidas carbonatadas, conservas y repostería.

La granada actualmente se cultiva en la mayoría de los climas calurosos, en mayor proporción en Europa que en América. En Norteamérica, se cultiva para la venta principalmente desde California y Arizona hasta la zona tropical.

Esta fruta ha sido durante mucho tiempo un símbolo religioso y artístico. Se describe en la literatura asiática más antigua. En el Viejo

Testamento, el Rey Salomón hablaba de un "huerto de granadas". Más recientemente, los arqueólogos han excavado varias tumbas importantes que no habían sido saqueadas en Tel Nami, un lugar de la costa mediterránea, más o menos a unos 12 kilómetros al sur de Haifa, en Israel. Ahí se encontraron dos cetros de bronce de 30 cm de largo decorados con diseños grabados, que se cree fueron usados por sacerdotes oficiantes en el Templo de Salomón en tiempos antiguos. Las partes superiores de ambos cetros se esculpieron para representar una granada. En la misma tumba en la que se encontraron estos cetros, se encontró un par de aretes en forma de flores de granada. En otros sitios en Nimrud y Khorsabad en la Mesopotamia (actualmente Irak) se encontraron evidencias del uso simbólico de la granada en rituales en los que se sacrificaban animales. (Véase *Biblical Archaeology Review,* enero-febrero de 1990, e *Israel Museum Journal* 8:7, 1989.)

DATOS NUTRICIONALES

Una granada contiene estos nutrientes: 5 mg de calcio, 12 mg de fósforo, 0,5 mg de hierro, 5 mg de sodio, 399 mg de potasio, una pequeña cantidad de vitamina A, 6 mg de vitamina C, y 2 mg de magnesio.

BENEFICIOS TERAPÉUTICOS

El Dr. Elihu Ben-David, M.D., es un médico israelí. Lo conocí hace algunos años en Londres en un simposio científico internacional dedicado a la investigación sobre plantas medicinales al que ambos asistimos casualmente. Al comparar entre los dos una serie de notas acerca de diferentes frutas y verduras, el doctor trajo a la conversación algo interesante en relación al jugo de granada que yo anoté en una pequeña libreta de bolsillo que llevaba conmigo y que no olvido desde entonces.

El Dr. Ben-David comentó que en aquellos casos en los que el corazón de una persona pudiera estar muy debilitado como para mantener a una persona consciente por más tiempo, si a esa persona se le daba a beber una taza de jugo de granada *fresco* evitaría el desmayo. Bromeando, se refirió al jugo de granada como "mi resucitador líquido de boca a boca". Desde luego, con ello quería decir que el jugo debe administrarse cuando el individuo esté todavía consciente y pueda ingerirlo, no cuando esté ya totalmente inconsciente y pudiera correr el riesgo de asfixiarse con el líquido.

Mal aliento. En algunas partes de Irán e Irak, el jugo de la granada exprimida se ha usado como un efectivo líquido para hacer gárgaras y como enjuague bucal para combatir la halitosis ocasionada por la candidiasis bucal, dientes en proceso de pudrirse o una garganta irritada y con mal olor. Si el mal aliento se debe a condiciones de fermentación en el interior de los intestinos, entonces se diluye un poco del jugo (2 cucharadas) con agua (1 cucharada) y se toma así.

Hemorroides. A causa de su acción altamente astringente, el jugo de granada se puede aplicar en las hemorroides empapando varias bolitas de algodón *(cotton balls)* con el líquido antes de aplicarlo.

Gusano redondo (lombriz, ascáride, *round worm*); oxiuro *(pin worm)*; tenia *(tapeworm)*. Existe un tratamiento bastante efectivo para combatir las lombrices intestinales que se emplea en varias partes de Egipto y en todo el Cercano Oriente, al igual que en Vietnam. Este tratamiento requiere el consumo interno de una pequeña cantidad de jugo de granada diluido con un poco de agua, de ser necesario, a fin de hacerlo más agradable al paladar. El alto contenido de tanino presente en el jugo provoca un fuerte impacto en las lombrices y hace que éstas sean expulsadas del cuerpo a través del colon.

MÉTODO DE PREPARACIÓN

Ésta es una de las frutas a las que resulta mejor extraerle el jugo que comerla cruda. Como la pulpa y el jugo se encuentran tan adheridos a las semillas, el extraer su jugo es la mejor forma de obtener los mejores beneficios de esta fruta.

Es mejor extraerle el jugo a la granada entera sin pelarla. Sin embargo, la pulpa ya licuada necesita diluirse y colarse posteriormente en un colador de alambre grueso de modo que se eliminen todas las semillas y sólo quede el jugo.

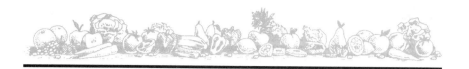

Jugo de GUISANTES (chícharos, arvejas, *peas*)

"Una ayuda para disolver los coágulos sanguíneos"

DESCRIPCIÓN

El guisante que se cultiva en la huerta *Pisum sativum* variedad *arvense* es una variedad del guisante de campo común. Es una planta trepadora con hojas oblongas y flores de color morado y blanco. Su fruta es una vaina que contiene de cuatro a diez semillas. Las semillas pueden ser lisas o arrugadas y de color verde o crema. Las variedades que se cultivan en la huerta son más dulces que las de campo y, en algunos casos, se pueden comer las vainas. Los guisantes comunes por lo general tienen una vaina angosta y un tanto cilíndrica, mientras que las variedades de huerta tienen vainas anchas que son un tanto aplanadas. Los guisantes son una de las verduras más importantes desde el punto de vista de la industria de enlatados—teniendo una importancia que se aproxima a la del maíz dulce. Es una de las verduras más antiguas en lo que a cultivo se refiere, habiéndose cultivado en su nativo Egipto desde mucho antes de la Era Cristiana. Como vegetal verde, sin embargo, no es tan importante como la judía verde (ejote, vainita, chaucha).

Al comprar guisantes frescos, el color es lo más importante, y ese color es el verde. Busque vainas de piel suave, de un color verde brillante y que sean lustrosas. Revise el cáliz—lo que queda del brote en el extremo del tallo—y asegúrese de que éste tenga una aparien-

166

cia fresca y verde. Las vainas deben sentirse aterciopeladas. Rechace aquellos guisantes descoloridos (de color amarillo) o que estén opacos y flácidos. Evite especialmente aquellos que se sientan muy duros o que tengan vainas ásperas y secas. Si en su supermercado se exhiben a granel, abra una vaina, y examine y pruebe los guisantes. Si son dulces y tiernos, entonces cómprelos. Si están duros o están comenzando a producir brotes, mejor compre guisantes congelados o enlatados.

DATOS NUTRICIONALES

Una taza de guisantes de huerta verdes y frescos contiene estos nutrientes: 38 mg de calcio, 168 mg de fósforo, 2,8 mg de hierro, 3 mg de sodio, 458 mg de potasio, 930 unidades internacionales de vitamina A, 4,2 mg de niacina, 39 mg de vitamina C, y 48 mg de magnesio.

BENEFICIOS TERAPÉUTICOS

Delbert Granger, de New Albany, en el estado de Nueva York, estaba teniendo problemas en las piernas. Varias venas pequeñas justo debajo de la piel en ambas piernas estaban inflamadas y muy sensibles. Parecían como cordeles duros de color rojo. La piel que las recubría siempre se encontraba manchada y caliente al tacto.

Consultó con un médico, que le revisó ambas piernas con cuidado y le mandó a hacer algunas pruebas. El doctor entonces le informó a Delbert que tenía tromboflebitis superficial. "Jamás había escuchado de semejante cosa en mi vida", me comentó Delbert tiempo después. "Y entonces le pregunté: ¡Oiga doctor! ¿Qué diablos es eso?"

El médico le dijo a Delbert que debió haberse golpeado las piernas contra algo en los andenes del almacén en donde trabajaba cargando y descargando *semitrailers* (camiones con remolques). O que tal vez había tenido una infección de grado menor que lo había llevado a esta condición. Lo que tenía era una inflamación de un vaso sanguíneo junto con un coágulo sanguíneo. Afortunadamente para él, ninguno de los coágulos se había *todavía* desprendido para entrar en circulación en su torrente sanguíneo. En el momento en que esto sucediera, su condición podía volverse más seria y arriesgada.

El médico le recomendó reposo en cama con las piernas elevadas y compresas calientes aplicadas en las áreas afectadas. Le recomendó también tomar aspirina o algún otro fármaco antiinflamatorio que él le podía recetar. "A mí no me importaba el reposo en cama o las compresas calientes", afirmaba Delbert, "¡pero vaya si estaba seguro de que no quería que me atiborrara de medicamentos de los que yo tenía mis dudas, *incluyendo* la aspirina!"

Un amigo de su esposa, que se enteró de la condición de Delbert un domingo en la iglesia a la que ambos asistían, le recomendó que le diera a su esposo jugo de guisantes. "El amigo de mi esposa sabía de un vecino con problemas similares que se había librado del problema en poco tiempo a base de jugo de guisante de huerta. Así que ambos pensamos: '¿Qué diablos tenemos que perder haciendo la prueba con esto?'"

A las dos semanas, y después de haber regresado a consultar con su doctor, Delbert fue declarado libre de cualquier indicio de tromboflebitis. "Aunque ya no tengo más *ese* problema", bromeaba conmigo, "todavía tengo problemas para pronunciar el nombre de ese diantre de enfermedad, ¿sabe?"

Enfermedad celíaca. Los síntomas de la enfermedad celíaca (también conocida como enteropatía por gluten, síndrome de malabsorción y esprue) pueden aparecer durante la infancia al momento de introducir el consumo de cereal o no surgir sino hasta mediados o finales de la adultez. Dos de sus síntomas comunes son una diarrea persistente y pesar menos de lo normal. El excremento también tiende a ser típicamente voluminoso, de un color gris o canela oscuro y de un olor fétido, y por lo general se queda pegado a la taza del baño al momento de jalar la cadena del agua. Su pegajosidad se debe a su alto contenido de grasas. Los adultos con esprue no tratado a menudo excretan de 30 a 40 gramos de grasas no absorbida por día— aproximadamente unas diez veces la cantidad normal. El jugo de guisante o la sopa de guisante (es decir, el jugo calentado) al parecer alivia estos problemas en cierta medida. La pulpa incluida con el jugo puede ayudar a los intestinos a reabsorber los alimentos de manera apropiada reparando las pequeñas proyecciones parecidas a dedos conocidas como vellos y las células absorbentes que recubren al intestino delgado, que han sido dañadas por el gluten.

Síndrome de intestino irritado (inflamación intestinal). Un estómago que gruñe, un abdomen dolorosamente distendido y accesos de diarrea y estreñimiento son señales del síndrome de intestino irritado (SII). Éste es un desconcertante trastorno digestivo a largo plazo que afecta a aproximadamente el 15 por ciento de la población de Estados Unidos. Algunos casos de SII se caracterizan no por la diarrea o el estreñimiento, sino por episodios de dolores intestinales que pueden no tener relación alguna con los alimentos o con algún otro factor externo. Se piensa que esta agonía se debe a una serie de espasmos intestinales. En estos casos, el jugo de guisante es de un valor considerable, pero *únicamente* si se *calienta* y se sirve todavía caliente. Durante el calentamiento del jugo de guisante, se debe añadir una pizca de cardamomo en polvo y raíz de jengibre molida y mezclarlos con lo que finalmente será la sopa.

MÉTODO DE PREPARACIÓN

Delbert y su esposa usaban su Vita-Mix para extraerle el jugo a los guisantes que recolectaban frescos y maduros de su propia huerta. "Vaciaba mi taza de guisantes con vaina y todo en el contenedor del aparato de dos litros de capacidad y colocaba el botón izquierdo en la posición variable", me comentaba la Sra. Granger. "Entonces, hacía girar la perilla de velocidad lentamente hasta dejarla en la posición del número 3 para hacer algo así como puré de mis guisantes antes de añadir un poco de agua. Una vez que alcanzaban una consistencia más líquida, vertía el líquido en un vaso y se lo daba a tomar a mi esposo junto con el almuerzo". La Sra. Granger hizo esto todos los días durante el periodo de tiempo indicado hasta que su esposo sanó por completo.

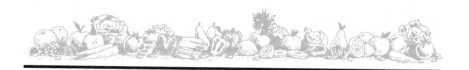

Jugo de HINOJO (fennel)

"Dígale adiós a la acidez estomacal"

DESCRIPCIÓN

El hinojo *(Foeniculum vulgare)* es una planta perenne resistente que a menudo se cultiva como si fuera una planta anual. Es una planta grande que alcanza hasta 1,8 metros de altura, y tiene cabezuelas con flores color amarillo y hojas ligeras de color verde brillante. Se puede cultivar muy fácilmente en un huerto casero en tierra común, o bien en una maceta grande en un apartamento (siempre y cuando se coloque cerca de una ventana grande de modo que reciba bastante luz solar). Puede durar durante varios años, especialmente si no se le permite que florezca.

El hinojo es originario del sur de Europa, en donde se ha utilizado desde tiempos inmemoriales. Los romanos lo usaban bastante y, sin duda alguna, fueron los responsables de su introducción a Gran Bretaña. Más tarde se lo llevó a América y hoy en día en California es una de las hierbas naturalizadas más comunes. Comercialmente, el hinojo se cultiva por sus semillas en muchos países, particularmente en Francia, Alemania e Italia, pero también en India, Japón y Estados Unidos. De hecho, difícilmente existe un país fuera de los trópicos húmedos en donde uno no encuentre cultivo de hinojo.

El sabor del hinojo varía enormemente dependiendo de su tipo. El hinojo silvestre es un poco más amargo y no tiene sabor a anís. El hinojo dulce (o romano), por otro lado, carece de ese toque amargo y tiene un fuerte sabor a anís. De hecho, contiene grandes cantidades del aceite esencial conocido como anetol, que representa el 90 por ciento del aceite esencial en el anís mismo. El hinojo amargo es el tipo más cultivado en Europa Central y en Rusia, mientras que el dulce es el tipo que por lo general se cultiva en Italia, Francia y Grecia. Los resultados son muy diferentes, dependiendo del tipo de hinojo que se use para saborizar o hacer jugo.

El mejor momento para tomar un poco de jugo de hinojo es cuando se está comiendo cualquier tipo de marisco, carne de puerco, ternera, platillos italianos, cocina francesa o cualquier otra cosa que tenga un alto contenido de grasas, especias o aderezos. De hecho, todo lo que uno necesita son sorbos ocasionales muy pequeños de un cuarto de taza de jugo de hinojo para ayudar a que una gran comida se digiera mucho más fácilmente.

DATOS NUTRICIONALES

Un cuarto de taza de jugo de hinojo fresco contiene cantidades entre moderadas y altas de calcio, magnesio, potasio y fósforo, con cantidades menores de hierro, zinc, manganeso y vitamina A, y algunas de las vitaminas del complejo B.

BENEFICIOS TERAPÉUTICOS

Vic Jones, un músico de jazz de Nueva Orleans, cree haber encontrado la "respuesta perfecta" a la acidez estomacal y la indigestión ácida. "Toda esta comida criolla *(creole)* y *cajun*[1] que nos encanta comer aquí en Nueva Orleans", decía en su típico acento del *bayou* luisiano, arrastrando las palabras, "tiende a hacernos sentir como si fuéramos ¡a reventar los costados como cerdos en el asador! Algunos de esos platos tan condimentados de verdad me hacen sentir así algunas veces", añadía, al mismo tiempo que daba palmadas en su abultado estómago y hacía una cara de dolor fingido.

---

[1] N. del T. El término *cajun* se refiere a los habitantes del estado de Louisiana descendientes de los inmigrantes de habla francesa provenientes de la región de Acadia, que se encuentra al sureste de Canadá y fue colonizada por Francia desde 1604, y que luego pasó a ser dominio inglés en 1713.

En el otoño de 1992, al encontrarme de visita en ese lugar, me comentó que "el tomar pequeños sorbos de jugo de hinojo me sirve cada vez que necesito curar mis miserias alimenticias". Afirmó que este remedio jamás le había fallado a ninguna persona a la que se lo había recomendado.

Otro "gran talador" que conocí en Texas, "Duke" Smith, encontró alivio a sus muchos problemas de acidez estomacal, indigestión ácida, hernia hiatal, diarrea y gases intestinales con el mismo remedio, pero solamente una vez que personalmente se lo recomendé basado en lo que Vic me había dicho. A "Duke", que mide 6 pies y medio (1.95 metro) de estatura con sus botas *Tony Llama de* piel de oso hormiguero (ahora ya prohibidas), le encanta comer frecuentemente carne asada y platos picantes.

Pero vaya que si pagó esas indulgencias con todo tipo de dolores intestinales concebibles e imaginables. Pues, "Duke" no es precisamente un devoto de los alimentos "saludables". "¡No me gusta esa comida *sissy* (para maricones) que únicamente comen los *nerds* (gansos) y los *wimps* (afeminados)!", alardea en voz alta cada vez que tocamos el tema de la nutrición. "¡Me gusta la comida de hombres— el tipo de comida que se te pega a las costillas y te llena la barriga!"

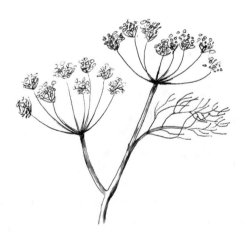

Al principio se mostraba un tanto renuente, tengo que admitirlo, a hacer la prueba con lo que no estaba familiarizado en absoluto. Pero al final lo convencí de que invirtiera un poco de tiempo, dinero y esfuerzo en el cultivo de su propio hinojo, y luego de que se comprara un extractor de jugos *Vita-Mix*ᴹᴿ para hacer sus jugos. Pero fue únicamente una vez que su esposa comenzó a hacérselo y comenzó a tomar pequeñas cantidades de este jugo con cada comida, que comenzó a sentirse mejor.

No creo que jamás podría yo cambiar los hábitos alimenticios de Vic o de "Duke"—no más que las posibilidades que el Presidente Clinton se convierta en Republicano. Pero, por lo menos, pude encontrar un remedio que provino del primer individuo para ayudar al segundo. Y ése es por sí solo un gran logro que me hace sentir muy satisfecho.

Ataques de ansiedad; histeria; psicosis. Muchos jugos de plantas son para beber; pero son unos cuantos los que se deben *oler* y *saborear lentamente* ANTES de tomarlos. El hinojo es uno de ellos. El olor del hinojo es muy delicado, aromático y placentero, mientras que el sabor de la hierba es agradablemente dulce y delicioso al paladar. El jugo de hinojo, podría decirse, combina todos estos elementos, y deberá sostenerse justo debajo de los orificios nasales y olerse lentamente por espacio de unos cuantos minutos entre pequeños sorbos. Con cada sorbo, la lengua deberá lentamente saborear cada maravilloso momento antes de ingerir finalmente el jugo. Este método para tomarse el jugo de hinojo fresco se recomienda especialmente a las personas que padecen de serios ataques mentales de miedo o sospecha. Existe algo único en el sabor y el olor de esta extraordinaria hierba, similares al del regaliz, que calma la mente y relaja la conciencia. Sus dos principales componentes son el anetol (50 a 60%) y la fencona (18 a 22%). El anetol es también el principal componente del anís. Cuando los sentidos humanos del olfato y el gusto entran en contacto con estos dos elementos principales, tiene lugar una reacción química en la porción límbica del cerebro—el área conocida como el "centro de placer" de la mente. Los autores del libro *The Pleasure Connection*, marido y mujer y ambos enfermeros titulados, explican cómo la producción de endorfinas es activada en el interior del cuerpo por alimentos como el jugo de hinojo. Una vez que estos péptidos "para sentirse bien" son liberados al interior del torrente sanguíneo, operan de una manera similar a la del opio en el sentido de que crean un estado de euforia y básicamente desalientan cualquier sentimiento de sospecha y de miedo. Es así como el jugo de hinojo es capaz de desarrollar esta extraordinaria acción.

(Deva Beck, R.N., y James Beck, R.N. *The Pleasure Connection: How Endorphins Affect our Health and Happiness* (San Marcos, California: Synthesis Press, 1987.))

Cálculos Biliares. Una mujer de apellido Stephens de la Inglaterra del siglo XVIII, desarrolló una cura para los cálculos biliares que incluía al jugo de hinojo fresco como uno de sus principales ingredientes. Tuvo un éxito tan sorprendente con él, que en 1739 se aprobó una Ley Parlamentaria que dispuso que se hiciera público el secreto de las preparaciones utilizadas. Recibió una pensión vitalicia de 5,000 libras, una suma de dinero bastante considerable en esa época. Su receta fue finalmente publicada en el *London Gazette* el 19 de junio de 1739.

MÉTODO DE PREPARACIÓN

Escoja seis tallos de hinojo con hojas y flores. Separe las hojas y las flores de los tallos y deseche estos últimos. Lave las hojas y las flores en un colador de alambre grueso antes de extraerles el jugo. Si usa un extractor *Vita-Mix*^{MR}, añada un poco de jugo de zanahoria o apio para darles más sabor. Recuerde: ¡*un poquito* le ayudará *mucho!*

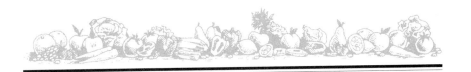

Jugo de HOJAS DE MOSTAZA (mustard greens)

"Nutrición proveniente del Sur para trastornos femeninos"

DESCRIPCIÓN

Las mostazas, que comprenden a una serie de plantas del género *Brassica,* se cultivan en gran parte del sur y en algunas otras regiones de los Estados Unidos. Son plantas anuales de hojas anchas y largas que se usan para cocinar, y semillas que se utilizan como condimentos. Las plantas producen tallos con semillas que en ocasiones alcanzan tremendas alturas, con pequeñas flores color amarillo y vainas largas y cilíndricas.

Existen diferentes tipos y variedades de mostazas. La mostaza blanca *(Brassica alba),* cuyas hojas se usan como condimento, es originaria de Asia. La mostaza china *(Brassica juncea)* es originaria del sudeste de Asia. En el sur de Rusia, el aceite de su semilla se ha usado como sustituto del aceite de oliva. La mostaza japonesa *(Brassica japonica)* se cultiva en el Sur de Estados Unidos por sus largas hojas en forma de pluma. La mostaza negra *(Brassica nigra),* originaria de Egipto, se cultiva en la parte sudoeste de Estados Unidos. En los huertos caseros se cultiva por sus hojas; comercialmente, por sus semillas, que son la fuente de la mostaza comercial.

Las hojas de la mostaza parecen como si fueran una versión más delicada de la col rizada, aunque son de un color verde más claro. Estas hojas son bastante populares desde el estado de Texas hasta

175

Carolina del Norte, pero no son tan populares en la mayoría de los demás estados. Las hojas de mostaza buenas pueden ser de color verde claro u oscuro, o incluso pueden ser un poco bronceadas. Las flácidas de color amarillo no son buenas y se deben evitar.

DATOS NUTRICIONALES

Una taza de hojas de mostaza (excluyendo sus tallos y las nervaduras principales de sus hojas) contiene estos nutrientes: 193 mg de calcio, 45 mg de fósforo, 2,5 mg de hierro, 25 mg de sodio, 308 mg de potasio, 8.120 unidades internacionales de vitamina A, 67 mg de vitamina C, 57 mg de magnesio, 2 unidades internacionales de vitamina E, 1,5 mg de zinc y 301 mg de azufre.

Estas hojas en particular contienen una combinación balanceada de diferentes nutrientes esenciales para la salud y el bienestar de la mujer. Las hojas de mostaza contienen casi una cuarta parte de la recomendación diaria *RDA* (*Recommended Dietary Allowance* por las siglas en inglés) de calcio, ayudando a la mujer a contraer mejor sus músculos y a mejorar su sistema nervioso. También contienen una cuarta parte de la recomendación diaria *RDA* de hierro, que le ayudará a facilitar la producción de más glóbulos rojos en la sangre y a regular su ciclo menstrual, a reforzar sus defensas inmunológicas para fortalecerla en contra de las enfermedades, y le permitirá enfrentar mejor el *estrés*. La cantidad de potasio presente en una taza de hojas de mostaza es suficiente como para evitar que se presente un infarto al miocardio, mantener su presión sanguínea normal, estabilizar su sistema nervioso y mantener fuerte a su corazón. El equilibrio de magnesio-fósforo le permitirá asegurarse de que sus huesos no sufrirán de ninguna pérdida rápida de calcio, mantendrá sus dientes libres de caries y mejorará su funcionamiento cerebral.

Mucho se ha dicho ya acerca del azufre mineral en la sección sobre el jugo de col. Como la mujer es más propensa que el hombre a la artritis reumatoidea, a trastornos glandulares y a desequilibrios hormonales, la cantidad de azufre que recibe al tomar un pequeño vaso de jugo de hojas de mostaza cada tercer día (un día sí, un día no) le ayudará a disminuir su riesgo de tener problemas. El alto contenido de vitamina A es especialmente útil para mantener su vista en buen estado, su piel suave y libre de arrugas, su cabello brillante y hermoso, sus dientes sanos, sus huesos fuertes, sus niveles de colesterol y azúcar en la sangre dentro de lo normal, y a su sistema inmunológico resistente a las infecciones bacterianas o virales.

BENEFICIOS TERAPÉUTICOS

Mavis Johnson, de 43 años de edad, trabaja como mesera en un restaurante en la Carretera Estatal N° 69 justo en las afueras de Tuscaloosa, Alabama. Me escuchó en un programa de comentarios de la radio local que hice por teléfono hace algún tiempo desde mi casa en Salt Lake City. Ella fue una de aproximadamente una docena de personas que llamaron al conductor del programa y con las que hablé durante la hora que estuve en el aire.

En el transcurso de nuestra breve conversación de cinco minutos de duración, nos comentó acerca de varios problemas de salud que la habían aquejado en el pasado. Esos problemas iban desde migrañas esporádicas, inquietud, fatiga y piel reseca, hasta ciclos menstruales irregulares, soplos cardiacos ocasionales, dolores periódicos en las articulaciones y calambres abdominales. "Mi doctor me dijo", afirmaba con su típico acento sureño, "que yo tenía un poco de todo, pero nada lo suficientemente serio como para que me preocupara mucho. Y entonces le dije: 'Oiga doctor: o estoy enferma o no estoy enferma. Pero no me hable de esa enfermedad a medias, ¿me escucha?'. Así que decidí comenzar a utilizar un remedio que mi madre usaba cada vez que tenía malestares en todo el cuerpo".

Lo que Mavis hizo fue comenzar a comer hojas de mostaza cocidas—"muchas de ellas"—colocadas en bastante agua y bañadas con suficiente jugo de limón para darles un buen sabor. Guardaba el jugo del cocimiento y se tomaba un vaso cada mañana antes de ir a trabajar y otro de nuevo a la noche junto con la cena cuando regresaba a casa. "Pensé que a lo mejor podría interesarles saber esto", reflexionaba pensativamente. Fue entonces cuando le pregunté su nombre completo, su ocupación y su edad. Con gusto me dio los dos primeros datos, y entonces pudimos escucharle a lo lejos reír a carcajadas. "Cállense", afirmó, "¿no saben que es de mala educación preguntarle a una mujer su edad?" Pero al final accedió a hacerlo.

Mientras tanto, yo me las había arreglado para escribir en la contraportada de un directorio telefónico unas cuantas notas acerca de lo que ella había dicho. Le dije que podría usar lo que me había dicho en mi próximo libro. Se rió de nuevo y me dijo, "Bueno, y cuando se haga rico y famoso, ya sabe adonde puede enviar algo de ese dinero—directamente aquí a la vieja Mavis en el restaurante que se encuentra sobre la Carretera 69 Sur".

Dolores ocasionados por el Síndrome Premenstrual *(PMS)*. En algunas de las zonas rurales de Kentucky, las hojas de la mostaza se hierven hasta que se les ha extraído la mayor parte de su jugo de clorofila. Éste se consume entonces frío en vasos llenos para aliviar dolores de cabeza y los dolores por lo general asociados con el *PMS*.

Dolores reumáticos y ciática. Un grupo de viejos habitantes de los Montes de Apalaches me ha recomendado el uso del jugo de hojas de mostaza caliente para aliviar los peores dolores ciáticos y reumáticos imaginables. Primero, preparan algo de jugo usando muchas hojas de mostaza frescas. Estas personas a las que visité no tenían ninguno de los extractores de jugos que se mencionan en este libro. En lugar de eso, llenaban una vieja licuadora o una anticuada *Osterizer*ᴹᴿ con un litro de agua y luego le añadían las hojas de mostaza, que habían sido finamente cortadas con tijeras. Después de varios minutos de licuarlas, el jugo se vertía en un sartén y se calentaba en la estufa. Por lo general se añadía una cucharada de *Ben Gay*ᴹᴿ al recipiente y se mezclaba en el jugo hasta que ambos se habían revuelto por completo. En otras ocasiones se añadía un poco de queroseno al jugo caliente, pero únicamente *después* de que éste se había retirado del fuego, a fin de evitar que se presentara cualquier accidente. Entonces se ponían a remojar en el jugo de hojas de mostaza grandes cuadrados bien limpios hechos de tiras de sábanas viejas, que se aplicaban a aquellas partes del cuerpo que se encontraban experimentando un dolor agudo. Entonces se colocaba una vieja toalla o un pedazo de franela sobre el bulto para ayudar que retuviera el calor por más tiempo.

MÉTODO DE PREPARACIÓN

A las hojas de mostaza se les debe quitar el tallo y cortarles las nervaduras principales usando un cuchillo afilado, si no desea que su jugo tenga un sabor tan agrio. De lo contrario, se les pueden dejar las nervaduras lavando las hojas con agua corriente. En un extractor por trituración no hay problema alguno si se usan enteras, pero en un extractor centrífugo como el *Vita-Mix*ᴹᴿ, es una buena idea quitarle a las hojas la nervadura principal y el tallo y luego cortarlo todo en pequeños pedazos con un par de tijeras de modo que se les pueda extraer el jugo más fácilmente. Tal vez sea buena idea añadir un poco de agua junto con las hojas de modo que el líquido final no quede demasiado espeso.

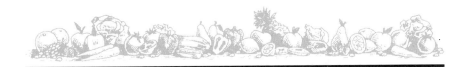

Jugo de JUDÍAS VERDES (alubias, *string beans*)

"Un alimento maravilloso para la diabetes y la hipoglucemia"

DESCRIPCIÓN

Las legumbres (especie *Phaseolus*) abarcan una amplia variedad de hortalizas, que se conocen bajo los nombres de judías verdes, guisantes, alubias, ejotes, chícharos, o chauchas; las legumbres secas cultivadas en el campo (habichuelas, habas, frijoles, o alubias) de campo, que están encerradas en una vaina y se secan, incluyen el frijol colorado (judía enana, *red kidney bean*), el pequeño frijol blanco común *(navy bean),* los frijoles negros, y los *haricots* franceses.

La judía ya era cultivada por las tribus originarias de América cuando el hemisferio occidental fue descubierto por los exploradores españoles y portugueses. Fueron ellos y los misioneros jesuitas que los acompañaron al Nuevo Mundo, quienes llevaron la judía a otras partes del mundo. Es uno de nuestros vegetales más populares, existiendo más de 500 variedades en cultivo.

Es una leguminosa capaz de obtener su nitrógeno del aire y, por lo tanto, a menudo se la usa como cultivo de rotación para mejorar la tierra y fertilizar el cultivo siguiente. Las flores son de color blanco, rosa, amarillo o rojo. Las plantas varían desde bajas y tupidas hasta altas y trepadoras y, en consecuencia, se les clasifica ya sea como variedades de "arbusto" *(bush)* o de "palo" *(pole).*

Las judías de huerta *(Phaseolus vulgata)* son la judía verde, la alubia, el ejote o la habichuela mencionados anteriormente que se cultivan comúnmente en jardines caseros por sus vainas inmaduras comestibles. Vienen en variedades de "arbusto" o de "palo", aunque las de "arbusto" son las más populares, ya que se pueden cultivar sin mucho esfuerzo.

Para identificar a las judías verdes tiernas de buena calidad solamente se necesita partirlas. Si no crujen, no las compre. Los compradores de legumbres profesionales determinan la calidad de una judía por la forma en que se siente. Una judía tierna y joven tendrá una superficie aterciopelada y flexible. Únicamente compre judías que se sientan frescas y se vean de buen color. Evite aquéllas que se vean o se sientan ásperas y estén secas o decoloradas.

DATOS NUTRICIONALES

Una taza de judías recién recolectadas contiene los siguientes nutrientes importantes: 41 mg de calcio, 42 mg de fósforo, 1,14 mg de hierro, 6 mg de sodio, 230 mg de potasio, 735 unidades internacionales de vitamina A, 40 mg de ácido fólico, 17,9 mg de vitamina C, y 27 mg de magnesio.

BENEFICIOS TERAPÉUTICOS

Tuve la oportunidad de conocer al ya desaparecido doctor Paavo Airola, N.D., Ph.D . Él nació en Finlandia y estudió medicina naturópata en Inglaterra y Suecia. Dedicó una década de su vida al cuidadoso estudio de la medicina biológica, la nutrición, y lo que en aquel entonces se consideraban como tratamientos poco ortodoxos y no tradicionales para tratar enfermedades en famosas clínicas y centros de salud en Europa. El doctor Airola finalmente llegó a Estados Unidos, en donde encontró muchos seguidores, a través de una docena de libros, numerosas apariciones públicas y exitosas clínicas.

Podía ser arrogante, autoritario y completamente inflexible con las personas inexpertas, pero cordial, práctico y casi respetuoso con sus colegas. Falleció hace algunos años al mediodía sobre una muy transitada acera de Phoenix, Arizona, de un aneurisma desgarrado.

Sin embargo, Paavo *sabía* de lo que hablaba, y por eso se ganó mi admiración. No sólo era un estudiante de la naturaleza, sino también un *observador* de la misma.

Recuerdo haberme encontrado con él en una ocasión a principios de la década de 1980, en una Convención de la *National Health Federation* en Phoenix, donde ambos compartíamos el estrado como oradores pero a diferentes horas. En una conversación privada con él acerca de los problemas del azúcar en la sangre, todavía recuerdo hoy que me dijo, levantando el dedo para darle a sus palabras un mayor énfasis, lo siguiente: "No existe *nada, nada* mejor para la diabetes o la hipoglucemia que el jugo de judías. Yo hago que mis pacientes lo tomen religiosamente; una taza temprano por la mañana, otra antes del mediodía, otra al mediodía, otra a media tarde, y una última por la noche junto con cada una de sus *cinco* pequeñas comidas. Aquellas personas con desequilibrios de azúcar en la sangre *no* deben comer tres comidas grandes al día, sino que en vez de eso deben distribuirlas a lo largo de un periodo más largo y comer cinco comidas más pequeñas. Existen otros jugos de verduras que les pueden servir, ¡pero yo *siempre* pongo énfasis en este jugo *antes que cualquier otra cosa!* ¿Por qué? Porque de todas las frutas y verduras que conozco, el jugo de judías por sí solo resucita el páncreas, el bazo y el hígado mejor que cualquier otra cosa que jamás haya recetado. ¡*Ningún* diabético o hipoglucémico debería prescindir de él!"

Paavo sinceramente creía y *sabía,* debido a las diversas pruebas que él mismo había realizado como biólogo con algunos de sus pacientes, que el jugo de judías estimulaba los islotes de Langerhans que se encuentran esparcidos en el tejido intersticial del páncreas. Por lo tanto, el jugo de judías tomado de manera regular, cinco comidas al día, y *"mucho ejercicio"* eran sus tres principales indicaciones para todo diabético e hipoglucémico que trataba exitosamente.

Alcoholismo. El hígado siempre se ve afectado de manera adversa por el consumo excesivo de alcohol. Partes iguales de jugo de judías fresco y de jugo de tomate (fresco, enlatado o embotellado) le ayudarán a resucitar este órgano.

Drogadicción. El hígado se ve perjudicado cada vez que se usan en exceso fármacos o drogas ya sean legales o ilegales. Una tercera parte de jugo de judías, otra de jugo de zanahoria (fresco o enlatado) y otra de *Kyo-Green,* de la compañía *Wakunaga,* le ayudarán a este órgano a recuperarse de este tipo de abuso.

Envenenamiento Urémico. El jugo de judías, al mezclarse con otra bebida a base de verduras de cualquier tipo, ayudará a neutralizar el exceso de urea y demás materiales de desecho nitrogenados que se presentan en el torrente sanguíneo.

MÉTODO DE PREPARACIÓN

Una ventaja definitiva al momento de extraerle el jugo a las judías es que no es necesario quitarles los rabillos. Después de lavarlas en un colador con agua corriente, sencillamente colóquelas en su *Vita-Mix* y añada un poco de agua, o procéselas en cualquier otro extractor que tenga a la mano. No tenga miedo de usar los rabillos, la cáscara, las hojas y las semillas. Tratándose de judías, *todo* es bueno. Le sugiero mezclar medio vaso con una cuarta parte de una zanahoria, del concentrado en polvo de remolacha (betabel) de la compañía *Pines,* o con *Kyo-Green* de la compañía *Wakunaga.* Cualquiera de estos tres le permitirá gozar de un terapéutico vaso de jugo, ¡incomparable!

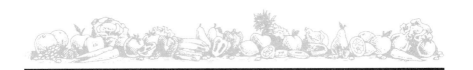

Jugo de LECHUGA (lettuce)

"El narcótico vegetal para los dolores de cabeza y los nervios"

DESCRIPCIÓN

La lechuga *(Lactuca sativa)* es probablemente nuestra planta para ensaladas más popular. Se cultiva por sus largas y delgadas hojas verdes, que pueden estar sueltas, en cabezas parcialmente plegadas o en cabezas sólidas. La planta es originaria de Asia, donde se ha cultivado durante muchos siglos. Está relacionada con la lechuga silvestre, con la que se puede cruzar fácilmente. Es una planta anual de rápido crecimiento que forma un tallo con semillas el mismo año en que se forman los repollos o cabezas. El tallo con semillas puede crecer hasta alcanzar una altura de 90 cm, con muchas ramas terminando en varias cabezuelas con flores de pétalos amarillentos.

Existen cuatro tipos de lechuga, tres de los cuales se han cultivado en Estados Unidos durante muchos años. La lechuga orejona *(head lettuce)* común (*L. sativa* variedad *capitata*) se cultiva en invernaderos y en diferentes partes del país. Las variedades tipo "mantequilla" *(butter)* incluyen la lechuga *black-seeded tennis ball* de semillas negras, la *white-seeded tennis ball* de semilla blanca, y la *big Boston*. Las variedades *May king belmont* y la *bel-May* son variedades de invernadero. Las variedades frescas *(crisp)* incluyen la *Hanson*, la *New York*, la *imperial*, la *iceberg* y la *mignonette*. Existen muchas otras variedades demasiado numerosas como para mencionarlas aquí.

La lechuga de repollo abierto o de hojas sueltas (*L. sativa* variedad *crispa*) tiene dos variedades, las tipo "mantequilla" y las frescas. La lechuga cos o romana (*L. sativa* variedad *longifolia*) forma cabezas o repollos largos e incluye la *cos blanca de París,* la *cos* verde, la romana enana *(dwarf)* y la romana blanca gigante. La lechuga espárrago (*L. sativa* variedad *angustana*) se cultiva por sus tallos largos y tiernos.

El escoger el tipo correcto de lechuga que se debe comprar requiere de algo más que el simplemente echarle un vistazo a las cabezas, que deberán estar frescas, firmes y llenas de color. Significa buscar una lechuga que se haya cultivado de manera orgánica *localmente* en vez de una adquirida en la sección de frutas y verduras de su supermercado. La lechuga orgánica que venden los agricultores locales por lo general resultará *más segura* para su consumo que la que se puede adquirir en una tienda.

Una de las epidemias de hepatitis A más grandes e inusuales en Estados Unidos ocurrió en el estado de Kentucky en enero del 1988. Se consideró que el problema había alcanzado proporciones epidémicas cuando *más* de 225 personas reportaron haber contraído este virus mortal. En todos lados continuaba apareciendo en las víctimas la misma clase de síntomas: una náusea incesante, pérdida de apetito, orina de color oscuro, cambio del color de la piel a amarillo y deshidratación. Las autoridades de salud del estado de Kentucky se encontraban tan desesperadas que recurrieron a los *Centers for Disease Control* en Atlanta, Georgia, para pedirles ayuda. Aunque la crisis jamás hizo noticia a nivel nacional, sí provocó bastante revuelo en Kentucky.

Después de mucho metódico trabajo médico detectivesco, los epidemiólogos pudieron finalmente dar con la fuente de la infección. Provenía de un gran embarque de lechuga *iceberg* contaminada que había sido enviado a una serie de restaurantes de Kentucky durante la semana del 16 al 23 de enero de ese año. Investigaciones adicionales demostraron que la epidemia pudo haber comenzado en California, que produce tres cuartas partes de la lechuga que se consume en Estados Unidos, o tal vez en México. Es probable que trabajadores agrícolas inmigrantes, muchos de los cuales ya estaban infectados con hepatitis A, hayan defecado en los campos de lechuga donde trabajaban, y que luego hayan continuado recolectando la cosecha sin haberse primero lavado las manos bien con agua y jabón. (Esta información proviene de un artículo que apareció en el número de mayo/junio de 1991 de la revista *Eating Well.*) Desde entonces, se han presentado algunas otras epidemias de hepatitis, aunque no en una escala tan grande, pero que todavía se atribuyen al consumo de ensaladas en restaurantes públicos.

Por lo tanto, un buen consejo a seguir es el de *asegurarse bien* de que la lechuga a la que usted desea extraerle el jugo haya sido cultivada orgánicamente, y que aquellas personas que la cosechen practiquen una higiene razonable. Un poco de tiempo y de indagación invertidos en este sentido le darán algo de tranquilidad y una buena salud continua para usted y sus seres queridos.

DATOS NUTRICIONALES

Entre los diferentes tipos de lechuga a elegir para extraer su jugo, mi propia experiencia me ha enseñado a preferir la romana por encima de la *iceberg*. El análisis nutricional de ambos tipos de lechuga lo confirma. A continuación se encuentra una sencilla tabla que muestra las diferencias en términos de nutrientes entre las lechugas romana e *iceberg*.

LECHUGA (1 cabeza)	Calcio (mg)	Fósforo (mg)	Hierro (mg)	Sodio (mg)	Potasio (mg)	Vitamina A (U.I.)	Niacina (mg)	Vitamina C (mg)	Magnesio (mg)	Zinc (mg)
Romana	308	113	6,4	41	1.198	8.620	1,8	82	7	1
Iceberg	108	118	2.7	48	943	1.780	1,6	32	4	0,3

En cada una de las categorías (con la excepción del sodio), la lechuga romana sobrepasa a la *iceberg*, en algunos casos en una proporción de 3 a 1, como en el calcio, o incluso en una de hasta el 7 a 1, como sucede con el contenido de vitamina A. La lechuga romana también tiene una mayor actividad enzimática, al parecer, que la *iceberg*. Al paso de los años me he desilusionado tanto de la lechuga *iceberg* que la he clasificado en la misma categoría de comida *junk food* en la que se encontrarían los *Twinkies*.

BENEFICIOS TERAPÉUTICOS

Nicholas Culpeper (1616-1654) fue un médico y astrólogo muy famoso del siglo XVII. Después de haber trabajado como aprendiz durante un corto tiempo con un boticario en la ciudad de St. Helen's, en Bishopsgate, Inglaterra, se dedicó a ejercer por su cuenta en la calle Red Lion, en Spitalfields, en 1640.

A lo largo de su vida, dedicó mucho tiempo al estudio de la astrología y la medicina, y publicó numerosos tratados que, aunque poco ortodoxos y condenados por los estándares de la medicina contemporánea de su época, lograron mucho éxito entre la gente común. Dejó como legado a las generaciones futuras una vasta colección de remedios a base de hierbas que, en virtud de la naturaleza permanente de sus propiedades curativas, son tan invaluables hoy como lo fueron durante la vida de este médico hace más de 340 años.

Culpeper era un hombre casado y padre de siete hijos. Durante la Guerra Civil que se desató en Inglaterra, combatió del lado de los Parlamentarios y recibió una herida en el pecho. Aunque su recuperación fue lo suficientemente rápida, gracias a las muchas hierbas que juiciosamente aplicó a su herida, padecía todavía de recurrentes dolores de cabeza y de nerviosismo.

Después de experimentar con diferentes tipos de plantas, tomó algunas hojas de lechuga de huerta común y les extrajo el jugo en un mortero con una mano de madera. A continuación, en otro mortero machacó cuidadosamente varios pétalos de rosa hasta que obtuvo suficiente de su jugo. Después de mezclar tanto el jugo de lechuga como el de rosa, untó algo de esa mezcla en su frente y sus sienes. Para su gran sorpresa, no sólo cesaron sus dolores de cabeza, sino que también al poco rato cayó dormido con una considerable tranquilidad.

Una joven mujer que practica la brujería *blanca*—la brujería "buena", como ella le llama—en Boston, Massachusetts, leyó acerca del remedio de Culpeper y decidió llevarlo un poco más allá. Lilith (su nombre de "bruja") preparaba jugos separados de hojas de lechuga romana y de pétalos de rosa, y luego los combinaba. Entonces, untaba un poco del líquido resultante en puntos de acupresión clave en las partes interiores de las dos muñecas, en las palmas de ambas manos, en los lóbulos de los oídos y en las plantas de los pies. Reportó que incluso los peores casos de *estrés* podían aliviarse en cuestión de minutos una vez completado el procedimiento *en su totalidad*. De la misma forma, reportó que al aplicarse a las áreas del corazón, el hígado y el estómago en el cuerpo, se eliminaban las ansiedades físicas y pronto se experimentaba una calmante influencia.

Tos. Durante la Segunda Guerra Mundial, en algún momento comenzó a escasear la codeína, un compuesto analgésico y antitusivo obtenido a partir del opio. Entonces se volcó la atención hacia un compuesto presente en la lechuga conocido como lactucario, que tiene propiedades supresoras respiratorias y sedativas similares a las de la codeína y la morfina, sólo que mucho más débiles. Durante un corto periodo, se le dieron extractos de jugo de lechuga a los soldados con necesidad de calmantes para el dolor o supresores de la tos. Parecía funcionar bastante bien, pero cuando se encontró disponible libremente la codeína una vez más, el extracto de jugo de lechuga dejó de ser de interés para los científicos.

Insomnio. Durante el mismo periodo de tiempo, el lactucario del extracto de jugo de lechuga se estuvo sometiendo a prueba para conocer sus efectos sedativos en soldados heridos en combate que estaban teniendo muchos problemas para dormir a consecuencia de sus dolores. El extracto de jugo de lechuga funcionó bastante bien, ayudándoles a descansar mejor pero, igualmente, se discontinuó después de la Segunda Guerra Mundial, cuando otros agentes somníferos sintéticos resultaron más accesibles y baratos de producir.

MÉTODO DE PREPARACIÓN

Como las hojas exteriores verdes a menudo contienen hasta un 30 por ciento más nutrientes que las hojas interiores blancas, es necesario extraerle el jugo a *toda la lechuga.* No ponga a remojar la lechuga romana en agua. De esta forma se pueden perder muchas de las vitaminas solubles en agua. En vez, sencillamente enjuáguela en agua corriente para eliminar la tierra que pudiera tener. Si usa un extractor *Vita-Mix,* añada un poco de agua fría junto con las hojas. Si usa algún otro extractor popular, lo anterior no será necesario.

A cualquiera de estos jugos añádale un poco de *kelp* en polvo. La adición de una pequeña porción (una cucharada a una taza de jugo) de esta alga marina es invaluable para fortalecer las glándulas adrenales. El jugo de pétalo de rosa se puede preparar de la misma manera, colarse y luego añadirse al jugo de lechuga romana-*kelp.* El diluir este jugo con algo de agua destilada antes de beberlo hará que se modere su fuerte sabor.

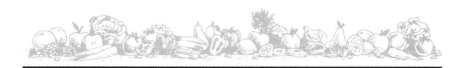

Jugo de MANZANA
(apple)

"Una manzana al día mantendrá
alejado al doctor"

DESCRIPCIÓN

Desde el punto de vista de la botánica, las manzanas *(Pyrus malus)* son miembros de la familia de las rosas y están relacionadas con las peras y la fruta del membrillo. Se cultivan en las latitudes templadas de todos los continentes. En Norteamérica, la mitad norte de los Estados Unidos y las porciones vecinas de Canadá son campos manzaneros.

Las manzanas ahora se encuentran disponibles todo el año. Sin embargo, a principios de este siglo en el verano no se juntaban manzanas. Se cosechaban en el otoño y se almacenaban en áreas frescas. Para finales de la primavera, ya eran demasiado viejas y blandas, y finalmente se pudrían. Conforme fueron entrando en uso mejores métodos de refrigeración, las manzanas comenzaron a almacenarse a bajas temperaturas y a tener vidas de almacenaje más prolongadas.

Aunque existen cientos de variedades de manzanas documentadas, únicamente alrededor de una docena de ellas se cultiva comercialmente a gran escala. Las cuatro variedades principales en Estados Unidos son la *Red Delicious,* la *Golden Delicious,* la *McIntosh* y la *Rome Beauty,* todas las cuales son preferidas desde ya hace tiempo. (La *Granny Smith,* una favorita reciente, sin embargo, está ganando terreno rápidamente.) La *Red Delicious* representa más del

40 por ciento del tonelaje total de manzanas que se producen en Estados Unidos.

A pesar de su buena apariencia, la *Red Delicious* se queda un tanto corta de sabor. La *Golden Delicious* es similar en forma a la anterior, pero es mucho más jugosa y más dulce y tiene una textura mucho más lisa. Cuando de la prueba de sabor de jugo de manzana se trata, nueve de cada diez veces la *Golden Delicious* se llevará los honores.

DATOS NUTRICIONALES

Una taza de jugo de manzana contiene: 15 mg de calcio, 22 mg de fósforo, 1,5 mg de hierro, 2 mg de sodio, 250 mg de potasio, pequeñas cantidades de algunas vitaminas del complejo B y 2 mg de vitamina C. Un análisis adicional mandado hacer por *Vita-Mix Corporation,* de Cleveland, Ohio, demuestra que su contenido de vitamina A es de 20 unidades internacionales por cada 100 gramos de jugo de manzana, habiéndose detectado también la presencia de cromo en 0,2 ppm (partes por millón).

BENEFICIOS TERAPÉUTICOS

Existen varias razones que hacen del jugo de manzana una de las mejores cosas para incluso el peor tipo de estreñimiento. En primer lugar, tiene un alto contenido de pectina. La pectina es una sustancia soluble en agua que se encuentra en muchas frutas y verduras y que produce un gel a partir del cual se hacen jaleas. Es un "tallador" natural de las células que se deriva principalmente de las paredes de las células de las plantas y de frutas como las manzanas y diferentes tipos de cítricos. Una manzana contiene aproximadamente dos gramos de pectina. Cuando ésta se combina con ciertas sales minerales en una manzana, se forma una sal insoluble que tiene fuertes propiedades laxantes.

Si usted cree que el jugo de manzana funciona bien para aliviar un intestino tapado, entonces no ha visto nada mientras no lo haya combinado con un jugo de verdura en particular. La combinación que estoy a punto de recomendarle podría parecer un poco repugnante y para nada aquello a lo que su paladar podría estar acostumbrado, pero le permitiré a usted enterarse de un pequeño "secreto" mío que jamás he incluido en ningún otro libro: si se combinan *partes iguales* de jugo de manzana y espinaca, ¡se tendrá el "dúo dinámico" que le permitirá limpiar, regenerar y reconstruir el tracto intestinal en su totalidad!

He sometido a numerosos pacientes a un régimen de dos tazas de este jugo de manzana-espinaca al día por espacio de una semana, y como resultado he recibido testimonio tras testimonio comentándome cómo fue que los casos más difíciles de estreñimiento, que ningún laxante había podido siquiera comenzar a tocar, ¡habían desaparecido de manera repentina en cuestión de días!

Casi todas aquellas personas que han salido de este sencillo programa a base de jugo con una salud renovada en sus intestinos, me han preguntado cómo es que funciona tan bien. Mi respuesta ha sido ésta: la espinaca tiene un alto contenido de ácido oxálico, que se combina con las sales minerales y la pectina presentes en las manzanas para formar una sustancia única capaz de generar una increíble acción limpiadora. La cosa más cercana que puedo ofrecerle para ilustrar a grandes rasgos cómo es que funciona en el interior de los intestinos, es su comparación con esa solución espumosa en aerosol que las amas de casa acostumbran utilizar en el interior de un horno para deshacerse de toda la mugre que ahí se ha acumulado.

De manera muy similar, esta extraordinaria sustancia formada a partir de la combinación de espinaca y jugo de manzana, satura las paredes del colon y, casi literalmente, a través de una acción química fuerte pero muy segura, "despega" la materia fecal vieja e incrustada que se ha acumulado a lo largo de muchas semanas y meses, si no es que años. Los individuos que han sido sometidos a mi sencilla terapia de jugos combinados han reportado en realidad sentir algo funcionando en su interior. Una mujer lo describió como si se tratara de "un millón de pequeñas mujercitas lavadoras de sartenes" moviéndose en todo su interior. Un hombre mayor, que había hecho la prueba con casi todos los medicamentos recetados, y los remedios de venta libre y los laxantes a base de hierbas disponibles en el mercado, exclamó con gran alegría en el momento en que sus evacuaciones regresaron a su nivel normal: "¡Sentía como si hubiera algo dentro de mí desprendiendo toda la mugre de las paredes de mi colon!"

Adicionalmente, puede usted considerar también la opción de separar algo de jugo de manzana hecho en casa en un envase de vidrio cerca de algún lugar caliente por espacio de una semana, de modo que pueda fermentarse poco a poco. Tal vez desee agitar el

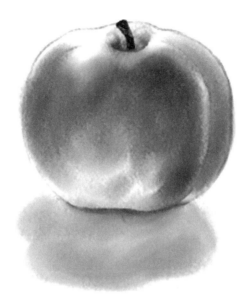

envase de vez en cuando durante este periodo para revolver su contenido aún más. Después de esto, tendrá usted su propio vinagre de sidra de manzana, que puede tomarse en cucharadas grandes todos los días para tratar la artritis. Éste es un viejo remedio popular originario de Vermont que se hizo famoso en uno de los libros sobre el vinagre de sidra de manzana más vendidos a nivel nacional y escrito hace algunos años por un doctor rural de apellido Jarvis.

Artritis. Una de las cosas que sus propias observaciones le habían enseñado era que cuando el jugo de manzana está fermentado, funciona mejor para tratar la artritis que cuando no lo está. Ni él ni ningún otro investigador que haya estudiado la materia desde entonces, saben a ciencia cierta cómo es que funciona esto. Pero el hecho es que dosis medidas de jugo de manzana fermentado ($^1/_2$ taza dos veces al día), al parecer ayudan a aliviar el dolor artrítico. La forma en la que lo logra es reduciendo los depósitos de cristales ácidos que se forman alrededor de las articulaciones del cuerpo.

Nivel elevado de Colesterol y Triglicéridos. Mucho se ha dicho acerca del colesterol durante los últimos diez años; de hecho, hemos llegado al extremo de culpar al colesterol de muchos problemas relacionados con el corazón cuando los verdaderos culpables son los triglicéridos. La pectina presente en la pulpa del jugo de la manzana ha sido estudiada a fin de conocer sus efectos en conejos, monos, ratas y ratones sometidos a dietas con grandes cantidades de grasa. De manera invariable, los animales de control de prueba que recibieron pectina de manzana presentaron niveles notoriamente reducidos de colesterol y triglicéridos. Pero para que la pectina sea efectiva, debe incluirse la pulpa junto con el jugo de manzana mismo.

MÉTODO DE PREPARACIÓN

Al utilizar manzanas para hacer jugo, recomiendo únicamente las que hayan sido cultivadas orgánicamente. Y lo hago no tanto por cualquier aerosol que los agricultores pudieran aplicarles, sino sencillamente porque creo que tienen un contenido de minerales más alto que el de las cultivadas de manera convencional. También he notado que la *Cortland,* la *Granny Smith,* la *McIntosh* y la *Golden Delicious* son, por mucho, más eficaces para tratar el estreñimiento que otros tipos de manzanas.

Seleccione cuatro manzanas y lávelas bien con agua y jabón, si no son orgánicas. Luego, lave algunas hojas de espinaca con agua fría y déjelas escurrir de modo que se elimine el exceso de líquido. Corte suficientes hojas en trozos de 7,5 × 7,5 cm hasta llenar una taza. Después, lave un manojo de perejil.

Por separado, extráigale el jugo a las manzanas, las espinacas y el perejil. Deberá tener suficiente de cada uno de ellos para completar una taza de jugo de manzana y espinaca y aproximadamente entre una y dos cucharadas de jugo de perejil.

A continuación, añada una taza de hielo raspado o triturado a su *Vita-Mix* o a su procesador de alimentos. Combine los tres jugos con el hielo y licúelos a velocidad alta, en el nivel 3, durante un minuto. Refrigere el jugo hasta que se encuentre bien frío, y luego beba una taza con el estómago *vacío* cada 4 horas.

¡Le aconsejo permanecer cerca de un baño después de haber consumido dos tazas en un periodo de 8 horas!

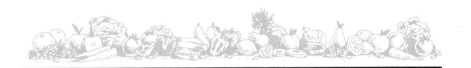

Jugo de MELÓN CANTALOUPE

"Una bebida refrescante para aliviar la fiebre"

DESCRIPCIÓN

El melón cantaloupe o melón de Castilla *(Cucumis melo cantalupensis)* crece en una planta tupida con enredaderas largas y extendidas. Tiene una superficie dura y rugosa y una carne de un color rojizo o anaranjado en su interior. Existen varias variedades de entre las que se puede escoger:

El melón *ambrosía* es la fruta de tamaño normal y uno de los mejores cantaloupe disponibles;

El melón *bushwhopper* es otra variedad de cantaloupe que crece en una planta compacta de tan sólo 75 cm de ancho;

El melón *Minnesota* es una variedad de cantaloupe dulce y pequeña que madura en tan sólo dos meses y tiene enredaderas de 90 cm de largo;

El melón *chaca* híbrida es una variedad ovalada que crece en enredaderas grandes y es bastante resistente al marchitamiento y al moho polvoroso que puede afectar seriamente a otros tipos de cantaloupe;

El melón cantaloupe pequeño y dulce, que crece en una planta pequeña y tupida resistente al calor, la sequía y el moho polvoroso.

Para producir un melón cantaloupe de sabor dulce, la planta del melón requiere de una temporada de cultivo prolongada y calurosa. Si la planta usted en un clima fresco de verano, puede aumentar el calor que la rodea dejando que sus enredaderas corran sobre concreto o sencillamente colocando plástico negro debajo de ellas en la huerta. Si se deja que las enredaderas caigan por encima de un terraplén de rocas, las rocas conservarán el calor durante la noche y se obtendrá el mismo efecto.

DATOS NUTRICIONALES

Medio melón cantaloupe contiene estos nutrientes: 38 mg de calcio, 44 mg de fósforo, 1,1 mg de hierro, 33 mg de sodio, 682 mg de potasio, 9.240 unidades internacionales de vitamina A, 1,6 mg de niacina, y 90 mg de vitamina C.

Un análisis diferente del contenido nutricional de los melones cantaloupe y *Honeydew* apareció en el *Journal of Food Science* (50:136-138, 1985). Este análisis mostró un promedio de los siguientes nutrientes adicionales en miligramos por cada 100 gramos de melón cantaloupe: 12,69 de magnesio, 0,03 de manganeso, 0,05 de cobre, 0,10 de zinc, 0,003 de cobalto y 0,005 de cromo.

El estudio también mostró que los melones cantaloupe comprados en periodos cercanos a la época de su máxima disponibilidad tenían "niveles de niacina, riboflavina, tiamina, ácido ascórbico, folacina y cromo significativamente más altos en comparación con aquellos comprados en periodos cercanos a su época de disponibilidad mínima". Lo anterior sugiere que el melón cantaloupe *de temporada* es mejor para usted desde el punto de vista nutricional que el melón fuera de temporada.

BENEFICIOS TERAPÉUTICOS

Barbara Wilson, R.N., una enfermera que ha colaborado con las Fuerzas de Paz en diversos lugares del Pacífico Sur y es frecuente colaboradora del *Folk Medicine Journal* me relató ya hace algún tiempo este episodio:

"Cuando hacía visitas domiciliarias para una clínica con la que a veces trabajo en el barrio de South Los Angeles, me encontré con una familia vietnamita de escasos recursos cuya hija de siete años de edad se encontraba extremadamente enferma. Ellos apenas hablaban el idioma inglés y yo no hablaba el vietnamita pero, no obstante, de alguna manera logramos comunicarnos bastante bien a pesar de esas circunstancias.

"Los padres me dieron a entender que su pequeña hija había sido mordida por un roedor de algún tipo. Al momento de examinar a la niña, ésta presentaba todos las señales clásicas de la fiebre por mordedura de rata: una fiebre recurrente, escalofríos, dolor de cabeza, un fuerte dolor en las articulaciones, ganglios linfáticos inflamados y erupciones maculopapulares en sus extremidades.

"Como la niña estaba demasiado enferma y débil, no quería yo correr el riesgo de darle cualquier antibiótico que pudiera tener una reacción desfavorable en su condición ya débil. Fui a un supermercado cercano y compré algunos melones cantaloupe maduros. Después de pagar por los melones en la caja, le pedí a la mujer que trabajaba en la sección de *delicatessen* que le quitara la cáscara. Después, la persuadí de que metiera los melones en el extractor que ella usaba en la mañana para hacer jugo de naranja fresco y que ya había limpiado. Después de explicarle el motivo de mi petición, con gusto accedió a ella, experimentando cierta satisfacción, supongo yo, al poder ayudar a una niña enferma.

"Llevé casi un litro de este jugo de melón cantaloupe a la casa de la familia vietnamita y le di a la niña media taza, que sorbió lentamente. Le pedí a sus padres que le dieran a su hija una taza de este jugo cada pocas horas. Esto lo hice con cantidad de gestos con los brazos y las manos y pronunciando de manera muy simple palabras que ellos pudieran entender.

"Regresé a su pequeño departamento varios días más tarde, y descubrí a su hija corriendo afuera de él con sus amigos. Estaba de nuevo llena de vida y energía y nadie habría jamás imaginado lo enferma que había estado unos días antes. Su recuperación dice cantidad en respaldo de las extraordinarias propiedades refrigerantes del melón cantaloupe para cualquier tipo de fiebre mayor o menor."

Enfermedad de Crohn. La enteritis regional o segmentaria (otros nombres para este trastorno autoinmune) es una condición crónica caracterizada por una inflamación del segmento inferior del intestino delgado (conocido como el íleon) o el intestino grueso (el colon), o de ambos. Puede presentarse a cualquier edad, pero es más común en hombres y mujeres jóvenes. Cuando las áreas inflamadas sanan, pueden volverse fibrosas, llevando lo anterior a un estrechamiento del intestino. Esto, a su vez, puede producir una obstrucción parcial o total del flujo intestinal El melón cantaloupe es increíblemente rico en betacaroteno. Esta provitamina A, junto con microelementos como el magnesio, el manganeso, el zinc y el cromo presentes en el jugo del melón, pueden reducir de manera efectiva esta inflamación y restablecer la salud natural del tejido mucoso dañado. Las enzimas y los azúcares naturales presentes en el melón cantaloupe tienen un efecto laxante en el colon.

Molestias Estomacales. Las molestias en el tracto digestivo pueden deberse a un exceso de preocupaciones, al comer apresuradamente sin masticar bien, a los alimentos muy condimentados, al alcohol, las drogas, a úlceras, o a una acumulación de gases intestinales. Un poco de jugo de melón cantaloupe funciona bien para este tipo de molestias, ya que sus enzimas y azúcares naturales producen un efecto calmante sobre los intestinos.

MÉTODO DE PREPARACIÓN

Escoja un melón cantaloupe maduro. Córtelo por la mitad, sáquele las semillas y lave su interior con agua corriente. Luego, pélelo y córtelo en varias secciones más pequeñas a lo largo. Después, corte estas secciones a lo ancho para hacer pequeños trozos o lo suficiente como para llenar dos tazas (que producirán aproximadamente dos terceras partes de una taza de jugo). Extráigale el jugo al melón y colóquelo en algún otro lugar.

Lave el recipiente del extractor y vuelva a ponerlo en su lugar. Ahora, coloque en él cuatro cucharaditas de mantequilla de anacardo (nuez de la India, *cashew nut*), una cucharada de higos negros y otra de dátiles deshuesados, ambos finamente picados, dos terceras partes de una taza de leche de soya, una cuarta parte de una cucharadita de miel oscura o de melaza, media cucharadita de extracto de almendra puro, y media taza de cubitos de hielo machacados, pero no finamente.

Licue todo a alta velocidad durante aproximadamente un minuto y medio. Entonces, añada el jugo de melón cantaloupe y continúe licuando por otro minuto y medio hasta que la mezcla le resulte suave como terciopelo al paladar. Ésta no sólo es una bebida muy terapéutica para bajar inclusive la fiebre más alta, sino que también es lo suficientemente sabrosa como para dársela al joven más discriminante o al adulto más exigente. Es verdaderamente "¡una medicina poderosamente deliciosa en un simple vaso!"

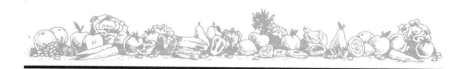

Jugo de MEMBRILLO (quince)

"Un antídoto para la venganza de Moctezuma"

DESCRIPCIÓN

El membrillo común *(Cydonia oblonga)* es un árbol sin espinas y de frutas comestibles cultivado desde tiempos antiguos en el Oriente y en la región del Mediterráneo, en donde se naturalizó. Su fruta es similar a las de la manzana y la pera, que se encuentran relacionadas con ésta, pero es muy astringente y, por lo tanto, se usa principalmente cocida en conservas; según algunos historiadores, la mermelada en un principio se hacía de membrillo.

Como árbol frutal comercial, el membrillo se cultiva más extensamente en la zona templada de Europa que en Estados Unidos, en donde se le cultiva principalmente en los estados de California y Nueva York. A menudo se utiliza como soporte para árboles frutales enanos, de manera particular la pera. Los membrillos de flor se cultivan como arbustos ornamentales por sus profusas y por lo general espinosas ramas y sus atractivas flores color escarlata, rosa o blanco. Sin embargo, su fruta es demasiado pequeña y dura como para ser de gran valor comercial, a excepción de para su uso local.

DATOS NUTRICIONALES

Un membrillo maduro contiene estos nutrientes: 10 mg de calcio, 16 mg de fósforo, 0,64 mg de hierro, 4 mg de sodio, 181 mg de potasio,

37 unidades internacionales de vitamina A, 13,8 mg de vitamina C, y 7 mg de magnesio.

BENEFICIOS TERAPÉUTICOS

He visitado la mayoría de los países de la cuenca del Pacífico con fines de investigación, para impartir conferencias y realizar trabajos de asesoría. Del 19 al 21 de mayo de 1986 asistí en la ciudad de Taipei, Taiwán, a la Conferencia Conjunta del Segundo Congreso Mundial de Medicina y Farmacéutica China. Se trató de un simposio internacional patrocinado por el Departamento de Salud de Taiwán y la Universidad Médica de China en Taipei. Asistieron más de mil delegados. De manera conjunta con muchos otros, presenté un importante reporte científico sobre un aspecto de mi trabajo con la medicina botánica.

Durante este histórico evento de fin de semana, tuve la buena fortuna de conocer a otros colegas que, al igual que yo, se encontraban realizando investigación sobre frutas, verduras, hierbas y hongos medicinales. Entre ellos se encontraba Hsin Sheng Tsay, que compartió conmigo algunas cosas notables que había estado haciendo con la fruta del membrillo.

Tsay encontró que el jugo del membrillo era excelente para detener incluso los peores tipos de diarrea. Presentó varios estudios que tenían que ver con dos hombres y tres mujeres orientales, para quienes nada había funcionado a excepción de este jugo de fruta particular. Ciertamente el jugo es un tanto amargo a causa de su astringencia, pero es ésta misma cualidad la que lo convierte en un antidiarréico tan maravilloso.

El proverbial "soltarse del estómago" que los turistas estadounidenses a menudo experimentan al visitar México, no es desconocido en el Oriente. De hecho, la "venganza de Moctezuma" existe en muchos países del Tercer Mundo en donde las condiciones sanitarias de los alimentos y el agua pueden en ocasiones no ser tan buenas. Su investigación ha demostrado que en el caso de aquellas personas que padecen de este incómodo y fatigante problema en Medio Oriente, Nepal, Paquistán, India, la China continental, Taiwán, Japón, Tailandia, Vietnam y lugares similares, el fruto del membrillo se encuentra fácilmente disponible como un alimento-medicina efectivo y natural que puede curarlo de inmediato.

Cólera. El cólera es una enfermedad infecciosa y aguda ocasionada por el *Vibrio cholerae* que hoy en día se presenta principalmente en Asia. Uno de sus principales síntomas es una profusa y acuosa diarrea. Algunos herbolarios orientales y médicos con una mentalidad alternativa le recetan jugo de membrillo a sus pacientes que padecen de cólera. Éste al parecer evita los peligros inherentes al desencadenamiento de la deshidratación deteniendo la diarrea de manera rápida y efectiva.

Disentería amebiana. La disentería es una condición de diarrea prolongada resultante de una inflamación ulcerativa del colon, provocada básicamente por una infección con la *Entamoeba histolytica*. El jugo de membrillo puede detener la diarrea y la infección a causa de sus propiedades astringentes.

Piojos. Cualquiera de los tres jugos de verduras que se han indicado por sus propiedades astringentes es bueno para lavar el cuero cabelludo o el cuerpo a fin de deshacerse de los piojos; es decir, los jugos de caqui, de granada y de membrillo.

MÉTODO DE PREPARACIÓN

La fruta verde es la mejor para extraerle el jugo a fin de curar una diarrea rápidamente. Para este fin, solamente necesita beberse un poco, tal vez media taza, que es lo que el Dr. Tsay empleaba más a menudo. En algunos casos, sin embargo, tenía que administrar el doble de esta cantidad, siempre con el estómago vacío. Su factor astringente se encuentra en su nivel más alto mientras la fruta no madura todavía, y decrece conforme ésta va madurando.

He aquí una preparación "multiusos" elaborada a partir de jugo de membrillo que es bastante popular en algunas partes de Oriente. Coloque los siguientes ingredientes medidos en un recipiente de acero inoxidable, jarra de cerámica o en un pequeño frasco de madera de roble y déjelos remojando ahí por espacio de mes y medio; luego, cuele el líquido resultante y vacíelo en un frasco o botella: 1,4 litro de jugo de membrillo, 1 taza de semillas de *litchi* (que también se escribe *leechee, lichee y lychee*) machacadas, 1 cucharada de almendra amarga machacada, pizcas de macis *(mace)*, canela y jengibre, dos tazas de brandy fino, y una $1/2$ cucharadita de clavo de olor en polvo.

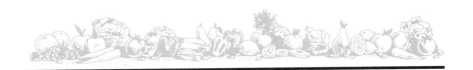

Jugo de NECTARINA (pelón, *nectarine*)

"Increíblemente bueno para sus nervios"

DESCRIPCIÓN

La nectarina (*Prunus persica* var. *nucipersica*) tuvo su origen en la antigua China. Desde el punto de vista de la botánica, se le clasifica como una drupa y está emparentada con el durazno (melocotón), la ciruela, el albaricoque (chabacano) y la almendra. Aunque existe cierta diferencia de opiniones en cuanto a si la nectarina es un durazno sin pelusilla, una cruza entre un durazno y una ciruela, o una variedad distinta, de lo que no existe ninguna duda es de que se trata de una de nuestras frutas de verano más suculentas y de mejor sabor.

La primera nectarina de carne dorada se desarrolló en Le Grande, California, e hizo su debut en el 1942. A partir de la nectarina *LeGrand* original—que era un fruto grande no abridero, es decir, con la carne pegada al hueso, y no muy colorido—se han desarrollado más de cien nuevas variedades, pero su verdadero salto a la fama se dio con su carne dorada.

El mejor momento para la nectarina en lo que a sabor se refiere son los meses de junio y julio. Las variedades disponibles en esos meses son sin hueso y son más dulces, más sabrosas, y tienen más jugo que las variedades no abrideras que llegan al mercado en agosto y septiembre. La gente dedicada al negocio de las frutas predice que para el año 2000, la nectarina habrá superado al durazno como nuestra fruta con hueso número uno.

Cuando compre nectarinas, seleccione las que tengan buen color, una piel aterciopelada, que no estén magulladas y que no tengan manchas. Cómprelas todavía firmes y déjelas madurar por uno o dos días a la temperatura ambiente. Una vez maduras, y no antes, guárdelas en el refrigerador. La fruta de tamaño mediano es por lo general la mejor para comprar.

DATOS NUTRICIONALES

Una nectarina cruda de un diámetro de aproximadamente 6 cm contiene estos nutrientes importantes: 6 mg de calcio, 33 mg de fósforo, 0,7 mg de hierro, 8 mg de sodio, 406 mg de potasio, 2.280 unidades internacionales de vitamina A, 18 mg de vitamina C, 1,34 mg de niacina, y 0,12 mg de zinc.

BENEFICIOS TERAPÉUTICOS

Nancy Ann Summers, de Polson, Montana, me contó la siguiente historia acerca de su propio éxito con el jugo de nectarina en 1981:

"Me encontraba de visita con mi abuela, una mujer ya de edad avanzada, para ayudar a cuidarla. Se estaba recuperando de una parálisis parcial del lado derecho de su cuerpo producto de una apoplejía reciente. Un día comenzó a experimentar temblores en todo el cuerpo. Esto me preocupó, así que la llevé a ver a la doctora de la familia.

"Después de haberla revisado cuidadosamente y haber pasado más de una hora con ella, la doctora me anunció: 'Bueno, parece que su abuela sufre de *espasmo agitans*. Se trata de un síndrome neurológico que a menudo resulta de una deficiencia del neurotransmisor conocido como dopamina. Esto es consecuencia de ciertos cambios degenerativos, vasculares o inflamatorios que tienen lugar en los ganglios basales'.

"Me quedé ahí parada con la boca abierta, haciendo un gran esfuerzo, con todo lo que daba mi educación de escuela secundaria, por comprender qué era precisamente lo que quería decir con todas esas palabrotas. Finalmente, dije '¿Eh?', y ella contestó: 'Su abuelita tiene el mal de Parkinson', a lo que respondí: 'Ah, ya veo'.

"Creyendo en las curas naturales, acudí a un médico naturópata retirado para pedirle consejo. Él me comentó que en varios casos similares al de mi abuela había sometido a sus pacientes a un régimen diario a base de jugo de nectarina *fresco, siempre y cuando* no tuvieran *ningún* problema de azúcar en la sangre. Claramente recuerdo haberle oído enfatizar la palabra *fresco* por encima del jugo enlatado o embotellado.

"Sabiendo que mi abuela no era ni diabética ni hipoglucémica, procedí a hacer un pedido de varias cajas de nectarinas frescas de las granjas *Red Cooper* de Álamo, Texas. Y entonces le preparé jugo de nectarina fresco, sin quitarle a la fruta la piel pero sí el hueso. Comenzó a tomar media taza por la mañana, a mediodía y en la noche antes de los alimentos. Y en un lapso de unas tres semanas, comencé a ver cómo su condición mejoraba, y ya a las cinco semanas sus constantes temblores se habían reducido a unos cuantos temblores ocasionales. Creo que el jugo le hizo todo un mundo de bien."

Enfermedad de Crohn. Este trastorno autoinmune afecta principalmente a muchas partes del tracto digestivo. A su vez, las secreciones de estos órganos pueden exacerbar el problema todavía más. La abundancia de carbohidratos o complejos de azúcares naturales presentes en el jugo de la nectarina ayudan a minimizar la situación aliviando las inflamaciones en el íleon y el colon.

Contracciones musculares. La contracción de la boca, los espasmos faciales, el fruncir el ceño y el parpadeo son característicos de aquellas personas con *tics* o espasmos habituales. El sacudir la cabeza, el encoger los hombros y el mover un brazo o una pierna son otros síntomas. Estos extraños movimientos involuntarios se realizan para liberar la tensión. Aquellas personas que han visto las películas de *La Pantera Rosa (The Pink Panther),* recordarán las frecuentes contracciones faciales y de los ojos del inspector de policía francés de apellido Dreyfus (magistralmente caracterizado por Herbert Lom) cada vez que escuchaba el nombre del inspector Clouseau (con el ya desaparecido Peter Sellers en el papel estelar del torpe detective propenso a los accidentes). El jugo de nectarina ha sido de algún beneficio para las personas que padecen de esas contracciones musculares. Al parecer, su alto contenido de potasio satisface al tejido corporal lo suficiente, de modo que los músculos se relajen más.

MÉTODO DE PREPARACIÓN

El mejor valor que usted puede obtener por su dinero al comprar nectarinas consiste en comprar las que estén un poco magulladas como consecuencia de su embarque y su manejo. Se encuentran maduras y listas para ser comidas. Lave cada nectarina con agua y con jabón y córtele las partes magulladas. Luego, sáqueles el hueso pero deje la piel intacta. Córtelas en mitades para poder extraer su jugo más fácilmente. Una nectarina y media le darán casi media taza de jugo. Si utiliza un extractor *Vita-Mix,* es probable que tenga que añadir un poco de agua para diluir el jugo un poco.

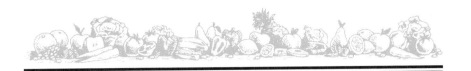

Jugo de ORTIGA (nettles)

"Primeros auxilios para la hemorragia"

DESCRIPCIÓN

Esta planta perenne *(Urtica dioica)* es más conocida por su capacidad para producir una comezón, la cual desaparece después de cocer ligeramente la ortiga a fuego lento. También es una de las primeras plantas de un solo tallo en aparecer durante la temporada de primavera en aquellas regiones en donde nieva.

Su tallo, los tallos de sus hojas y sus hojas mismas se encuentran recubiertos de una fina y picante pelusilla en la que el ácido fórmico es un irritante importante. (El ácido fórmico, a propósito, ¡es el mismo irritante inyectado por la mordedura o piquete de una hormiga roja o negra!) Por lo tanto, es mejor recolectarla utilizando unas tijeras o un cuchillo y bolsas de papel desechables, y protegiéndose las manos con guantes de plástico, hule o piel impermeable. Los indios, que no cuentan con nada de esto, contrarrestaban la comezón resultante con hojas recortadas y machacadas, y con las vainas mohosas de una apariencia parecida al fieltro, de helechos tiernos.

Sus discretos racimos delgados, largos y con muchas ramas de pequeños brotes color verde, crecen en algunos sitios a finales del verano de manera angular entre los tallos y los peciolos de sus hojas.

DATOS NUTRICIONALES

Una taza de jugo de ortiga es toda una central de nutrición como resultado de las siguientes vitaminas y minerales esenciales: 167 mg de calcio, 86 mg de fósforo, 3,2 mg de hierro, 72 mg de sodio, 311 mg de potasio, 4.715 unidades internacionales de vitamina A, 57 mg de vitamina C, 91 mg de vitamina P (bioflavonoides), 112 mg de magnesio, y 7 mcg de selenio.

BENEFICIOS TERAPÉUTICOS

Edith Yancey, de Twin Falls, Idaho, me envió esta historia hace ya algún tiempo en relación con el uso del jugo de ortiga con fines de primeros auxilios:

> "Mi esposo es jefe de tropa *boy scout*. Un día, llevó a su tropa de muchachos a una larga excursión en las montañas. Uno de los chicos se resbaló y cayó, haciéndose una cortada considerable con una roca afilada. De inmediato se le aplicó un torniquete para detener el sangrado.

> "Como mi esposo sabe mucho sobre plantas, decidió buscar ortiga urticante, sabiendo que esto le ayudaría con la herida. Habiendo encontrado un grupo de arbustos de ortiga en un terraplén escarpado y húmedo, se puso unos guantes de trabajo gruesos que llevaba con él y procedió a arrancar una cierta cantidad de la planta.

> "Regresó al campamento con la ortiga, la colocó en una tabla para picar y la cortó en pequeños pedazos. Entonces, tomó la pañoleta color canela de uno de los *scouts,* la remojó en un poco de agua y la exprimió a medias. Con la ortiga picada formó un pequeño montón en el centro de la pañoleta, dobló ésta por sus esquinas y la volteó.

> "Entonces, tomó el extremo achatado de una hacha de mano que algunos de los chicos usaban para cortar ramas y hacer leña para fogatas, y comenzó a golpear la parte superior de la pañoleta repetidamente. El chico dueño de la pañoleta comenzó a quejarse de la mancha que dejaría la ortiga y del regaño que recibiría de su madre, pero mi esposo no le prestó atención en absoluto.

> "Entonces desdobló la pañoleta y tomó la húmeda, jugosa y pulposa masa verde y la aplicó directamente sobre la herida del *scout* herido, dándole instrucciones explícitas de dejarla ahí hasta que se detuviera el sangrado. Puedo decirle que todo el mundo se quedó bastante sorprendido de lo rápido que se detuvo el sangrado –¡al parecer, tan sólo en cuestión de minutos!"

Edema cardíaco; inflamación crónica; traumatismos; e insuficiencia venosa. Los médicos alemanes siempre se han encontrado muy avanzados a los médicos estadounidenses en lo que se refiere al uso de sustancias naturales para complementar los medicamentos farmacéuticos sintéticos que tienen a su disposición. El ya fallecido médico Rudolf Fritz Weiss, M.D., mantenía actualizada a una de las obras más populares que jamás se haya escrito sobre la medicina natural, su clásico *Lehrbuch der Phytotherapie*. Su última edición (la 6a.) salió a la luz en 1985 (Stuttgart: Hippokrates Verlag GmbH) al poco tiempo de su muerte ya a una edad avanzada. A continuación se encuentra la traducción de parte de la información médica que le ofrecía a sus colegas en relación al jugo de ortiga y las condiciones antes citadas. "Kirchhoff ha hecho notar que un jugo extraído de ortiga (Shcoenenberger) fresca tiene un efecto diurético definido en casos de edema cardíaco y de insuficiencia venosa. Información médica reciente nos ha hecho volvernos más precavidos con el uso de la dedalera (digital) para el tratamiento de condiciones de descompensación cardíaca, y en casos de moderados a severos primero debe uno tratar de manejarlos con una terapia diurética moderada. En estos casos el jugo de ortiga es definitivamente útil. Tiene la gran ventaja de ser bien tolerado y completamente seguro, a diferencia de las tiazidas tan ampliamente utilizadas. El jugo de ortiga puede llenar un gran vacío en esas situaciones, ya que se puede suministrar mucho antes de que surja la necesidad de uno de esos diuréticos sintéticos y muy poderosos. Lo mismo se aplica a otras condiciones como la insuficiencia venosa y también al edema por una causa diferente, i.e., una inflamación crónica posterior a lesiones traumáticas". (Tal vez ninguno de mis lectores lo sepa, pero hablo y escribo el alemán.)

MÉTODO DE PREPARACIÓN

Escoja y lave varias hojas de ortiga con guantes en las manos. A continuación, extráigales el jugo de la misma forma en que lo haría con la espinaca, la lechuga romana o cualquier otra verdura de hojas similar. Si se pretende usar para fines internos, solamente necesita tomarse una pequeña cantidad (más o menos media taza) de jugo de ortiga a la vez. Si desea usar el jugo para aplicaciones externas, remoje en el jugo fresco un pedazo de tela limpio o una gasa doble, exprima suavemente para eliminar el exceso de líquido, y colóquela directamente en la superficie de la piel.

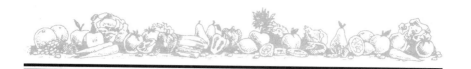

Jugo de PAPA
(patata, *potato*)

"Para eliminar del cuerpo los metales pesados"

DESCRIPCIÓN

La papa *(Solanum tuberosum)* es la verdura que conquistó al mundo. Entre los primeros europeos en ver la planta de apariencia insignificante a la que los indígenas sudamericanos llamaban *papa,* se cuentan el conquistador español Francisco Pizarro y su aguerrida banda de criminales y asesinos. Cuando invadieron el Perú en la década de 1530, no tenían ni idea del tesoro enterrado que se encontraba bajo sus pies. Cabalgaron atropelladamente y sin miramiento alguno por encima de los campos de papas en su tenaz persecución del inca Atahualpa y su legendario oro.

Introducida en Europa en el transcurso de los 50 años siguientes, la increíble papa comenzó una conquista del mundo que ya ha durado cuatro siglos. Ya hace mucho tiempo que el Imperio Inca se desintegró, y la gloria de España no es hoy sino un vago recuerdo. Pero el Rey Papa continúa su reinado. Comparado con los vastos beneficios que esta versátil planta le ha prodigado a la humanidad, todo el oro del Perú no se reduce sino a unas pequeñas papas.

Actualmente, la papa se cultiva en 130 de los 167 países independientes del mundo. La cosecha de un año, a precios al consumidor, tiene un valor equivalente a 106 mil millones de dólares al año; más que el valor de todo el oro y la plata que los españoles extrajeron del Nuevo Mundo. La cosecha promedio anual (291 millones de toneladas) ¡podría cubrir por completo una carretera de cuatro carriles que le diera la vuelta al mundo *seis veces!*

La planta de la papa crece hasta alcanzar una altura de tres pies (90 cm), tiene ramas desparramadas y tallos expandidos, y hojas compuestas formadas por pequeñas hojuelas con una superficie vellosa. Las flores son hermafroditas y se dan en racimos, con un color de blanco a morado. La semilla, de existir, es pequeña y redonda. Los tubérculos se dan en el extremo de cortos tallos por debajo de la tierra. Sus colores varían del blanco al rojo, y las formas de larga y esbelta a redonda.

Las papas se pueden agrupar en variedades tempranas y tardías. Existen muchas variedades disponibles, y ciertas variedades parecen estar particularmente adaptadas a ciertas localidades. Pueden dividirse en un total de ocho a diez grupos dependiendo de su color, la forma de los tubérculos y el momento de su madurez.

Solamente podemos mencionar aquí unas cuantas variedades. En Estados Unidos, la papa *Irish cobbler* es redonda, de color blanco y un poco áspera, y es común en las tierras de los estados del litoral del Atlántico. La papa *early Ohio* es una papa muy temprana, oblonga y de cáscara color rosa que se cultiva en los estados centrales del norte. La papa *Burbank* es una papa medianamente tardía que se cultiva en la costa del Pacífico. Las papas para hornear se cultivan principalmente al oeste del río Misisipí. Algunas tienen una cáscara color bermejo, mientras que otras tienen una cáscara color blanco. El estado de Idaho es famoso por sus papas color rojizo, que son excelentes para hornear y para hacer papas fritas. La papa *Chippewa,* una variedad más reciente, es redonda y ligeramente achatada. Es más bien aguanosa y no tan buena, pero es preferida por la industria de las papitas fritas *(potato chips)* a causa de su sabor y de su mayor rendimiento por hectárea.

Los *potato chips* se inventaron en el año de 1853. En Saratoga Springs, en el estado de Nueva York, un cocinero de nombre George Crum, un indio nativo americano, se quiso vengar de un cliente que se había quejado de sus papas fritas tan gruesas. A manera de reto, preparó un montón de rebanadas extra delgadas y las frió en aceite. El resto, como suele decirse, es historia. Por su parte, las papas fritas fueron introducidas a Estados Unidos por Thomas Jefferson, que dispuso que se sirvieran en la Casa Blanca. El hombre pionero del uso moderno de las papas fritas congeladas, sin embargo, fue el rey de la papa de Idaho, el ya fallecido J. R. "Jack" Simplot.

Hace años, cuando viví en la ciudad de Idaho Falls, en el estado de Idaho, de 1968 a 1970, conocí al Sr. Simplot en el restaurante *Westbank*, donde yo trabajaba entonces como cocinero. Recuerdo que en esa ocasión me dijo: "Así es, hijo: ¡Jamás he conocido una sola papa que me desagrade!"

DATOS NUTRICIONALES

La papa es tan nutritiva que un hombre escandinavo vivió sin problemas de salud durante 300 días únicamente a base de papas aderezadas con un poco de margarina. Se necesitan 7 libras (3 kilos) de papas, o sea más o menos unas 23, para obtener un total de 2.500 calorías, el requerimiento diario estimado de calorías para un adulto; así que comerse una papa sin ricos aderezos no engorda más que comerse una pera –la papa misma es un 99,9 por ciento libre de grasa.

Una hectárea de papa produce casi tanto alimento como 2 hectáreas de grano, y al eliminarse el agua que compone aproximadamente el 80 por ciento de las papas, éstas suministran anualmente más alimento comestible seco que el consumo mundial combinado de carne y pescado.

Las papas tienen un contenido particularmente alto de minerales, encontrándose sus mayores concentraciones en la cáscara. La revista científica *Acta Agriculturae Scandinavica* (Suplemento 22, 1980) informó que "las concentraciones por lo general se encuentran en su máximo nivel en la papa cruda sin pelar y en el más bajo en la papa ya pelada antes de su cocimiento. Los siguientes datos nutricionales obtenidos de esta misma revista corresponden a una papa sin pelar cruda: 27,3 mg de potasio, 0,258 mg de calcio, 1,13 mg de magnesio, 2,93 mg de fósforo, 1,63 mg de azufre, 28,3 mg de hierro, 3,37 mg de cobre, 12,7 mg de manganeso, 20 mg de zinc, 0,2 mg de molibdeno, 0,02 mg de cobalto, 0,14 mg de níquel, 0,04 mg de cromo, 0,8 mg de flúor, 0,01 mg de selenio, 10 mg de silicio, 15,3 mg de rubidio, 15 mg de aluminio, 7,1 mg de boro, 2 mg de bromo, 0,004 mg de mercurio, 0,05 mg de arsénico, 0,07 mg de cadmio y 0,110 mg de plomo. Algunos de estos minerales que son considerados tóxicos en grandes cantidades, como el aluminio, el arsénico, el mercurio y el plomo, son esenciales para el cuerpo en cantidades muy pequeñas y aparecieron en las papas analizadas para este estudio a causa de las tierras ricas y no contaminadas en las que se cultivaron.

BENEFICIOS TERAPÉUTICOS

La revista *Science* es una de una larga serie de revistas científicas a las que de manera regular me suscribo y que de manera rutinaria leo en busca de nueva información que me permita ayudar más a otras personas. En un ejemplar viejo (230:603; 674-76, 8 de noviembre de 1985), leí acerca de ciertas plantas que contenían una serie de péptidos simples llamados fitoquelatinas, que atraen a los metales pesados y que, de esta forma, participan en la desintoxicación de metales.

Un grupo de científicos hizo cultivos de células provenientes de diferentes especies de plantas. Entre ellas se encontraban el eneldo, la berenjena, la papa, el galio *(bedstraw)*, el malvavisco *(marshmallow)* y el palo de rosa *(barberry)*. Entonces se le añadieron a estos diferentes cultivos celulares los siguientes metales pesados y tóxicos: cadmio, cobre, mercurio, plomo y zinc. "Más del 90 por ciento del cadmio colocado en los cultivos formó un complejo junto con las fitoquelatinas", hacía notar la revista. Cuando esos metales pesados forman un complejo con tres aminoácidos sulfurosos simples, se vuelven inofensivos y son eliminados del cuerpo si son demasiado abundantes.

Desde entonces, y con base en ésta y otras investigaciones publicadas en algunos otros medios, siempre he recomendado el jugo de papa para combatir la toxicidad por metales pesados. Mi propia experiencia con él ha sido que es uno de los mejores agentes para expulsar del tejido corporal esos elementos metálicos, que pueden acumularse a lo largo de un periodo de tiempo prolongado y conducir a severos problemas de salud más adelante.

Espinillas; furúnculos; quistes; carbunclos. El alto contenido de almidones presente en el jugo de papa y su pulpa representa un maravilloso agente extractor para expulsar de nuestro cuerpo cualquier materia purulenta. En primer lugar, necesita abrirse cuidadosamente la erupción particular con una aguja de coser previamente esterilizada sobre una llama durante un minuto. A continuación, deberá emparse bien en una preparación de pulpa y jugo de papa un pequeño pedazo de muselina, algodón o franela (del tamaño de un pañuelo doblado). Éste se deberá entonces aplicar directamente a la piel y

cubrirse con otro pedazo de tela blanca limpia (de preferencia doblada una vez). Esta cataplasma deberá mantenerse ahí por un rato hasta
que se seque; entonces, deberá aplicarse otra. Después de este
tratamiento, deberá lavarse la superficie de la piel y luego desinfec-
tarse con algo de agua oxigenada. Es probable que se requieran de
varias aplicaciones a fin de sacar tanto veneno como sea posible.

**Úlceras por estar mucho tiempo de reposo en la cama; úlceras de
pierna debidas a la diabetes; heridas.** En estos casos, se recomienda la misma rutina anteriormente mencionada, a excepción de que el
área a la que se vaya aplicar el tratamiento no necesita abrirse o per-
forarse. Este remedio también funciona bien en llagas por herpes
genital. Posteriormente, el área deberá tratarse con algo de vinagre o
avellana blanca *(white hazel)* no sólo para desinfectarla, sino también
para ayudar a cerrar la llaga o herida.

Cálculos biliares. De muchacho, un día caí enfermo, por alguna
extraña razón, de un severo caso de cálculos biliares. Mi padre consultó con un doctor naturópata, que nos recomendó la misma cosa
que su madre, Barbara Liebhardt Heinerman, había usado años antes
en su pueblo natal (Temesvár, en Rumania). El remedio consistía en
la ingestión de jugo de papa cruda, al igual que en caldo de cáscara
de papa cocida. Se me dieron medias tazas de ambos a diferentes
intervalos a lo largo del día por espacio de casi una semana. Deseché
a través del colon todos los cálculos biliares, y pude recuperarme sin
mayor problema. Pero... ¡ay, que feo! ¡Cómo hubiera querido que mi
padre hubiera sazonado un poco el jugo y el caldo de cáscara de
papa!

MÉTODO DE PREPARACIÓN

Cuando extrae el jugo a cualquier tipo de papa, tenga en cuenta algo
muy importante: bajo ninguna circunstancia se deberá quitarle la cáscara. Si desea, puede lavar las papas con agua y jabón, e incluso ta-
llarlas un poco con un cepillo de alambre para verduras. Pero *jamás*
quite la cáscara, pues es ahí donde se encuentra toda la riqueza mineral que expulsará esos venenos de su cuerpo.

Si utiliza un *Vita-Mix*, le sugiero que corte la papa en pequeños
cuartos para que sea más fácil extraer el jugo, añadiendo un poco de
agua al hacerlo. Si usa algún otro tipo de extractor de jugos, únicamente necesita cortar la papa por la mitad a lo largo.

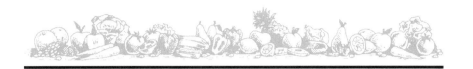

Jugos de PAPAYA y MANGO

"Asistencia líquida para la hernia hiatal"

DESCRIPCIÓN

La papaya *(Carica papaya)* (también conocida como lechosa, fruta bomba y melón sapote) es una planta herbácea originaria de la América tropical, de rápido crecimiento, vida corta y parecida a la palma, que se cultiva desde las tierras bajas de México hasta Perú, Bolivia y Brasil. Generalmente, las papayas crecen a manera de maleza en todas las zonas tropicales del mundo. Algunas pueden alcanzar un tamaño tan grande como el de una pelota de futbol americano.

Las papayas de Hawaii se cuidan y se nutren cuidadosamente. Casi todas son de un tamaño uniforme y de una apariencia idéntica. Por lo general de color verde claro al cosecharse, van cambiando de color hasta alcanzar un amarillo dorado conforme van madurando, siguiendo el mismo patrón de cambio de color que los plátanos. Casi todas las papayas que se venden en Estados Unidos y Canadá se cultivan en Hawaii y se envían por vía aérea.

La principal variedad hawaiana se llama la papaya *Solo,* pero no hay nada de solo en la forma en la que crece. Durante una visita a islas Hawaii a finales de 1981, pude ver cientos de papayas de este tipo en un solo papayo. La papaya *Solo* es una variedad de pulpa amarilla. También existe ahora un mayor suministro de una variedad de pulpa naranja-rosa que se llama la papaya *Sunrise*. Las dos variedades tienen un sabor y una textura iguales y maduran a la temperatura ambiente. Las papayas completamente maduras son de color amarillo dorado. Cuando están todavía verdes no están maduras y carecen del sabor necesario. La mejor manera de prepararlas para extraer su jugo consiste en pelarlas y cortarlas a lo largo, desde el rabillo hasta el extremo del brote. A continuación deberá quitarles las numerosas semillas negras. Luego, añada unas cuantas gotas de jugo de limón o lima fresco para mejorar su suave pero dulce sabor antes de pasar la fruta por su extractor. El jugo de papaya madura tiene un sabor muy similar al del jugo de melón cantaloupe maduro.

El mango *(Mangifera indica)* es un árbol alto con una copa redonda y ancha y una savia resinosa y transparente. Sus hojas son siempre verdes y sus agradablemente aromáticas flores son de color amarillento o rosa y se dan en gran número. Se cree que el mango tuvo su origen en la India y en Myanmar (la antigua Birmania). Para la gente de los trópicos, este árbol juega un papel similar al del árbol de la manzana en Norteamérica. Habiendo estado en lugares de Indochina en donde no es nada raro ver en ocasiones árboles de mango de 50 pies (15 metros) de alto *y del mismo ancho* en circunferencia, he podido saborear mangos madurados en su propio árbol. Con la posible excepción de un melón maduro o una piña perfectamente madura, no sé de ninguna otra fruta que sea tan dulce o tan

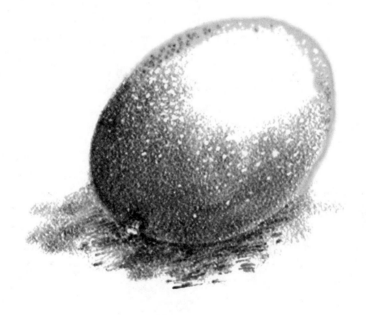

fragante. De hecho, si no se tiene cuidado, no es difícil "atragantarse" con estos deliciosos mangos al grado de casi enfermarse.

Los mangos vienen en variedades, tamaños, colores y formas variadas. Pueden ser de un tamaño tan pequeño como el de un huevo de gallina o ser tan grandes como un huevo de avestruz y llegar a pesar casi dos kilos.

La mayoría de los mangos tienen un sabor de bueno a excelente, pero el que hay que evitar es el mango de cáscara color verde, en forma de un riñón y más bien plano, que se llama "oro". Con excepción del color de su pulpa, no existe nada de oro en esta variedad. Es muy fibroso, sabe como la turpentina y por lo general se mancha y se descompone antes de madurar. Si alguna vez ha tenido una experiencia con un mango malo, es probable que haya sido un oro. Se importan de México porque los estadounidenses no sabemos nada del mango, y los que lo cultivan nos lo venden por su apariencia agradable al ojo y porque es la primera variedad en llegar al mercado.

Aun cuando puede existir cierta controversia acerca de si el mango es la fruta más dulce del mundo, lo que sí está más allá de toda discusión es que es la que más ensucia al comerla. Esta fruta no fue de ninguna manera diseñada para el comensal delicado. Cuando come un mango, la combinación de una pulpa muy jugosa y un hueso grande y plano hace imperativo ya sea el ponerse un babero o tener a la mano una gran cantidad de toallas de papel.

En los trópicos, en donde el consumo del mango es más una regla que la excepción, se utilizan tenedores de plata especiales para mango que tienen cuatro largos dientes. En ellos se ensarta un mango muy maduro, a cuya cáscara se le hacen cuatro cortes longitudinales. Entonces se pela la cáscara de la misma forma en que se hace con el plátano y la fruta se come como si fuera un helado.

En una ocasión en la que visité Tailandia y Malasia, aprendí un truco para comer mangos maduros sin necesidad de usar muchas servilletas de papel. Hacía yo rodar un mango sobre una mesa ejerciendo sobre él una ligera presión con la mano de la misma forma en que se hace con un limón. Una vez que la pulpa se encontraba ya casi líquida, hacía yo un corte del lado del rabillo y succionaba a través de él la pulpa en una forma semejante a la del néctar. Pero únicamente utilizaba este método con mangos muy maduros. Su sabor es casi *tutti-frutti,* o el equivalente a una combinación de piñas, albaricoques, y duraznos muy maduros.

DATOS NUTRICIONALES

Una papaya madura de tamaño mediano contiene estos nutrientes: 61 mg de calcio, 49 mg de fósforo, 0,9 mg de hierro, 9 mg de sodio, 711 mg de potasio, 5.320 unidades internacionales de vitamina A, 170 mg de vitamina C y 31 mg de magnesio. Un mango contiene estos minerales y vitaminas: 23 mg de calcio, 30 mg de fósforo, 0,9 mg de hierro, 16 mg de sodio, 437 mg de potasio, 11.090 unidades internacionales de vitamina A, 81 mg de vitamina C, y 18 mg de magnesio.

BENEFICIOS TERAPÉUTICOS

Bob Lynnhaven, de Columbia, South Carolina, había padecido de una hernia hiatal por varios años. Después de cada alimento, experimentaba acidez estomacal y en ocasiones un agudo dolor detrás del extremo inferior del esternón. Su padecimiento empeoraba si se inclinaba o se recostaba. En otras ocasiones, vomitaba pequeñas cantidades de una materia amarga y verdosa.

Para ese entonces ya había optado por dormir apoyado sobre cojines, comía pequeñas comidas frecuentemente, y evitaba cualquier trabajo pesado que le exigiera agacharse mucho. Sin embargo, seguía experimentando algo de dolor. Un amigo le sugirió chupar pastillas antiácidas, que le brindaron un poco de alivio, pero no mucho.

Como Bob no tenía ni el tiempo, ni la paciencia ni el dinero para comprar un extractor, le recomendé que tomara jugos de papaya y mango embotellados o enlatados. También le pedí que mezclara una cuarta parte de jugo de mango con tres cuartas partes de jugo de papaya a fin de obtener el equivalente a un vaso de líquido de 180 ml, y que sorbiera esta mezcla lentamente con una pajita (pajilla, popote) plástica después de cada 3 o 4 bocados de alimento bien masticado e ingerido.

Algún tiempo después, Bob me envió una nota de agradecimiento diciéndome que en cuestión de días, "Me encontraba ya curado de mi hernia hiatal gracias a su consejo".

Al igual que el jugo de dátil-higo anteriormente mencionado en este libro, la mezcla de papaya-mango es de utilidad para un gran número de problemas diferentes. Dos de las cosas que hacen que esta mezcla sea tan útil son la alta cantidad de carbohidratos y enzimas en ambas frutas, elementos que trabajan en conjunto para promover el sanamiento en el interior y el exterior del cuerpo. Lo anterior es particularmente cierto en aquellos casos en los que existe hinchazón e inflamación, dificultades gastrointestinales, fiebre y dolor.

Aunque el jugo de papaya-mango no resolverá todos los problemas que se mencionan a continuación, por lo menos ayudará a mitigar algo del sufrimiento que causan. Al igual que con el jugo de dátil-higo, se hace de nuevo la misma *advertencia* a aquellas personas con problemas de azúcar en la sangre (diabetes e hipoglucemia), alergias o infección por hongos (candidiasis).Como estas frutas tienen un alto contenido de azúcar natural, es probable que su uso tenga que limitarse bajo estas condiciones, de modo que los síntomas ya existentes no se agraven todavía más.

Problemas del Cutis. Los antiguos nativos del Caribe siempre utilizaban la papaya con fines cosméticos. Su extraordinario cutis se atribuía al uso de la pulpa de mango madura como jabón para la piel. El jugo de la pulpa de esta misma fruta se usaba para hacer desaparecer las pecas o arrugas causadas por el intenso calor del sol.

Deshidratación. El jugo de mango se usa a menudo en la India, Malasia y las Filipinas como agente para calmar la sed y aliviar la deshidratación.

Mala circulación. La pulpa del mango *junto con* el jugo promueve la eliminación de la mala circulación sanguínea. Los curanderos tradicionales de Vietnam, Tailandia y Malasia utilizan esa combinación con este fin.

Agrandamiento del bazo y el hígado. El jugo lechoso de la fruta de la papaya no madura todavía, era altamente apreciado en la India por los doctores ayurvédicos tradicionales para tratar el agrandamiento del bazo y el hígado, señaló E. J. Waring en su libro *Remarks on the Uses of the Bazaar Medicines and Common Medical Plants of India* (Londres, 1883; p. 118).

MÉTODO DE PREPARACIÓN

Lave, pele y quítele las semillas y el hueso a una papaya y un mango maduros. A continuación, córtelos en pequeños cuadros y procéselos en su extractor de jugos por separado. Guarde los jugos correspondientes en recipientes de plástico diferentes con tapas herméticas. Al usarlos, mezcle una cuarta parte de jugo de mango por tres cuartas

partes de jugo de papaya. Añada media cucharadita de jugo de lima
(limón verde, *lime*) para darle más sabor y *sorba* (no beba) una taza
de esta mezcla de jugos junto con cada comida.

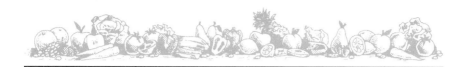

Jugo de PATACA (aguaturma, *Jerusalem artichoke*)

"Un deleite para las personas a dieta"

DESCRIPCIÓN

La pataca *(Helianthus tuberosus),* aunque es un tipo de planta totalmente diferente de aquél de la más familiar alcachofa (alcaucil) redonda, se parece a ella en el sabor de sus partes comestibles. Pertenece a la familia de los girasoles, y sus flores tienen pétalos de un bonito color amarillo que constituyen un excelente espectáculo como decoración o como fondo en un jardín.

Las plantas crecen hasta alcanzar una altura de 6 pies (2 metros) o más y tienen hojas vellosas de entre 6 y 8 pulgadas (15 y 20 cm) de largo. Sus tallos por lo general no tienen ramas. La pataca es una planta perenne y vive de año en año por medio de sus largos tubérculos, que son comestibles y tienen un sabor un tanto parecido al de la alcachofa redonda. Lo anterior tal vez explique la razón por la que en inglés se conoce como "alcachofa" en vez de "papa", que es a la que sus tubérculos se asemejan más.

Existen una serie de variedades que difieren especialmente en el color de los tubérculos. Existen variedades de cáscara color blanco, morado, rojo y amarillo, pero el sabor no es suficientemente diferente como para ser de mucha importancia al consumidor típico.

DATOS NUTRICIONALES

Una pataca proporciona una cantidad de carbohidratos equivalente a la de una pequeña papa para hornear. En su mayor parte está formada por un tipo de almidón particular conocido como inulina, que es una forma de fructosa. La inulina (*no* insulina) es un eficiente combustible que contribuye a satisfacer las necesidades de energía del cuerpo. En el tubérculo también existen una cantidad considerable de enzimas.

BENEFICIOS TERAPÉUTICOS

¡La obesidad es una *enfermedad* nacional de proporciones epidémicas! Así lo afirma la Asociación Médica de Estados Unidos (*American Medical Association*) y las asociaciones de la atención a la salud relacionadas. La tendencia a comer muy seguido y a comer los tipos de alimentos equivocados, además de la falta de ejercicio y las disfunciones bioquímicas, contribuyen a este extendido problema.

La clave para comprender la obesidad es conocer algo acerca de las papilas gustativas que se encuentran en la boca a ambos lados de la lengua. Estas papilas transmiten "señales de sabor" al cerebro en relación con todo lo que masticamos e ingerimos. Aquellos alimentos que son dulces y deliciosos, como el chocolate, la crema o el azúcar, están destinados a crear una impresión definitiva en el cerebro. De hecho, esas sustancias se aislarán mentalmente y se mantendrán en un lugar especial para usarlas como referencias de manera continua.

Al mismo tiempo que este archivo de "alimentos y bebidas preferidos" está siendo creado, el cerebro se encuentra también produciendo ciertos "marcadores de sabor" bioquímicos que circulan en todo el cuerpo con la esperanza de detectar *más* de esas sustancias placenteras. Al no encontrar ninguna, se envían de regreso al cerebro señales de necesidad; el cerebro comienza entonces a crear deseos bioquímicos de estos deliciosos elementos.

Es por esta razón que muchas personas obesas desean de manera constante los alimentos que son dulces y deliciosos, pero que, desafortunadamente, engordan y no son saludables para el cuerpo.

El valor de algo como el jugo de pataca, *al combinarse* con una pequeña cantidad de jugo de zanahoria, alfalfa o remolacha (betabel), reside en el hecho de que tiende a satisfacer estos deseos al consumirse de una cierta manera. En vez de tomarlo con los tragos acostumbrados, es mucho mejor *sorber* este jugo usando un pajita (popote, pajilla) plástica. Al hacerlo, la lengua tendrá el beneficio adicional de que la mezcla del jugo correrá por sus papilas gustativas y permanecerá un poco más en el interior de la boca, antes de su ingestión. El cerebro se apaciguará lo suficiente por algo de tiempo, reduciendo con ello la cantidad de "marcadores de sabor" que ordinariamente produciría.

Cuando esto sucede, el individuo no se ve obligado a enfrentar la tentación mental de andar comiendo bocadillos a toda hora. La voluntad prevalecerá y los alimentos chatarra *(junk food)* que añaden kilos al cuerpo sencillamente no se consumirán. Con ejercicio moderado, hábitos alimenticios prudentes, bastante agua (hasta 6 vasos al día) y la utilización juiciosa de hierbas y especias culinarias para ajustar el "termostato" glandular del cuerpo unos cuantos grados más arriba, la grasa almacenadala cosa más difícil de deshacerse—puede ser "quemada" bioquímicamente.

La pataca es precisamente aquello que puede ayudar a lograrlo en las personas que desean deshacerse de esa horrible grasa *¡y mantenerla alejada!*

Síndrome de fatiga crónica; diabetes; hipoglucemia. Estas tres enfermedades comparten por lo menos una causa principal de sus orígenes. Cada una de ellas está relacionada con desequilibrios del azúcar en la sangre de algún tipo. En el caso de la diabetes, se trata de demasiada azúcar y de muy poca insulina para poder quemarla. Pero en el caso del síndrome de fatiga crónica y la hipoglucemia, se trata precisamente de lo contrario: muy poca azúcar en el plasma de la sangre circulante y demasiada insulina. Ésta es una situación comparable a dejar la calefacción encendida en pleno mes de julio. La pataca contiene un componente almidonado llamado inulina. La inulina *no* tiene nada que ver con aquello que el páncreas produce, sino que más bien es un carbohidrato único que es rápidamente transformado en una energía eficiente que apoya a los órganos (hígado, páncreas, bazo) responsables del metabolismo normal del azúcar en la sangre. Dicho de otra manera, la inulina estabiliza los niveles tremendamente erráticos del azúcar en la sangre. Permite eliminar esos efectos tipo *"yo-yo"* (sube y baja) y mantiene el nivel del azúcar en la sangre en algún punto central. Una vez que esto sucede, estos problemas que consumen la energía del cuerpo se corrigen adecuadamente.

MÉTODO DE PREPARACIÓN

Talle y lave un tubérculo de pataca. Introdúzcalo en un extractor de jugos centrífugo o por trituración con un émbolo de madera. Luego, licue su jugo con una cantidad igual de jugo de zanahoria, alfalfa o remolacha. Sórbalo lentamente a través de una pajita plástica, dejando correr el jugo un poco por el interior de su boca antes de pasárselo.

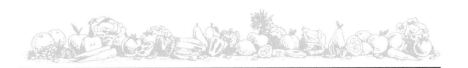

Jugo de PEPINO (cucumber)

"El mejor tonificador para la piel"

DESCRIPCIÓN

El pepino *(Cucumis sativus)* es un pariente cercano de las calabazas (zapallos) y los melones. Se cultiva en todos los estados de este país y está disponible todo el año. Durante los meses de invierno, las cosechas de California, Florida y Texas se complementan con importaciones de México y de las Indias Occidentales.

Existen muchas variedades de pepinos, pero éstas se pueden dividir en tres tipos básicos: los pepinos de huerta comunes y de cáscara suave; los pepinillos *(pickles)* de cáscara rugosa; y los pepinos europeos alargados y casi sin semillas.

El pepino de mejor sabor, pero no necesariamente el más atractivo del grupo, es un pepinillo conocido como *Kirby*. El *Kirby* es una variedad de color verde pálido y blancuzco. Es bastante pequeño, pero cuanto más pequeño, mejor. No es muy simétrico y su cáscara es rugosa. Sin embargo, en este caso, para decir lo menos, ¡las apariencias pueden engañar! El *Kirby* es firme, crujiente, y sus pequeñas semillas le dan un buen sabor. El *Kirby* se utiliza para hacer los pepinillos encurtidos en vinagre *(dill pickles)* que se venden en frascos en los supermercados.

El pepinillo más pequeño se conoce como *gherkin*. También es muy sabroso cuando se consume crudo, pero rara vez está disponible crudo en los supermercados. Las fábricas procesadoras comerciales compran las cosechas por tonelada y le pagan a los agricultores que los cultivan enormes sumas de dinero.

Al escoger cualquier tipo de pepino, tome en cuenta que cuanto más oscuro sea su color (a excepción del *Kirby*), mejor. Un color amarillo indica un pepino ya viejo y posiblemente la presencia de semillas duras. Los pepinos delgados medianos o pequeños son preferibles a los grandes y gordos. A toda costa, evite cualquier pepino reblandecido, hinchado, magullado o arrugado (los reblandecidos a veces tienen un desagradable sabor). Los pepinos se pueden conservar bien en el refrigerador por más de una semana, pero es preferible usarlos dentro de unos pocos días después de comprarlos.

DATOS NUTRICIONALES

Una taza de pepinos crudos rebanados y pelados contiene esta cantidad de nutrientes: 26 mg de calcio, 28 mg de fósforo, 1,2 mg de hierro, 6 mg de sodio, 168 mg de potasio, 260 unidades internacionales de vitamina A, pequeñas cantidades de algunas vitaminas del complejo B (como la tiamina, la riboflavina y la niacina), 12 mg de vitamina C, y 13 mg de magnesio. También contiene pequeñas cantidades de boro y cloro.

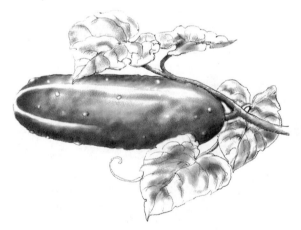

BENEFICIOS TERAPÉUTICOS

Paul Bragg, que falleció hace ya algún tiempo a una edad avanzada, era un escritor y orador sobre temas de salud muy popular desde el año 1935, cuando las comunidades médica y científica se encontraban mucho menos abiertas a la aceptación de formas alternativas que lo que son ahora. En un artículo que él había publicado en una vieja edición de la revista *Nature's Path,* comentó lo siguiente acerca del jugo de pepino: "No existe nada más nutritivo para la piel que el jugo líquido del pepino. El agua rica en nutrientes que contiene, al ingerirse, le añade brillo al pelo y a los ojos, color a los labios, tono a la piel y vigor al caminar".

El Sr. Bragg lo consideraba uno de los mejores rejuvenecedores líquidos y naturales, para sentirse y *verse* juvenil y radiante. Afirmaba que la nutrición líquida proveniente de su jugo, "enjuaga nuestro sistema de una manera maravillosa y, si se me permite decirlo, atrevida". Jamás aclaró lo que quería decir con esta última expresión de "atrevida". Pero basta con decir que cuando se extrae el jugo al pepino *en su totalidad,* con cáscara y todo, éste desencadena en el interior del cuerpo una acción limpiadora única que literalmente elimina los depósitos de viejo material de desecho y de toxinas químicas que se han acumulado. Una vez que los elementos anteriores han abandonado el cuerpo, escribió él, "¡entonces se encontrará usted de nuevo en la ruta hacia una salud brillante!"

Se dice que el Sr. Bragg, en cuya rutina diaria a base de jugos el pepino era un importante elemento, no tenía muchas arrugas en su piel como resultado de ello, aunque pasaba largo tiempo al sol a consecuencia de su amor por la natación y otras actividades físicas al aire libre. Algunas personas piensan que los aceites naturales presentes en la cáscara pueden tener algo que ver con lo flexible y notoriamente clara que la piel se puede ver después de un periodo prolongado de tomar jugo de pepino.

También puede hacer la prueba con la siguiente técnica la próxima vez que lo molesten las cucarachas y hormigas. Remoje tiras de cáscara de pepino en su jugo durante una hora. Luego, sáquelas del jugo y póngalas a secar en un horno a una temperatura de 200°F hasta que queden quebradizas. Entonces, procéselas en su licuadora junto con un par de hojas de laurel que también hayan sido remojadas en el mismo jugo de pepino y luego dejadas secar. Espolvoree el polvo resultante en alacenas y sobre el piso junto a las paredes. Vuelva a aplicar el polvo cada semana y media.

Picaduras de insecto. Una madre de Alabama en alguna ocasión me dijo cómo fue que trató una picadura de abeja en la planta del pie de su pequeña hija, después de que ésta accidentalmente se había parado sobre una abeja. "Me dirigí al lugar en donde estaban creciendo mis pepinos, arranqué uno, lo llevé a la casa, lo pelé y corté parte de él, y luego lo hice puré en mi licuadora. Luego, vertí la mezcla espesa en el fondo de una bolsa de plástico e hice que mi hija metiera el pie en ella. Lo tuvo ahí durante una hora aproximadamente, hasta que todo el punzante dolor, la hinchazón y la comezón habían cesado".

Erupción cutánea debida a hiedra venenosa/zumaque venenoso (*poison ivy/poison oak*). Estas plantas producen una erupción severa que da mucha comezón cuando entran en contacto con la piel. Esa erupción puede desarrollarse después de tocar alguna tela, equipo o animales que se hayan rozado contra ellas. Incluso el hecho de quemar sus hojas libera al aire una serie de químicos que pueden ocasionar esas erupciones y, de manera más seria, una inflamación en los pulmones si se inhala ese humo. Los alergenos presentes en la savia de las plantas provocan una reacción en la piel al activar los mecanismos defensivos del sistema inmunológico. Se forman anticuerpos, conduciendo a la liberación de otros químicos en el cuerpo que producen esa comezón y esa erupción características. La humedad rica en nutrientes del pepino, al aplicarse a la superficie de la piel, de inmediato apaga el "fuego" ocasionado por la savia de estas plantas. Cuando se ingiere el jugo, las sales de potasio en él trabajan para detener la producción adicional de los anticuerpos responsables de las irritaciones externas.

Quemaduras de sol. Los procedimientos apropiados para tratar las quemaduras de sol exigen baños de agua *moderadamente fría* en tina o en regadera y la aplicación de compresas de agua *moderadamente fría* sobre la piel para aliviar el dolor, ¡y *no* hielo o agua helada! En casos más severos, es necesaria la ingestión de líquidos para evitar la deshidratación. *Tampoco* deben reventarse las ampollas en la piel. El alto contenido de humedad del pepino cumple con todos estos requisitos. Es refrescante, pero no congelante. En el pepino existe suficiente líquido como para evitar la deshidratación. El pepino también evita que salgan ampollas repentinamente. ¡Es el *mejor* tratamiento para las quemaduras de sol!

MÉTODO DE PREPARACIÓN

Dos pepinos de tamaño mediano deben producir cerca de taza y media de jugo. Primero, lave ambos pepinos con jabón y agua, luego enjuáguelos con agua corriente y, a continuación, séquelos bien con una toalla. Estas medidas de precaución son necesarias para eliminar algo de la cera que la industria de las frutas y verduras aplica antes de que éstas lleguen al supermercado.

Una agradable adición al jugo de pepino es un cuarto de taza de jugo de perejil o de alfalfa, saborizado con una cantidad igual de jugo de zanahoria o remolacha (betabel) frescos. Estos jugos ayudarán a expulsar el ácido úrico del sistema más rápidamente.

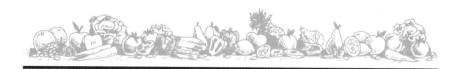

Jugo de PEREJIL (parsley)

"Haga alejar las alergias para siempre"

DESCRIPCIÓN

El perejil *(Petroselinum hortense)* es una planta bienal que durante el primer año produce muchas hojas rizadas y finamente divididas, las cuales son muy apreciadas por su sabor aromático. Sus hojas tienen la característica de neutralizar el pungente sabor de la cebolla. Durante el segundo año se produce el tallo, que da a su vez una cabezuela con numerosas flores de color blanco.

Existen diferentes tipos y variedades de perejil. La variedad de hojas sencillas no es tan común como la de hojas rizadas. La variedad de "hoja de apio" o *Neapolitan* por lo general no se cultiva en Estados Unidos. La variedad de hojas tipo helecho sólo se cultiva ocasionalmente, mientras que la variedad de perejil "de raíz de nabo" o *Hamburg* se cultiva en huertas comerciales cerca de las grandes ciudades.

DATOS NUTRICIONALES

Diez ramitas de perejil contienen: 20 mg de calcio, 6 mg de fósforo, 0,6 mg de hierro, 5 mg de sodio, 73 mg de potasio, 850 unidades internacionales de vitamina A, 17 mg de vitamina C, y 11 mg de magnesio.

BENEFICIOS TERAPÉUTICOS

La gente en diferentes ocasiones me ha preguntado cómo es que consigo recomendar tantos remedios a base de alimentos para una variedad tan amplia de padecimientos. Una de mis respuestas ha sido esta: "A veces, los pruebo conmigo mismo y, si tengo éxito, sé que pueden funcionar en cualquier persona. Fue eso lo que me sucedió con el uso del perejil para tratar alergias".

El fin de semana del 6 al 8 de agosto de 1993 estaba en Kutztown, Pennsylvania, dando una conferencia en la universidad de esa localidad durante la convención de *Pennsylvania Natural Living.* Al igual que cientos de otros invitados, me alojé en uno de los dormitorios para estudiantes. Tomamos nuestras comidas, que fueron especialmente preparadas para este evento a base de alimentos saludables y orgánicos, en la cafetería del *campus* de la universidad.

La mayor parte del viernes y parte del sábado me la pasé en un edificio ya viejo que servía como nuestra sala de exhibiciones. No sé si era la humedad del lugar o la colonia o el perfume de alguien, o los árboles y la vegetación que se veían a través de las ventanas, lo que me hacía estornudar casi continuamente. No sólo se trataba de algo que se estaba agravando extremadamente, sino también de algo terriblemente incómodo. Aquí me encontraba yo, un conocido autor y conferencista sobre temas de salud alternativa, dándole a la gente consejos acerca de cómo curarse, y ¡ni siquiera podía controlar lo que me causaba esa alergia!

La noche del sábado me uní a otros participantes que me invitaron a ir en grupo a la cafetería. Una de las cosas que de inmediato llamó mi atención en la fila de autoservicio fue una gran ensaladera de acero inoxidable llena de perejil orgánico que ya estaba lavado. Lo habían colocado ahí más como decoración, creo yo, que por alguna otra razón, porque casi todos los que pasaban frente a él tomaban tan sólo unas cuantas ramas.

Por alguna extraña razón, mi cerebro se conectó con la imagen visual de esta planta y de inmediato se produjo en mi cuerpo una fuerte señal de antojo que no pude resistir. Los que estaban enfrente y detrás de mí me miraban con humoroso asombro conforme llenaba un plato completo con estas ramas de perejil. Vertí sobre ellas un poco de aderezo a base de aceite y vinagre y esparcí encima de todo esto algunos crutones de pan tostado. Me llevó una media hora de masticar lentamente para consumir todo el plato de perejil; pero al poco rato de haber digerido todo esto, sucedió algo maravilloso: *¡mis frecuentes estornudos cesaron por completo!* Todavía no sé qué es lo que había en el perejil que hizo que esto sucediera; ¡lo único que sé es que esta frondosa hierba es buena para las alergias!

No mucho tiempo después de esto, recibí una carta de una persona de nombre Alex Williamson, de Scottsdale, Arizona. Había comprado mi *Heinerman's Encyclopedia of Fruits, Vegetables & Herbs* (West Nyack, N.Y.: Parker Publishing Co., 1988) y obtuvo mi dirección de la parte trasera del libro. Había sido afectado por diferentes alergias durante un periodo de tiempo que no especificaba, ya había hecho la prueba con casi todo lo que las tiendas de productos para la salud y diversos libros de salud tenían que ofrecer, y se comenzaba a sentir muy desalentado.

Le respondí por medio de otra carta y le mencioné mi propia experiencia con el perejil en Pennsylvania. Le sugerí que le extrajera el jugo a un manojo de perejil al día y que se lo tomara junto con la comida o la cena. Y le dije que pensaba que le ayudaría como ninguna otra cosa lo había hecho. Pues bien: siguió mi recomendación y volvió a ponerse en contacto conmigo después de un mes para comunicarme los resultados. A los tres días, los ojos dejaron de ponérsele llorosos e irritados. A los cinco, sus estornudos desaparecieron, y a los diez días, se sentía ya "curado" y "como si fuera un hombre nuevo". Después de eso, redujo su consumo de jugo de perejil a solamente tres tazas por semana.

Éste es uno de esos casos en los que algo con lo que di a consecuencia de un antojo repentino le ha ayudado, a su vez, a otros

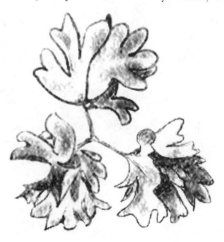

como Alex a finalmente deshacerse de sus aparentemente incurables alergias.

El jugo de perejil es fantástico para restablecer la salud en el cuerpo. Como resultado de su alto contenido de sales minerales, rápidamente neutraliza la condición ácida provocadora de enfermedades de la sangre y, en su lugar, introduce una alcalinidad que promueve activamente la salud y le produce un enorme bienestar al cuerpo.

Celulitis. La celulitis es una inflamación del tejido conectivo o celular. También puede tratarse de una inflamación no localizada del cuero cabelludo pero sin la supuración habitual. En su extraordinario tratado sobre plantas medicinales titulado *Herbier de Santé* (París: Laffont/Tchou, 1975), el reconocido herbolario francés Maurice Mességué le recomienda a la gente que padece de celulitis consumir perejil vorazmente. "Cómalo hasta hartarse en ensaladas, tortillas, sopas, en forma de jugo y en todos sus platos con carne", escribe.

Envenenamiento por mercurio. Con toda la reciente atención que se le ha dado a los empastes (tapaduras) de amalgama que los dentistas han utilizado de manera rutinaria, la mente del público se ha visto confrontada con los peligros bastante reales del envenenamiento por mercurio. En su obra clásica *Lehrbuch der Phytotherapie* (Stuttgart: Hippokrates Verlag GmbH, 1985; p. 237, 6a. edic.), el ya fallecido Dr. Rudolf Fritz Weiss, M.D., recomendaba ampliamente el jugo de perejil como una excelente forma de deshacerse de los residuos tóxicos de mercurio del cuerpo. Advertía, sin embargo, que a causa del alto contenido de apio presente en el jugo del perejil, éste debe diluirse en un segundo jugo de verduras de algún tipo con agua, y tomarse en pequeñas dosis, a intervalos de varias semanas, en aquellos casos en los que deba evitarse esta sustancia.

Problemas de la piel. Mességué elogia las virtudes del jugo de perejil para tratar todo tipo de "afecciones de la piel". Él cree que la razón por la que el perejil funciona tan bien en este sentido es por su alto contenido de sales minerales (especialmente potasio), que tiene un efecto alcalinizante en la sangre acidógena y una gran acción limpiadora en los riñones.

MÉTODO DE PREPARACIÓN

Lave un manojo de perejil suelto remojándolo en un tazón o recipiente grande en su fregadero de cocina y luego sacudiéndolo varias veces con la mano. Esto hará que se elimine cualquier suciedad. Luego, deje escurrir el perejil adecuadamente antes de extraer su jugo en el *Vita-Mix* o en algún extractor similar. Yo en lo particular soy un tanto parcial hacia el *Vita-Mix,* ya que retiene todo el bienestar nutricional del perejil. No se pierde nada y se utiliza todo, mientras que con otros extractores siempre quedan sobrantes de pulpa con los que nadie parece saber qué hacer.

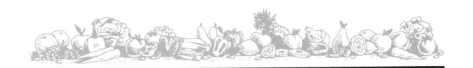

Jugo de PERIFOLLO (chervil)

"Algo bueno para la vesícula biliar"

DESCRIPCIÓN

Existen dos tipos de perifollo, el anual y el bienal. El perifollo para ensalada *(Anthriscus cerefolium)* es el anual y se cultiva por su follaje, y en algunas partes de Europa se usaba antiguamente como hierba para condimento. Es originario del Cáucaso, el sur de Rusia y Asia Occidental. Tiene un follaje parecido al del perejil y su planta crece a una altura de unas 18 pulgadas (medio metro). Sus hojas se usan para darle sabor a sopas y platos de carne.

El perifollo de raíz de chirivía *(Chaerophyllium tuberosum)* es una planta bienal. Produce un rosetón de hojas y una raíz primaria carnosa durante el primer año, y da semillas durante el segundo. Sus raíces se usan en gran medida igual que las zanahorias. Se asemejan a la zanahoria en forma y tienen un color pardusco castaño, mientras que su carne es amarilla. Su follaje es un tanto más áspero que el del perifollo de ensalada. Ambas plantas son muy apreciadas por los europeos.

DATOS NUTRICIONALES

El perifollo para ensalada seco contiene estos nutrientes por cada porción comestible de 100 gramos: 1.346 mg de calcio, 31,95 mg de hierro, 130 mg de magnesio, 450 mg de fósforo, 4.740 mg de potasio, 83 mg de sodio, 8,80 mg de zinc, 1.225 mg de vitamina B6 y cantidades no determinadas de vitaminas A, del complejo B, C, E, K y P.

BENEFICIOS TERAPÉUTICOS

Mary Rigdon, de Suffolk, Inglaterra, daba clases de matemáticas en una escuela privada para mujeres. Comenzó a experimentar un agudo dolor que le producía cólicos y que comenzaba en la parte superior de su abdomen para luego a ascender hacia el omoplato de su hombro derecho. Al poco tiempo le siguieron otros síntomas tales como sudor, náuseas ocasionales y vómitos, y una incapacidad para mantenerse inmóvil. Consultó a un médico homeópata local, que diagnosticó su problema como un severo ataque de cálculos biliares.

El régimen que le fue prescrito constaba de los siguientes medicamentos a base de plantas: Licor *Extractum Taraxacum* (un extracto a base de alcohol de la raíz del diente de león), entre media y una copita tres veces al día; té de raíz de achicoria *(chicory root)* hervida, una taza dos veces al día; y jugo de hoja de perifollo, media taza dos veces al día entre comidas.

También se le aconsejó que abandonara todo alimento grasoso y azucarado y que, en lugar de eso, comiera cosas más beneficiosas para su cuerpo como cereales y panes de grano entero, ensaladas, frutas, y nueces. El doctor que utilizó la medicina alternativa para tratar su condición también le sugirió beber seis vasos de agua grandes al día.

En cosa de una semana, la mujer reportó sentirse mejor y pudo volver a cubrir su horario de enseñanza completo sin mayores molestias. Sin embargo, cambió de hábitos alimenticios y continuó con una

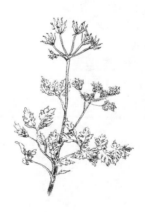

dieta que promovía su buena salud. Esta información me la dio un colega británico familiarizado con el caso.

Problemas del Hígado. El hígado es un importante órgano del cuerpo que de manera continua se ve atacado por una amplia variedad de químicos presentes en los alimentos que comemos, las bebidas que ingerimos y los fármacos que muchas personas utilizan de manera rutinaria. Si a cualquier otro órgano se le sometiera de manera regular a un abuso semejante a lo largo de un periodo prolongado, lo más probable es que dejara de funcionar. Sin embargo, afortunadamente, el hígado es capaz de regenerarse a sí mismo. El perifollo contiene componentes como clorofila, sales minerales, y las vitaminas y enzimas que se requieren para la transformación propia de esta regeneración.

Dolor e inflamación del bazo. El bazo es un órgano linfático vascular largo que se encuentra en la parte superior de la cavidad abdominal del lado izquierdo, entre el estómago y el diafragma. Está compuesto de una materia pulposa blanca y roja. Es un órgano formador de sangre en las etapas iniciales de la vida y un órgano de almacenamiento de glóbulos rojos. En el bazo también pueden encontrarse un gran número de células limpiadoras para la defensa inmune conocidas como macrófagos. Trabajan de la misma forma que las máquinas barredoras en una ciudad o como el juego de video *Pac-Man,* engulléndose los desechos bacterianos. Por esta razón, el bazo actúa como un filtro sanguíneo. A veces, sin embargo, el bazo puede inflamarse a consecuencia de un exceso de trabajo o de una infección. La raíz y las hojas de perifollo tienen una afinidad definida con este órgano del cuerpo en varias formas diferentes. Algunos de los nutrientes que contiene ayudan a combatir cualquier infección que pudiera presentarse, mientras que ciertos componentes químicos mitigan y alivian una inflamación dolorosa.

MÉTODO DE PREPARACIÓN

Aunque no es tan bien conocido como otras verduras, el perifollo es un producto muy útil para los trastornos de vesícula biliar, el riñón y el hígado. En Europa se utiliza con mucha más frecuencia que en Estados Unidos. Yo recomiendo una combinación de hojas de perifollo, lechuga romana y hojas de diente de león—partes iguales de cada una—como un excelente tónico para problemas en estos tres órganos del cuerpo. Las hojas de cada una se deben lavar bien antes de extraer su jugo.

Como un regalo adicional para la salud, incluya las hojas superiores con flores amarillas del diente de león. Son increíblemente ricas en betacaroteno, ácido ascórbico, bioflavonoides y hierro, todo lo cual le hace mucho bien a la vesícula biliar y el hígado. En caso de que el jugo resultante sea un poco amargo como consecuencia de esas hojas, entonces añada jugo de zanahoria a la mezcla para endulzarlo un poco, o bien añada jugo de tomate o *V-8*ᴹᴿ para darle a la bebida un sabor más alcalino. Si utiliza jugo de tomate o *V-8*ᴹᴿ, añada y mezcle con el jugo media cucharadita de *kelp* (un alga) en polvo o granulado, y luego un poquito de jugo de limón o lima (limón verde, *lime*), obtendrá una bebida muy deliciosa que satisfará todos sus antojos de bocadillos salados.

Cuando extrae el jugo al perifollo, la lechuga romana y las hojas de diente de león, no necesita extraer el jugo de cada uno por separado, sino que puede extraer el jugo a todos juntos. Después, extraiga el jugo a la zanahoria o el tomate por separado, y entonces combine este último jugo con los otros tres.

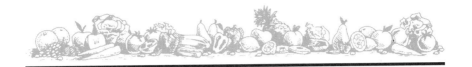

Jugo de PIÑA
(ananás, *pineapple*)

"Para disolver una bola (bezoar) gástrica"

DESCRIPCIÓN

La piña cultivada *(Ananas sativa)* produce una fruta jugosa, espinosa y dulce que se cree tuvo su origen en Brasil. En la actualidad, se cultiva comercialmente en todas las regiones tropicales con clima y tierra similares. Hawai, Taiwán, las Filipinas, México y América Central son centros de producción importantes.

La piña es muy apreciada tanto como fruta fresca como enlatada, y el jugo de piña enlatado también es muy popular. Los hawaianos fueron los primeros en enlatar la piña, lo que representaba su industria más importante antes del advenimiento de la era del *jet* (el turismo es ahora la industria número uno de Hawaii). Hoy en día, gran parte de la piña enlatada que se consume en Estados Unidos se procesa en Taiwán y en las Filipinas como resultado de los costos de mano de obra mucho más reducidos que existen en el Lejano Oriente.

Existen diversas variedades de piña. Las que se cultivan en Hawaii y la mayoría de las que se cultivan en México y América Central son de una variedad conocida como la *smooth cayenne*. Las piñas cultivadas en Cuba y Puerto Rico por lo general son de la variedad *española roja*. Todas las variedades de piña son dulces y jugosas si se les deja madurar completamente antes de ser cosechadas. Una vez que la fruta se separa de la planta, deja de madurar. Si se recolectan una vez que han alcanzado su madurez completa y se envían de inmediato al mercado sin que sean expuestas al calor o al frío extremos, las piñas tendrán un alto contenido de azúcar y una textura jugosa. Si se recolectan sin madurar todavía, tendrán una textura maderosa y no serán muy dulces. Si se han sometido a un frío excesivo, se pondrán negras. Si durante su transportación se han sometido a un calor excesivo, se reblandecerán y posiblemente presentarán manchas que evidencien su descomposición.

Aunque la piña es originaria de América Latina, no alcanzó su mejor sabor sino hasta que se le transplantó a Hawaii. La piña prospera en el clima ideal y el extraordinario terreno volcánico de Hawaii. Las piñas de Hawaii de cáscara verde se recolectan cuando alcanzan su madurez máxima, pero yo he podido notar que las que tienen tintes de color dorado o anaranjado son mucho más dulces y jugosas. La pulpa de una piña completamente madura tendrá una apariencia brillante y húmeda. Esto es una ventaja más que una desventaja—puesto que indica un alto contenido de azúcar y una madurez total.

Los refrigeradores son un pésimo lugar para guardar las piñas. Jamás se debe guardar esta fruta en lugares en donde exista una temperatura por debajo de 50°F. (10°C) o se pondrá de color negro.

Un compuesto derivado de la piña, la bromelina (o bromelaína), se utiliza como antiinflamatorio. Esta enzima especial, al igual que la papaína en la papaya, es también un ingrediente clave en los suavizadores de carnes y ayuda a digerir los alimentos.

Dentro de la familia de las Bromeliáceas o piñas existen 1.500 especies diferentes distribuidas en 65 categorías generales, incluyendo la *Spanish moss,* una variedad bien conocida en Estados Unidos y que he visto colgar de los viejos árboles en el centro de la ciudad de Savannah, Georgia.

DATOS NUTRICIONALES

Una rebanada de piña contiene estos nutrientes: 14 mg de calcio, 7 mg de fósforo, 0,4 mg de hierro, 1 mg de sodio, 123 mg de potasio, 60 unidades internacionales de vitamina A, 14 mg de vitamina C, y 34 mg de magnesio. También se ha reportado la presencia de algunos tocoferoles (componentes de la vitamina E.)

BENEFICIOS TERAPÉUTICOS

Existe una especie de bola que se forma en el estómago de algunas personas después de cirugía gastrointestinal y que se llama fitobezoar. Básicamente, es una concentración gástrica formada a partir de fibras vegetales, con las semillas y cáscaras de las frutas, y a veces de gránulos de almidón y glóbulos de grasa.

Esa bola se forma después de cirugía al estómago y reduce la cantidad de jugos gástricos secretados por el tracto digestivo. Se puede desarrollar un riesgo mayor de este problema si no se mastican bien los alimentos y si se consumen de manera excesiva frutas y verduras fibrosas.

La contractibilidad disminuida del remanente gástrico limita la cantidad de fibra que puede pasar libremente al intestino. Las fibras de celulosa que no pueden pasar se comienzan entonces a enredar en esta bola, que ocasiona una gastritis de grado moderado y el flujo de un espeso y persistente moco que permite la acumulación de fibra adicional. Es de esta manera que se forma un fitobezoar.

El tratamiento médico usual el fitobezoar ha sido la gastrostomía, durante la cual se practica una incisión en el abdomen de modo que pueda retirarse el fitobezoar sin necesidad de instrumentos. Sin embargo, un interesante informe publicado en la "sección de correspondencia" del *Journal of the American Medical Association* (236:1578) en su número del 4 de octubre de 1976, reveló que existe una manera mucho más segura y menos agresiva de hacerle frente a este problema.

Un médico y dietista titulado que trabajaba en el centro médico *Tufts-New England* en Boston informó que una mujer de 57 años de edad, que había sido sometida previamente a una cirugía para curar una úlcera gástrica, "estaba tratando de bajar de peso a base de una dieta baja en calorías que incluía grandes cantidades de frutas y verduras". Varios meses más tarde comenzó a experimentar "frecuentes episodios de vómito y malestar epigástrico posprandial". Una serie de placas de rayos X en el estómago "mostró la presencia de un bezoar de 8 × 13 cm". De inmediato se le sometió a una dieta baja en fibras.

La mujer no identificada trató de disolver su fitobezoar ingiriendo papaína en la forma de un suavizador de carnes comercial *(Adolph's Meat Tenderizer),* pero pronto abandonó la idea después de que "una molestia excesivamente irritante la hizo interrumpir el remedio a los dos días". Y entonces le preguntó a los médicos acerca de la posibilidad de tomar bromelina en su lugar. Los médicos le pidieron que tomara unas 10 onzas (300 ml) de jugo de piña *fresco* tres veces al día, media hora antes de cada comida. (Esto equivalía a un poco más de tres vasos de jugo grandes.)

La revista antes mencionada reportó los increíbles resultados que consiguió esta sencilla terapia a base de jugo:

> "Ocho semanas después, una serie de radiografías demostraron que el bezoar tenía la mitad de su tamaño anterior, y sus síntomas habían mejorado sustancialmente. Cinco semanas más tarde, el bezoar había desaparecido por completo. Para evitar que vuelva a aparecer el problema, la paciente continúa tomando dos vasos de 120 ml del jugo al día y en este momento es asintomática."

La enzima conocida como bromelina disolvió el "pegamento" mucoso y permitió que el bezoar de la mujer desapareciera por sí solo.

Disfunción enzimática. Una enzima es una proteína, secretada por las células, que actúa como un catalizador para inducir cambios de naturaleza química en otras sustancias, permaneciendo ella misma aparentemente sin cambios como resultado del proceso. Cuando se presenta cualquier alteración de la función enzimática normal (incluyendo una deficiencia genética de enzimas clave), la condición se le denomina enzimopatía; pero para decirlo en términos más simples, aquí la he designado "disfunción enzimática". Existen varios jugos de frutas tropicales ricos en enzimas específicas. Dos de ellos son el de piña, que contiene bromelina, y el de papaya, que contiene papaína. Los dos son extremadamente útiles en el tracto digestivo, ayudando a descomponer las proteínas provenientes de plantas y animales, al igual que a realizar ciertas funciones que alivian el dolor al interior del cuerpo. En diferentes partes de este libro, le he advertido a mis lectores que *jamás* combinen jugos de frutas con jugos de verduras, ya que de manera general son incompatibles entre sí en lo que a digestión se refiere. Sin embargo, puede existir una excepción a esta regla, pues, de hecho, la piña a menudo se utiliza como jugo secundario para alguna otra cosa. Recuerdo la maravillosa historia que de la familia Merritt, de Salt Lake City, compartieron conmigo y que aparece bajo el encabezado de los jugos de COL RIZADA-BERZA COMÚN. Ellos prefieren combinar algo de jugo de piña con estos dos jugos vegetales a fin de mejorar su sabor y ayudarse a tener una mejor digestión. Sé que a muchos amantes de los jugos les encanta mezclar partes iguales de jugo de zanahoria y de piña por el grandioso sabor que producen. Debo añadir, sin embargo, que esta combinación genera algunos problemas menores de gases intestinales en algunas personas, lo cual me remite de nuevo a la razón para *no* alentar esta práctica a causa de su incompatibilidad digestiva. Con todo, me inclino a pensar que en los casos en los que se requiera de una acción enzimática específica con ciertos alimentos o jugos, puede resultar práctico el combinar un poco de piña o papaya con una bebida a base de verduras.

MÉTODO DE PREPARACIÓN

En la información anterior se han proporcionado ya algunos consejos básicos para seleccionar una piña madura. Otra forma de hacerlo, según me dijo un hawaiano hace algunos años en Laie, consiste en sostener la fruta cerca de la nariz y olerla cuidadosamente. Una piña madura, insistía, tendrá un olor "dulce" o despedirá un cierto aroma dulce a su alrededor, mientras que una no madura no lo hará.

Un trozo de piña rinde casi una taza de jugo. *Advertencia: las personas que padezcan de diabetes o hipoglucemia* deberán tener extremo cuidado y hacer uso de un buen juicio en este caso. Dado al alto contenido de azúcar presente en una piña madura, es probable que estas personas deban definitivamente prescindir de este jugo.

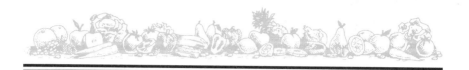

Jugo de PLANTA DE TRIGO y PLANTA DE CEBADA (wheat grass-barley grass)

"La renovación de la vida en cada vaso"

DESCRIPCIÓN

Existen dos tipos de planta de trigo. La primera es la planta cereal de la especie *Triticum* de la familia de las gramíneas, que, al aparecer, deriva de una forma antigua de la especie *Carraón (einkorn),* rara vez cultivada en la actualidad. Es un importante alimento y un importante producto básico del mercado mundial de los cereales. Las variedades modernas del trigo, por lo general, se les clasifican como los trigos de invierno (se siembran en el otoño y son extraordinariamente resistentes al frío) y los trigos de primavera. Casi las tres cuartas partes del trigo que se cultiva actualmente en Estados Unidos es trigo de invierno *(Triticum aestivum).* La planta del trigo se cosecha en una etapa temprana de cultivo y se usa para fines comestibles y para hacer jugo.

El segundo tipo de planta de trigo incluye todas las plantas de la especie *Agropyron.* Estas plantas perennes de temporada moderadamente fría pertenecen a la misma familia de las gramíneas y constituyen un importante forraje en los estados con praderas. También son valiosas para fines de reforestación a causa de su resistencia a las sequías y al invierno. La grama de prados *(quack grass)* pertenece a este grupo. Si bien sirve como alimento para el ganado, su jugo es pésimo y, de hecho, puede agravar alergias ya existentes.

La cebada *(Hordeum vulgare)* es también una gramínea cereal anual de la misma familia que el trigo. Fue conocida por los antiguos griegos, romanos, chinos y egipcios, y fue el principal ingrediente para hacer pan en Europa hasta finales del siglo XVI. Tiene un amplio ámbito de cultivo, y madura incluso a altitud elevada, ya que su temporada de crecimiento es muy corta; sin embargo, no puede soportar los climas cálidos y húmedos. Los pueblos antiguos hacían cervezas excelentes con sus cosechas de cebada, y algunas de esas recetas se han venido utilizando durante varios miles de años. He tenido la oportunidad de probar una cerveza sumeria elaborada a base de cebada exactamente de la misma forma en que se hacía era en el año 2.550 A.C. Al beberla, me recordó el sabor del *ale* o el *mead*[1] ingleses, pero con más sabor y más cuerpo. Comparadas con esta elegante cerveza, la mayoría de las cervezas estadounidenses de la actualidad ¡tienen el mismo sabor que el agua de fregar los platos!

Hoy en día, la cebada es un grano para propósitos específicos con muchas variedades diferentes, y no un grano de uso general en el mercado como el trigo. Constituye un valioso alimento para el ganado (a menudo se le usa como sustituto del maíz) y para hacer malta cuando el grano es de buena calidad. Es una fuente menor de harina y de alimentos para el desayuno. La cebada perlada se usa a menudo en sopas. En Medio Oriente, una cantidad limitada de cebada se utiliza como si fuera arroz. En Estados Unidos, la mayor parte de la cebada de primavera proviene de los estados del oeste, y la mayor parte de la cebada de invierno se cultiva en los estados del sudeste como pastura para el otoño y la primavera y como abono.

Al igual que el trigo de invierno, la cebada se planta también en el otoño y se cultiva por unos 200 días en invierno en las Grandes Planicies de Estados Unidos y en las provincias de las praderas del Canadá. Se cosecha en la primavera justo antes del "entrenudo". La etapa del entrenudo es cuando el tejido internodal de las hojas de trigo o cebada comienza a alargarse y forma los tallos. Esta etapa representa la parte más alta de su desarrollo vegetativo. Es en ese momento en que se debe cortar mecánicamente y extraer su jugo.

N. del T. El *ale* es un tipo de cerveza espesa y amarga, y el *mead* es una bebida fermentada elaborada con agua, miel, malta y levadura.

DATOS NUTRICIONALES

Agradezco a mi buen amigo Ronald L. Seibold, de la compañía *Pines Intenational,* una empresa fabricante de jugos de plantas de cereal en la ciudad de Lawrence, Kansas, por los siguientes datos. Provienen de un excelente libro que él editó y ayudó a financiar, titulado *Cereal Grass: What's In It For You!* (Lawrence, Kansas: Wilderness Community Education Foundation, 1990).

El siguiente análisis nutricional es típico de las plantas de cereales deshidratadas. Los nutrientes representan 3,5 gramos de sustancia, que es el equivalente a siete tabletas de 500 mg o a una cucharadita de planta de cereal en polvo. Esos nutrientes son los siguientes: 1.750 unidades internacionales de vitamina A, 280 mcg de vitamina K, 11 mg de vitamina C, 1,1 mcg. de vitamina E, 10 mcg de tiamina, 1 mg de colina, 71 mcg de riboflavina, 45 mcg de piridoxina, 1 mcg de vitamina B-12, 263 mcg de niacina, 84 mcg. de ácido pantoténico, 4 mcg de biotina, 38 mcg. de ácido fólico, 18 mg de calcio y fósforo, 112 mg de potasio, 3,6 mg de magnesio, 2 mg de hierro, 0,35 mg de manganeso, 3,5 mcg de selenio, 1 mg de sodio, 17,5 mcg de zinc, 7 mcg de yodo, 0,02 mg de cobre, y 1,75 mcg de cobalto. El total de proteína es de 800 mg, fibra cruda 600 mg, calorías 10, clorofila 19 mg, y carbohidratos 1.3 gramos.

El polvo elaborado de planta de cereal contiene 20 aminoácidos esenciales y no esenciales. Cinco gramos de planta de cereal deshidratada contiene más gramos de fibra por ración que la misma cantidad equivalente de salvado de avena y cereal de trigo entero cocido. Es casi igual a cantidades equivalentes de salvado de trigo y ciruelas pasas en lo que a fibra alimenticia total se refiere. (Esta información se tomó de los cuadros que aparecen en las páginas 51 y 53 del libro mencionado. Es posible obtener copias de este excelente estudio a través de la compañía *Pines International.* Véase el Apéndice Tres para más detalles.)

BENEFICIOS TERAPÉUTICOS

Durante la segunda mitad de la década de 1930, científicos especializados en productos lácteos de la Universidad de Wisconsin observaron que el valor nutricional de la leche de vaca en verano era mucho más alto que el de la leche de vaca producida en otras estaciones del año. Cuando se los alimentaba con leche de verano, los animales de laboratorio presentaban un buen desarrollo, pero cuando se sustituía esa leche por leche de invierno, se enfermaban y morían. Los científicos atribuyeron la diferencia nutricional en las leches estacionales a los nutritivos pastos de cereales de las praderas que las vacas comían durante los meses del verano. De esta forma, iniciaron una serie de intensas investigaciones en relación a lo que más adelante se denominó el "factor del jugo de los pastos".

Durante los disturbios sociales y las turbulencias ambientales de las décadas de 1960 y 1970, Ann Wigmore comenzó sus propias investigaciones acerca de las plantas de cereales y sus jugos. Ella había tenido la experiencia directa de la forma que su propia abuela curaba a soldados heridos durante la Primera Guerra Mundial con plantas de cebada y trigo y, de hecho, pensaba que éstas tenían valor curativo.

Ann comenzó a mascar hojas tiernas de las plantas de trigo que crecían cerca de su casa. Pronto se dio cuenta que era mucho más fácil beber el jugo. Al poco tiempo se curó de colitis. Entonces, comenzó a darle jugo a sus perros y gatos, con resultados sorprendentes. Al igual que ella, sus animales se volvieron más activos y llenos de vida, y mostraban una energía sin límites.

El rumor de estos pequeños milagros de salud pronto se esparció hasta llegar a sus vecinos y amigos enfermos. Comenzaron a pedirle este "elíxir o poción mágica". Cuando lo recibieron y bebieron en cantidades abundantes, muchos de ellos, cuenta ella, "¡salían de sus lechos de enfermos, para asombro de sus parientes y médicos, y regresaban a sus trabajos como si nada les hubiera sucedido!"

En 1968, Ann fundó el *Hippocrates Health Institute* en Boston, Massachusetts. Éste pronto se convirtió en el principal centro de educación y tratamiento para la salud en Estados Unidos. Sus principales elementos para tratar muchas enfermedades degenerativas crónicas eran los jugos de planta de cebada y planta de trigo, y una dieta a base de alimentos crudos. Como ella no era médico, ni tenía autorización profesional para ejercer, las miles de personas que la visitaron durante las décadas siguientes venían como sus "invitados" especiales y básicamente se quedaban ahí gratis. El Instituto recibía donaciones privadas "bajo la mesa, a la vuelta de la esquina y a veces hasta en la azotea", gusta recordar Ann con un pícaro parpadeo en sus claros ojos.

"Incluso curé a los llamados 'incurables'", se jacta. "Los doctores me enviaban a sus pacientes de cáncer moribundos o desahuciados, diciéndoles de antemano: 'Hemos hecho todo lo médicamente posible por usted mediante la cirugía, radiación y quimioterapia. Ahora vamos a mandarlo a esta mujer, de modo que si usted se muere, por lo menos morirá como consecuencia de la charlatanería, y no en nuestras manos o por nuestros métodos.' Las personas que llegaban arrastrándose, que apenas caminaban o que tenían que traer en andas, de alguna manera sobrevivían a último momento. Se ponían bien ¡y vivían para contarlo o escribirlo!" Ese fue el caso de Eydie Mae Hunsberger, que escribió *How I Conquered Cancer Naturally!*

Ann cree que el jugo de las plantas de trigo y cebada es bueno para diversas enfermedades, que se mencionan al final de esta sección. Otros han hecho un trabajo similar con jugos, como es el caso de Viktoras Kulvinskas y el farmacólogo investigador japonés Yoshihide Hagiwara. Pero nadie ha hecho lo que Ann en el sentido de hacer trabajo pionero con el uso de los jugos de ambas plantas de cereal para tantas enfermedades diferentes. Existen otras personas, como Charlotte Gerson, que ha continuado el trabajo de su padre, el Dr. Max Gerson, M.D., en el Centro Hospitalario Internacional del Pacífico (CHIPSA) en Tijuana, México, pero a pesar de todas las cosas maravillosas que ella y su equipo de trabajo han podido lograr con sus numerosos pacientes enfermos a lo largo de muchos años, ninguna de las dos plantas de cereal han figurado en su régimen particular.

Tuve la oportunidad de entrevistar a Ann Wigmore y a Eydie Mae Hunsberger, su paciente que se recuperó del cáncer, durante la exposición *Health & Fitness Expo* que tuvo lugar en la Mezquita siria que se encuentra en la esquina de las calles Fifth y Bigelow en Pittsburgh el sábado y el domingo 16 y 17 de abril de 1983. Todavía hoy puedo recordar perfectamente a la rubicunda octogenaria apurada en su cuarto de hotel buscando sus varias charolitas con plantas de trigo y de cebada que había llevado. Vi cómo colocó su ya desgastado extractor sobre el tocador del baño y lo conectó al tomacorriente de la pared destinado principalmente para conectar las rasuradoras eléctricas. Mientras cortaba sus brotes de plantas de cereal y los ponía en el recipiente, casualmente comenté: "Le da mucho trabajo hacer su jugo, ¿no es cierto?"

Sin quitar la vista de lo que estaba haciendo, me respondió; "Sí, pero observe el resultado de todo ese trabajo—¡una viejecita de 80 años en el cuerpo de una mujer de 35!" Incluso por mis exigentes estándares de la belleza femenina, la mujer no era nada fea, teniendo en cuenta su edad.

Eydie fue más directamente al grano, cuando hablé con ella: "Los doctores no me ofrecían nada de vida, de esperanza, nada por qué vivir. ¡Únicamente me ofrecían muerte, muerte, muerte! Y entonces pensé: ¿Qué tengo que perder con esta mujer a quien los médicos etiquetan como 'una vieja loca y charlatana'? Por lo menos moriré con dignidad. Pero la terapia a base de jugos de Ann me ofreció algo más que esperanza o sueños vanos. ¡*Me devolvió* LA VIDA! ¡Una nueva posibilidad de vivir! O, más bien...UNA RENOVACIÓN DE LA VIDA que jamás imaginé que fuera posible, considerando el deplorable estado de salud en el que me encontraba en ese momento".

Alcoholismo. El alcohol destruye el hígado. Las plantas de cereales son ricas en sales minerales y en clorofila oscura, elementos que ayudan a rejuvenecer al hígado reparando algo del daño recibido.

Drogadicción. El alto contenido de calcio, magnesio, fósforo y sales de potasio presente en las plantas de cereales elimina los residuos de drogas de los órganos y del tejido muscular.

Fatiga. La solución a la falta de energía no reside en las cosas dulces, sino más bien en los alimentos ricos en clorofila. Los jugos de plantas de cereal tienen un alto contenido de vitaminas, minerales y enzimas, que tienen un efecto dinámico en el hígado. Cuando esto sucede, se genera más energía en el cuerpo.

Infecciones. La clorofila tiene un efecto poderoso en las enfermedades infecciosas. El abundante contenido de vitamina A y C en las plantas de cereal mejora de manera significativa el funcionamiento del sistema inmunológico. Cuando esto sucede, los problemas que van desde el cáncer hasta resfríos comienzan a disminuir en intensidad.

Desnutrición. Las personas que padecen de hambre extremada por períodos de tiempos prolongados se pueden beneficiar enormemente de los jugos de plantas de cereal. Sin embargo, es preciso tener cuidado al suministralos. Los jugos de plantas de trigo y cebada siempre se deben mezclar con otro tipo de jugo a fin de reducir la flatulencia. Estos jugos se deben suministrar en dosis pequeñas y medidas con el fin de no abrumar a un sistema extremadamente debilitado.

MÉTODO DE PREPARACIÓN

Las plantas de trigo o de cebada cultivadas en charolas en casa que producen brotes en una semana o más, son todavía bastante populares entre los entusiastas de la germinación. Tal como Ron Seibold me explicó en alguna ocasión (y como lo hace también de manera amplia en su libro), esas plantas jamás alcanzarán la importante etapa del entrenudo en el que sus azúcares simples se pueden transformar en los complejos nutrientes que contienen las plantas de trigo o de cebada cultivadas en el campo. Por ello las plantas de cereal cultivadas en casa tienen un sabor dulce tan fuerte, y en grandes cantidades pueden hacer que una persona se sienta enferma y con náuseas. Se necesita tierra de pradera, un clima frío, una plantación en el otoño, un *lento* crecimiento durante el invierno, y una cosecha a principios de la primavera, para producir las plantas de cereal ideales.

Estas plantas están disponibles en polvos concentrados para jugo, que ahorran tiempo, dinero y esfuerzo. Además de los que vende la compañía de Ron, existe un excelente producto fabricado por la compañía *Wakunaga of America*. Se llama *Kyo-Green* y está disponible en las tiendas de productos para la salud en todo Estados Unidos (para mayores detalles véase el Apéndice Tres). De todos los jugos de plantas de cereal en el mercado, éste es, con mucho, creo yo, el más completo. Está hecho con jugos concentrados de plantas de trigo y cebada tiernas, de un alga conocida como *clorela*, de alga marina *kelp*, y de arroz sin pulimentar.

El MEJOR coctel de jugo para la salud que de manera rutinaria recomiendo a otras personas y que yo mismo tomo bastante, está hecho con estos ingredientes: una cucharada rasa de *Kyo-Green*; una cucharadita de extracto líquido de ajo añejado *Kyolic*; una cucharadita rasa de polvo para hacer jugo de remolacha (betabel) orgánico *Pines*; y 10 onzas (300 ml) de agua mineral pura. Mezcle todo rápidamente durante 15 segundos en su *Vita-Mix* y tómeselo así solo. ¡Le dará a su cuerpo vida y vitalidad para todo el resto del día!

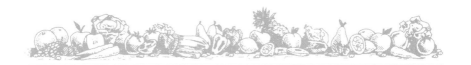

Jugo de PLÁTANO (banana)

"Un alivio para el sufrimiento de la colitis y las úlceras"

DESCRIPCIÓN

Se cree que los plátanos *(Musa sapientum)* "son originarios de algún lugar de Asia sudoriental" y fueron "introducidos en el este hasta Hawaii" por antiguos marineros de Panamá o Colombia en la parte norte de Sudamérica, según afirma el etnobotánico Paul Alan Cox en su libro *Islands, Plants and Polynesians* (Portland: Dioscorides Press, 1991).

Los plátanos comunes tienen diferentes largos, desde los pequeños de tipo *dominico* hasta los más grandes a los que estamos acostumbrados. Los amarillos pueden comerse crudos, mientras que los plátanos machos verdes grandes que se encuentran en muchas regiones semitropicales del mundo deben cocinarse, cocerse al vapor, hervirse, hornearse o freírse antes de consumirlos.

En muchas culturas indígenas, todas las partes de un plátano tienen algún uso. Las frutas maduras se pelan y se rebanan, se ponen a secar y se conservan, mientras que las frutas verdes a menudo se cuecen en agua hirviendo, se pelan, se rebanan, se dejan secar al sol, se muelen y se ciernen para formar una harina que sirve para hacer gachas y pan. Esa harina se conserva bien y es buena para tratar una serie de problemas gastrointestinales (diarrea, disentería y dispepsia). Las cabezuelas de las flores de muchas variedades se cuecen y se comen en *curry*. Las partes interiores del tallo se comen, se cortan en pequeños cubos y se hierven, o se dejan secar y se convierten en harina. Los brotes tiernos se han usado como verduras. Las yemas terminales de sus inflorescencias y las frutas no maduras a veces se utilizan en *curry*. Los brotes jóvenes todavía sin abrir que se encuentran en el centro del tallo se comen crudos o cocidos. Los rizomas de algunas variedades a veces se cuecen y se comen. La pulpa no madura de algunos tipos de plátano se tuesta y se utiliza como sustituto del café. Las cenizas de algunas de estas plantas a veces se usan como sustituto de la sal.

Recuerdo bastante bien durante una de mis varias estancias en las selvas de Indonesia y Sumatra, haber visto cómo se le agregaba un gran pedazo de cáscara de plátano macho a un guisado hecho con carne de mono salvaje para eliminar el exceso de sal, y también cómo se empleaban con efectividad algunas enormes hojas de plátano macho como sombrillas y quitasoles improvisados a fin de proteger a los habitantes de los monzones y del calor abrasador. Recuerdo también haber visto cómo en algunas ocasiones se ponía con un mazo la fruta aún sin madurar del plátano macho en el agujero de una barca a fin de evitar que entrara agua; cómo su savia se ha utilizado para tratar mordeduras de serpiente o escorpiones; cómo el jugo de sus hojas y su corteza se han utilizado como maravillosos antídotos para sobredosis de opio y arsénico; y cómo sus flores se han utilizado para tratar la diabetes. También he visto a médicos brujos tribales utilizar las cenizas de una planta de plátano quemada como antiácido para combatir la acidez estomacal, al igual que para detener la sangre de las heridas.

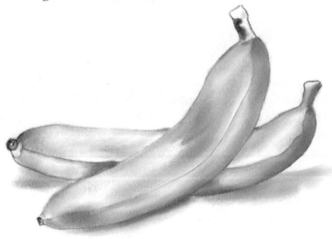

DATOS NUTRICIONALES

Un plátano amarillo grande contiene estos nutrientes: 11 mg de calcio, 35 mg de fósforo, 1 mg de hierro, 503 mg de potasio, 260 unidades internacionales de vitamina A, 1 mg de niacina y 14 mg de vitamina C. El plátano es también una de las pocas frutas que contiene una pequeña cantidad de cromo, un micronutriente que estimula la actividad enzimática en el metabolismo de la glucosa para proporcionar energía y llevar a cabo la síntesis de los ácidos grasos y el colesterol.

BENEFICIOS TERAPÉUTICOS

Uno de los usos más extraños pero muy efectivo en relación con el plátano maduro y el jugo de plátano me fue relatado hace poco por Jim Rose. El Sr. Rose y su espectáculo circense, que lleva su nombre, llegaron a Salt Lake City el 14 de octubre de 1993, y dieron funciones el viernes siguiente por la noche en un salón privado. Su compañía había actuado ya un año antes en ese mismo mes y en el mismo lugar.

El Sr. Rose estaba a punto de realizar su acostumbrado acto de restregar la cabeza sobre vidrios rotos, introducirse clavos de 3 pulgadas de largo en la nariz y clavarse dardos en la espalda. Mientras lo estaban entrevistando para un reportaje periodístico antes de que comenzara la función, compartió conmigo algo de su reciente gira por Europa. Hacía poco que Rose y su compañía habían dado varias entrevistas para radio y televisión en Amsterdam, Holanda. Muchos entrevistadores "sorprendieron" a Rose pidiéndole que se comiera un foco mientras estaban al aire—y Rose sentía que no podía decepcionar a sus admiradores negándose a hacerlo. "Terminé comiéndome cinco focos en un solo día", me confesó, "y me desmayé durante el entreacto de la función de esa noche".

Rose me comentó también que logró recuperarse haciendo "muchos ejercicios de yoga y comiendo y bebiendo el equivalente a casi dos docenas de plátanos o su jugo" hasta que todo el vidrio logró pasar por todo su sistema. "Los plátanos maduros que continué extrayéndoles el jugo o comiendo me ayudaron a sanar mis intestinos, de modo que pude seguir actuando", afirmó. "Ahora trato de limitarme *nada más* que a un foco por día, y luego trato de consumir suficientes plátanos", concluyó con una carcajada.

Diverticulitis. La inflamación de las pequeñas bolsitas que se encuentran en la pared del colon es algo que hay que tomar muy seriamente. Por lo general se llenan de materia fecal estancada, dando como resultado un gran dolor. En esas condiciones, los alimentos ricos en fibra pueden ser bastante irritantes. Como la carne de un plátano es suave y un tanto aceitosa, se puede digerir fácilmente sin problemas. Para el momento en que llega al colon, ha adquirido suficiente material mucoso como para volverse bastante resbalosa y viscosa. En ese estado, recubre las paredes del intestino y actúa como agente antiinflamatorio para promover la curación de esta condición.

Gastritis. Cuando el tejido mucoso del estómago se debilita mucho y se inflama, la digestión de muchos alimentos puede resultar bastante difícil, si no intolerable. El jugo del plátano recubre, mitiga y alivia esta seria inflamación en gran medida como ese producto antiácido comercial de color rosa que a menudo se anuncia en la televisión.

Acidez estomacal; hernia hiatal. La acidez estomacal se produce en el extremo inferior del esófago justo donde abandona el pecho pasando a través del diafragma para unirse al estómago. Por lo general, la apertura (que recibe el nombre de hiato) a través del diafragma es lo suficientemente hermética como para evitar que el estómago se deslice hacia arriba al interior de la cavidad torácica. Cuando el hiato es demasiado amplio, una porción del estómago puede ascender al interior del pecho; el resultado anatómico se llama "hernia hiatal". Este problema, por sí mismo, no necesariamente debe asociarse con la acidez estomacal. Es más bien otra estructura—el esfínter esofágico inferior (EEI)—la que, al parecer, es más importante. El EEI es esa zona de "apriete muscular" de la pared del esófago inferior que determina si los jugos irritantes del estómago regresarán al esófago o no. Cuando el EEI es demasiado débil, se presenta un flujo en sentido inverso. Aquí es donde entra en ación el jugo del plátano para ayudar a resolver ambos problemas. En primer lugar, neutraliza el reflujo del ácido clorhídrico que se siente en la parte trasera de la garganta como una sensación ardiente y desagradable. En segundo lugar, ayuda a "empujar" aquella porción del estómago que ha entrado a la cavidad torácica, de modo que regrese a su lugar. Esto sucede al crearse una condición resbalosa que ayuda al estómago a deslizarse y a volver a su lugar. En lo que a prevención de la acidez estomacal se refiere, algunos de los minerales presentes en el plátano, en particular el potasio, refuerzan al EEI, al promover contracciones musculares más uniformes y frecuentes.

MÉTODO DE PREPARACIÓN

Hay algo que usted debe saber acerca del plátano: ¡no es tan fácil extraer su jugo! Si trata de hacer el jugo con uno solo de ellos, acabará con una pasta cremosa. Le sugiero poner en su licuadora un plátano maduro junto con 1 o 2 tazas de jugo de pera, papaya, guayaba o mango.

Y he aquí un delicioso coctel para la digestión que le ayudará a curar inclusive el peor caso de inflamación intestinal. Ponga en su *Vita-Mix* o en su licuadora medio plátano fresco (sin cáscara), 1 taza de jugo de mango y 1 taza de cubitos de hielo. Haga funcionar la licuadora a alta velocidad durante 15 a 20 segundos. El resultado será una bebida de consistencia muy uniforme, semidulce, extremadamente sabrosa, muy fácil de digerir y que usted sentirá descender deliciosamente al interior de su estómago.

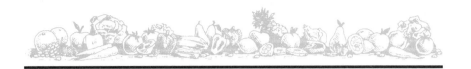

Jugo de QUIMBOMBÓ (okra)

"Una alternativa a las transfusiones sanguíneas"

DESCRIPCIÓN

El quimbombó, o quingombó, *(Hibiscus esculentus)* también se conoce como *gumbo,* en particular en Nueva Orleans. Se cree que esta bonita y alta planta anual tuvo su origen en algún lugar de Etiopía, pero fue muy popular entre los pueblos del Valle del Río Nilo. El quimbombó tiene un tallo áspero con muchas ramas que crece hasta alcanzar una altura de 3 pies (90 cm) y produce flores de pétalos grandes y largas vainas con semillas esbeltas y puntiagudas. Las vainas se recolectan cuando aún son verdes y se cuecen para hacer un preparado mucilaginoso que sirve para espesar ciertas comidas. También se cortan para usar en sopas. Sus semillas maduras se han utilizado como sustituto del café.

Aunque el quimbombó se asemeja en algo a una legumbre, pertenece a la familia *Hibiscus* y se encuentra estrechamente emparentado con el algodón. Crece en zonas donde los veranos son largos, cálidos y no muy húmedos. El quimbombó se puede hervir, cocer o freír, pero se usa principalmente en la cocina *Creole*. En el Sur de Estados Unidos, el quimbombó frito es una exquisitez muy apreciada, y en algunas recetas típicas de Nueva Orleans, el quimbombó se combina con pollo o con mariscos.

Cuando el quimbombó se hierve, se pone bastante resbaloso y, por esta razón, al parecer en gran parte del resto del país no es muy popular. No obstante, sus hermosas vainas tienen un delicioso sabor carnoso semejante al de la alcachofa. La mejor temporada para el quimbombó es de junio a agosto. Asegúrese de seleccionar vainas de quimbombó firmes, sin magullar y de un color verde fuerte, de menos de 3 pulgadas (7 cm) de largo. El quimbombó congelado entero y pequeño es muy superior al quimbombó cortado y congelado.

DATOS NUTRICIONALES

Una taza de quimbombó (el equivalente a 100 gramos) contiene: 92 mg de calcio, 51 mg de fósforo, 0,6 mg de hierro, 3 mg de sodio, 249 mg de potasio, 520 unidades internacionales de vitamina A, 1 mg de niacina, 31 mg de vitamina C, 38 mg de magnesio, 14 mg de azufre, y pequeñas cantidades de cobre, manganeso y yodo.

Se ha descubierto que las semillas de quimbombó, aunque es imposible extraerles el jugo, son una valiosa fuente de proteína. Según el *Journal of Agricultural and Food Chemistry* (23:1204-6, 1975), "se encontró que la composición aminoácida de la semilla de quimbombó es similar a la de los frijoles de soya".

BENEFICIOS TERAPÉUTICOS

Por varias décadas, los investigadores médicos en todo el mundo han tratado de encontrar un sustituto ideal de la sangre para fines de transfusión. Las razones para ello son variadas, pero legítimas. Por ejemplo, los miembros de algunas religiones no pueden recibir transfusiones de sangre por motivos de índole religiosa. Y se cree que algunos de los bancos de sangre en el mundo están contaminados con el virus del VIH, que produce el SIDA. Una tercera razón ha sido la actual escasez de ciertos tipos de sangre en particular.

Una serie de informes científicos incluidos en el *Cumulated Index Medicus* correspondiente a los años 1980-1982, demostraron que los investigadores médicos en Estados Unidos, Australia, Japón, China y la Unión Soviética estaban realizando experimentos con diferentes materiales con la esperanza de hallar sustitutos efectivos de la sangre. Aunque la meta final de desarrollar una "sangre artificial" perfecta todavía sigue siendo algo a futuro, el trabajo realizado en el pasado ha generado algunos resultados sorprendentes.

Por ejemplo, los rusos produjeron una sustancia de origen vegetal que llamaron "reoglumán". Este sustituto multifuncional de la sangre fue usado como un expansor temporal del plasma en la compleja terapia a base de transfusiones para tratar la peritonitis ocasionada por apendicitis aguda. (*Klin. Khir.* 11:47-9, noviembre de 1980). En el año de 1988, un grupo de investigadores médicos australianos que estaba trabajando en la *Commonwealth Scientific and Industrial Research Organization* en Canberra desarrolló una técnica más aproximada. Descubrieron la presencia de hemoglobina, el componente portador de oxígeno en la sangre, en algunas plantas. Esto los condujo a especular acerca de la posibilidad de que pudieran "existir genes de hemoglobina en todas las plantas" (*Science News* 133:39, 16 de enero de 1988).

Para nuestros fines, el material más intrigante sometido a prueba con éxito hasta ahora como potencial expansor del volumen sanguíneo en algunos países ha sido las vainas de quimbombó. Me interesé por primera vez en este vegetal cuando mi amigo, el Dr. James Duke, que entonces trabajaba para el Laboratorio de Recursos de Germen Plasma del Departamento de Agricultura de Estados Unidos en Beltsville, Maryland, me envió algunas páginas fotocopiadas de *The Wealth of India* (Nueva Delhi: Council of Scientific & Industrial Research, 1959, 5:86-87) relacionadas con el quimbombó. En esas páginas se explicaba, en parte, cómo era que una preparación mucilaginosa elaborada con las vainas se había utilizado con éxito como sustituto del plasma. A una serie de perros híbridos se los dejó desangrar hasta alcanzar un estado de *shock* y luego se inyectó una mezcla de transfusión de mucílago de vainas de quimbombó y una muy pequeña cantidad de la propia sangre de los animales. Todos los perros "se recuperaron por completo al hacérseles la transfusión de la preparación".

Eso me llevó a considerar seriamente el quimbombó como un potencial expansor del plasma. Tuve la oportunidad de someter a prueba esta teoría hace algunos años mientras me encontraba en la ciudad de Charleston, South Carolina, haciendo algunas apariciones en radio y televisión y dando algunas conferencias para la compañía *Books, Herbs and Spices,* un próspero emporio de alimentos para la salud. Una mujer afroamericana de unos 40 años de edad, que dijo llamarse Ida, me explicó que tenía programado someterse en breve a una cirugía para que le hicieran una histerectomía. Sus doctores se enfrentaban al dilema de encontrar la sangre suficiente para la transfusión que requeriría, debido a su tipo raro de sangre. También me dijo que un análisis de su sangre había demostrado que era del grupo sanguíneo *Sutter,* y el antígeno Jsa era su característica dominante. Sus médicos le habían dicho que éste sólo se presenta en aproximadamente un 19 por ciento de la población negra estadounidense y que es extremadamente raro en otros grupos minoritarios. Si no se encontraba pronto un donador del mismo tipo de sangre, se verían obligados a posponer su operación indefinidamente.

Su pregunta, por lo tanto, no tenía que ver con hierbas adecuadas para los problemas por los que le iban a practicar la histerectomía, sino más bien con el hecho de si existía algo que la ayudara a aumentar sus niveles de sangre en caso de que no se pudiera encontrar a tiempo un donante adecuado con el mismo tipo de sangre. Tuve que admitir ante ella que en todos mis años de experiencia profesional en el campo de la salud jamás me había enfrentado a una pregunta como ésta.

Después de considerar el asunto en mi mente por unos cuantos minutos, le aconsejé, antes que otra cosa, que donara algo de su propia sangre con algunas semanas de anticipación a su operación, y luego que reprogramara su cirugía para un mes más tarde. También se me ocurrió, sobre la base del informe de la India, recomendarle que comenzara a tomar jugo de quimbombó (una taza) todos los días junto con las comidas durante varias semanas hasta el día de su cirugía, y que luego reiniciara el mismo régimen una vez que hubiera sido dada de alta del hospital.

"Descubrirá usted", añadí, "que al hacerlo, su cuerpo no necesitará de tanta sangre adicional como usted podría pensar. Sus doctores únicamente necesitarán darle una cantidad muy pequeña de su propia sangre, y les sobrará bastante, porque el jugo de quimbombó que ha estado circulando en su plasma sanguíneo actuará como una especie de sustituto de lo que habría sido sangre adicional incorporada a su sistema por medio de la transfusión". Me lanzó una mirada llena de incredulidad por la extraña información que le acababa de dar. Yo también me sentí un poco desconcertado por lo que acababa de decir, pero me sentía lo suficientemente confiado de saber que funcionaría". Por lo menos el jugo de quimbombó es lo suficientemente nutritivo, de modo que lo menos que puede hacer es ayudarle", le dije. Esta tranquilizante afirmación le dio más confianza en mi consejo.

Unos meses más tarde recordé el incidente, y la llamé por teléfono para preguntarle sobre los resultados. Estaba muy contenta y complacida de hablar conmigo de nuevo. Ida me confirmó que todo lo que le había dicho había sucedido. Después de una semana, decidió, por propia iniciativa, aumentar su dosis diaria de jugo de quimbombó a dos tazas. Me dijo que sus doctores se quedaron sorprendidos por el hecho de que durante la cirugía hubiera necesitado *tan poca* de su propia sangre donada con anterioridad. No podían entender la razón de ello. Le pregunté cuánto fue exactamente lo que había necesitado, y me respondió ¡que calculaba que había sido menos de medio litro!

En el número de noviembre de 1977 de la revista de salud *Prevention,* se citó al Dr. Dwight McKee, M.D., afirmando que él usaba una combinación de jugos de apio y quimbombó y de suero de leche para tratar a pacientes que padecían de úlceras estomacales y de artritis reumatoidea.

Enfermedades autoinmunes. Las enfermedades autoinmunes son trastornos en los que el sistema inmunológico ataca a los propios tejidos del cuerpo. Normalmente, el sistema inmunológico no reacciona en contra de las proteínas y las células del cuerpo. En el caso de la autoinmunidad, la tolerancia del sistema inmunológico se ve alterada y éste libera autoanticuerpos que atacan a las células corporales normales. Una respuesta autoinmune produce grados variables de daño a los tejidos. Afecta a la mujer con mayor frecuencia que al hombre. El jugo de quimbombó y el quimbombó cocido son de un valor considerable en esos casos. Aun cuando el quimbombó no puede detener el problema, sí puede aliviar definitivamente mucho el dolor de las articulaciones, la debilidad muscular, el malestar y la fatiga comunes en esos trastornos. Esto se logra por su alto contenido de proteína y de microelementos.

Inflamaciones gastrointestinales/glandulares. Estos son algunos problemas bastante comunes en el caso de las respuestas autoinmunes. El quimbombó tiene complejos de carbohidratos (azúcar)-proteína (aminoácido) únicos que entran en el plasma sanguíneo circulante y llegan directamente a sitios específicos de la inflamación, en donde producen un nutritivo alivio al tejido y a las glándulas inflamadas.

MÉTODO DE PREPARACIÓN

Las vainas de quimbombó fresco producen el mejor jugo. Son flexibles y no presentan signos de decoloración superficial. Pero debo advertirle que son *altamente* perecederas y que deben usarse pronto después de su compra. Lave las vainas en agua corriente antes de quitarles el tallo y la parte superior, teniendo cuidado, sin embargo, de no perforar la vaina. Luego, hiérvalas ligeramente por no más de cuatro minutos. Después, coloque las vainas enteras y su líquido de cocción en un *Vita-Mix* durante un minuto y medio para obtener así un delicioso jugo. Tal vez sea necesario añadir un poco de agua para diluir el jugo.

Las vainas ya lavadas se pueden pasar por un extractor sin quitarles el tallo y la parte superior y sin cocerlas previamente. De cualquiera de las formas, el jugo tendrá un sólido sabor alcalino parecido al jugo de alcachofa.

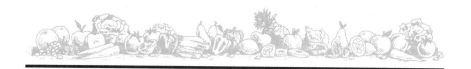

Jugo de RÁBANO (radish)

"Nutrición para la tiroides"

DESCRIPCIÓN

El rábano de huerta *(Raphanus sativus)* es uno de los vegetales más fáciles de cultivar y probablemente se encuentre en más huertas caseras que cualquier otro vegetal. Es originario de Asia y se ha cultivado durante muchos siglos—fue muy apreciado por los antiguos faraones egipcios y los antiguos griegos. En el libro de Jürgen Thorwald titulado *Science and Secrets of Early Medicine* (Nueva York: Harcourt, Brace & World, Inc., 1962; p. 92) se menciona un relato del antiguo historiador griego Heródoto que data del siglo 5° A.C. sobre los constructores de las pirámides: "En la pirámide hay una inscripción en caracteres egipcios que indica la cantidad de rábanos, cebollas y ajos consumidos por los peones que la construyeron; y recuerdo perfectamente bien que el intérprete que leyó esa inscripción me dijo que el dinero gastado equivalía a 1.600 talentos de plata (unos $4 millones de dólares de hoy)".

Durante los días con menos luz solar, la planta del rábano produce un rosetón de hojas y una raíz gruesa y muy tierna de diversos tamaños y colores, y conforme los días se van haciendo más largos, produce un alto tallo semillero con ramas con flores pequeñas de color blanco purpúreo. La semilla del rábano sembrada al final del verano produce buenos rábanos que no dan un tallo con semillas hasta la primavera siguiente. (*Véase también la sección sobre el Jugo de Rábano picante.*)

Los rábanos son de colores, formas y tamaños variados. Los más comunes son los pequeños, rojos y redondos que se comercializan ya sea en manojos con hojas, o sin hojas en bolsas de celofán (generalmente de seis onzas). Los rábanos en manojo se cosechan y se atan a mano, y luego se envasan con hielo triturado y se llevan rápidamente al mercado. Son muy perecederos y se deben vender a los pocos días de haberse recolectado o sus tiernas hojas superiores comienzan a romperse. Si esas hojas están marchitas, y especialmente si se han comenzado a poner amarillas, se tiene un indicio rotundo de que los rábanos no están frescos. En algunas regiones, estas hojas superiores, siempre y cuando se encuentren frescas y verdes, son muy apreciadas para ensalada.

Para hacer jugo, es mejor usar rábanos en manojo que tengan hojas verdes.

Existen también algunos rábanos de color blanco puro. Uno de ellos es bastante grande y se asemeja a una gran zanahoria albina. Es un rábano poco común de origen oriental que recibe el nombre de rábano *daikon*. Hasta hace poco, únicamente se podía encontrar en las mercados orientales, pero ahora ya se puede encontrar en muchos supermercados.

Y también hay rábanos negros, que se asemejan a las remolachas (betabeles) grandes y tienen el color del ébano. Debajo de su exterior poco atractivo se esconde una carne de color totalmente blanco que tiene una textura firme y un agradable sabor. Tienen una vida de almacenamiento prolongada y, si se les almacena en un lugar fresco, permanecen firmes y frescos por espacio de meses. Los rábanos negros se utilizan ampliamente en Europa Oriental. En Estados Unidos, se venden principalmente en los mercados que atienden a una amplia clientela rusa y polaca.

DATOS NUTRICIONALES

Diez rábanos grandes de color rojo (sin las hojas superiores) contienen estos nutrientes: 24 mg de calcio, 25 mg de fósforo, 0,8 mg de hierro, 15 mg de sodio, 261 mg de potasio, 10 unidades internacionales de vitamina A, 21 mg de vitamina C, 4 mg de magnesio, 2 mg de selenio, y 0,13 mg de zinc.

BENEFICIOS TERAPÉUTICOS

La tiroides es una glándula en forma de mariposa que se encuentra en la base del cuello, justo debajo de la laringe y delante de la tráquea. Sus dos lóbulos se encuentran sobre ésta última y están conectados por una delgada tira de tejido. La tiroides produce una hormona importante llamada tiroxina (o T_4). La función de esa hormona es estimular o regular casi todos los procesos metabólicos del cuerpo y muchas de sus otras funciones.

El ya desaparecido Dr. Henry G. Bieler, M.D., fue más específico acerca de la importancia de la glándula tiroides en su libro *Food Is Your Best Medicine* (Nueva York: Random House, 1966; pp. 43;72). De manera sencilla, señaló que era necesario que las personas obesas tuvieran una tiroides sana para poder bajar de peso. También señaló que la T_4 facilitaba las siguientes funciones corporales:

- la producción de células
- la oxidación de todos los tejidos corporales
- la reparación de tejidos dañados/enfermos
- la liberación del azúcar del hígado al torrente sanguíneo
- los latidos del corazón
- la actividad cerebral y sensorial especial
- el crecimiento celular normal

De hecho, él denominaba a la glándula tiroides como "el marcapasos de la naturaleza" que determina si los motores celulares del cuerpo "se mueven lentamente o funcionan de una manera peligrosamente rápida".

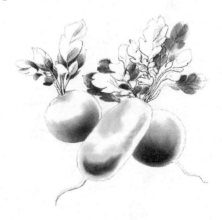

Algunos doctores en la ex Unión Soviética han utilizado los rábanos negros como tratamiento médico aceptado para el hipotiroidismo y el hipertiroidismo. En el caso de la primera enfermedad, la tiroides no produce las cantidades suficientes de tiroxina, mientras que en el caso de la segunda enfermedad (también conocida como enfermedad de Graves), se produce demasiada toxina. Durante mi viaje a la ex Unión Soviética a mediados del verano de 1979, por invitación de la Academia Soviética de Ciencias, tuve la oportunidad de entrevistar a diversos expertos médicos considerados muy diestros en los usos de la medicina a base de hierbas y vegetales para el tratamiento de enfermedades.

Lo que me dijeron acerca de los efectos de los rábanos (tanto rojos como negros) en la tiroides, ¡no era menos que sorprendente! La rafanina, el principal componente sulfuroso de los rábanos, es el que mantiene la producción de tiroxina y calcitonina (una hormona péptida) en un equilibrio normal. Cuando suficiente rafanina circula en el plasma sanguíneo, mediante una dieta a base de rábanos o jugo de rábano, la tiroides no producirá estas dos hormonas de más o de menos. Cada vez que me encuentro con alguien que padece de algún problema de la tiroides, siempre he vuelto a pensar en esta información que obtuve durante mi viaje a la antigua U.R.S.S. En consecuencia, he recomendado de manera rutinaria la adición de unos cuantos rábanos a la dieta de manera diaria o una cantidad *muy pequeña* de jugo de rábano (a menudo mezclado con otro jugo de verduras como la zanahoria, el tomate, el apio o la calabacita italiana). A veces, para obtener mejores resultados, inclusive sugiero añadir un poco de *kelp* en polvo o granulado (más o menos media cucharadita). (El *kelp* es un alga marina que se puede adquirir en las tiendas de productos de salud y que tiene un alto contenido de yodo y otros microelementos que benefician mucho a la glándula tiroides.)

Estreñimiento. Algunos médicos alemanes han utilizado de manera rutinaria pequeñas cantidades de jugo de rábano fresco para estimular ligeramente la peristalsis de modo que pueda favorecer la evacuación intestinal. Por lo general se diluye con un poco de jugo de col, apio, perejil o berro.

Enfermedad de hígado adiposo. Esta enfermedad consiste en la formación de depósitos grasos en el hígado, haciendo que aumente su tamaño. La diabetes, el síndrome de Reye, la obesidad, las toxinas químicas y el alto consumo de grasas son los que causan esta enfermedad. Los aminoácidos sulfurosos presentes en el jugo del rábano ayudan a descomponer esos depósitos grasos en el hígado. Es necesario hacer el jugo todos los días de modo que esté fresco, y no se debe guardar en el refrigerador. Asimismo, el jugo de rábano se debe diluir con otro jugo de verdura (por ejemplo, de zanahoria, clorofila o tomate).

Inflamación de la vesícula biliar. El ya desaparecido autor alemán, Dr. Rudolf Fritz Weiss, M.D., afirmó en la 6a. edición de su *Lehrbuch de Phytotherapie* (Stuttgart: Hippokrates Verlag GmbH, 1985; p. 94) que "se puede comenzar a tomar el jugo de rábano durante la etapa subaguda de la colecistitis..." Sin embargo, se debe diluir el jugo de rábano con otro jugo de verdura de modo que resulte más aceptable al tracto digestivo.

MÉTODO DE PREPARACIÓN

Cuando se extraer el jugo a los rábanos, siempre es mejor usar los que vengan en manojo o que se recolecten frescos y se vendan mientras estén todavía frescos y con las hojas superiores intactas. Son estos los rábanos de los que se obtiene el mejor tipo de jugo y que también contienen la mayor cantidad de minerales. Norman Walker, que falleció cuando tenía más de 100 años, advirtió en su libro *Fresh Vegetable and Fruit Juices* (Prescott, Arizona: Norwalk Press, 1986; p. 58) que el jugo de rábano "jamás se debe tomar sólo, ya que produce una reacción demasiado fuerte". Walker aconsejaba combinarlo con algo como el jugo de zanahoria para hacerlo más tolerable a nuestro sistema.

Si usa un extractor como el *Vita-Mix,* tal vez prefiera picar los rábanos de modo que queden en pequeños pedazos que sean más fáciles de procesar; pero si tiene algún otro tipo de extractor, esto no será necesario.

Jugo de RÁBANO PICANTE (horseradish)

"Un remedio muy potente para la hipotermia"

DESCRIPCIÓN

El "rábano para los caballos"[1] *(Armoracia rusticana)* era la expresión que un viejo cocinero de nombre Roy Elliot, con quien trabajé hace muchos años en el *Elliot's Cafe* en Provo, Utah, utilizaba para referirse a esta hierba. Esta planta poco atractiva que a veces crece en forma de maleza, pertenece a la familia de la mostaza. Es apreciada por sus raíces largas y carnosas, que se muelen y utilizan como aderezo para carnes. Tiene un sabor muy fuerte y picante, que por lo general se diluye con vinagre.

La planta forma un rosetón de largas hojas, que tienen un ancho de entre 2 y 3 pulgadas (5 y 7,5 cm) y más de un pie (30 cm) de largo. Tiene un tallo que alcanza una altura de entre dos y tres pies (60 y 90 cm) y que da pequeñas flores de color blanco. Originaria de las regiones mediterráneas, se ha convertido en una planta que crece como maleza en muchas partes del mundo. No se trata de una planta particularmente buena para el jardinero ocasional, ya que se esparce por todo el suelo, domina el espacio del huerto y es muy difícil de erradicar. Una gran cantidad de la cosecha comercial del rábano

---

[1] El nombre del rábano picante en inglés es "horseradish". En un juego de palabras, la persona a la que el autor hace alusión descomponía la palabra original en dos palabras diferentes: *horses* (caballos) y *radish* (rábano).

picante se cultiva en el valle del río Misisipí, en particular en Missouri. También se cultiva el rábano picante en la región litoral oriental de Estados Unidos.

DATOS NUTRICIONALES

Una cucharada de raíz de rábano picante crudo recién molida tiene un contenido muy alto de azufre y potasio, con cantidades medianas de sodio, calcio, fósforo (en ese orden) y pequeñas cantidades de hierro, magnesio, cobre y vitaminas A, del complejo B, C y E.

BENEFICIOS TERAPÉUTICOS

Lydia Maria Child no era una compiladora común de consejos para el hogar. Periodista, editora de revistas, novelista, poeta y reformista, fue la mujer más vanguardista de sus días, y amiga también de Whittier, Lowell y Bryant. Editora y principal colaboradora del primer periódico juvenil que se editó en Estados Unidos, fue la autora olvidada del poema *"Over the river and through the woods, to grandmother's house we go"* ("Por el río y por el bosque, a casa de la abuela vamos"). No cabe duda de que el poema era una nostálgica referencia a su niñez en Nueva Inglaterra, en donde aprendió los quehaceres domésticos y los secretos de las hierbas y el bosque. Lectora insaciable y maestra de escuela a los 18 años, escribió su primera novela a los 22 años. Ésta se convirtió en un éxito inmediato, y comenzó así una carrera literaria que pudo florecer únicamente en Nueva Inglaterra, donde las autoras no eran consideradas como "raras" en absoluto.

A la edad de 25 años, en 1827, se casó con David Child, un soñador encantador cuyas costumbres irresponsables rápidamente consumían todas las regalías que ella ganaba. El libro titulado *The Frugal Housewife* (12a. ed.) (Boston: Carter, Hendee and Co., 1832), una de sus obras más populares, lo escribió durante su primer año de matrimonio, en su mayor parte a partir de experiencias directas. Ella y su esposo habrían de vivir la mayor parte de sus vidas en modestas granjas, constantemente endeudados.

Child se enteró de la existencia de un remedio para tratar la hipotermia en personas mayores, que al parecer la padecían durante los fríos inviernos por los que Nueva Inglaterra es famosa. Esta disminución no intencionada en la temperatura corporal es más común en los recién nacidos, los niños y en las personas mayores, particularmente durante cirugía. Se caracteriza por un letargo; por piernas, pies, manos y brazos hinchados y de un color rosado: por una piel muy fría al tacto y por una temperatura por debajo de lo normal.

La Sra. Child fue una de las primeras, si no la primera autora, en hablar acerca del uso del rábano picante para el tratamiento de este trastorno de la salud en particular. Ella recomendaba rallar raíces de rábano picante fresco (de dos a cuatro), colocarlas en una bolsa de muselina bien atada con una cuerda en la parte de arriba, y luego golpearlas lo suficiente con un mazo de madera en un tazón de madera grande, hasta extraer el jugo suficiente. Esto se mezclaba con vinagre hecho en casa (el vinagre de sidra de manzana es un buen sustituto) y con un poco de sal de mesa, y se tomaba en una dosis de $1/2$ de cucharadita tres veces al día entre las comidas.

Toxicidad química. Una combinación de partes iguales (2 cucharadas de cada uno) de jugo de rábano picante y agua oxigenada, tomada internamente, desintoxicará al cuerpo de químicos tóxicos. Esto se basa en el trabajo de Alexander Klibanov, profesor de bioquímica aplicada en el *Massachusetts Institute of Technology*. A principios de la década de 1980, él descubrió que la enzima sulfurosa peroxidasa presente en el jugo de rábano picante, al mezclarse con una cantidad igual de agua oxigenada, podía solidificar los venenos químicos mortales tales como los bifenilos policlorinados (conocidos como *PCBs* por las siglas en inglés), y formar una larga cadena que se podía entonces evacuar vía la materia fecal del cuerpo. (Los *PCBs* han encabezado muchos periódicos por su presencia en basureros, tales como el *Love Canal* cerca de Niagara Falls, en el estado de Nueva York, y en la ciudad de Imperial, en Missouri.)

Congestión mucosa. Una manera muy efectiva de detener la congestión en la cabeza o el pecho consiste en mojar los pies en agua caliente en la que se hayan previamente disuelto algunas sales de Epsom, al mismo tiempo que se ingieren de 3 a 5 cucharadas grandes de jugo de rábano picante saborizado, de ser necesario, con un poco de jarabe de almíbar de arce *(maple syrup)* puro. Sus potentes vapores sulfurosos despegarán a las flemas de las paredes del tejido mucoso y facilitarán su rápido despido del cuerpo a través de los orificios nasales, la boca, el tracto urinario y el colon.

MÉTODO DE PREPARACIÓN

Para obtener jugo de raíz de rábano picante, es mejor usar una máquina con una cuchilla giratoria montada en su eje. Si no tiene una a mano, puede utilizar un extractor *Vita-Mixv* o una licuadora, pero únicamente *después* de haber rallado la raíz. Entonces podrá mezclar la pulpa con un poco de jugo de limón o de lima (limón verde, *lime*) y unas cuantas gotas de jugo de chile fresco.

Esta preparación se debe conservar refrigerada en una botella o frasco cerrado, de modo que su potencia no aumente dramáticamente si se deja calentar a la temperatura ambiente. Únicamente deberá tomarse una octava a cuarta parte de una cucharadita cada cuatro horas con el estómago vacío, pero solamente una vez que cada cucharadita se haya humedecido adecuadamente con más jugo de limón o lima. Es probable que en ese momento aparezca una copiosa descarga de lágrimas de los ojos y de moco de las cavidades de los senos paranasales. No olvide usar solamente *muy poco* por vez.

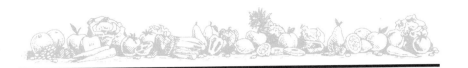

Jugo de REMOLACHA (betabel, *beet*)

"Una ayuda para conservarse libre del cáncer"

DESCRIPCIÓN

La remolacha (betabel) común *(Beta vulgaris)* es probablemente originaria de los países del este del Mediterráneo, pero se cultiva en casi todo el mundo. Es muy resistente a las heladas y constituye una de nuestras verduras más populares. Es una planta herbácea que produce una raíz carnosa durante el primer año y un tallo con semillas durante el segundo año.

Existen tres tipos de remolacha, pero solamente uno es lo suficientemente compatible con el tracto digestivo como para permitir su consumo humano. Las remolachas forrajeras *(stock beets* o *mangels)* son demasiado ásperas como para ser consumidas por los seres humanos, pero producen una enorme cantidad de alimento de subsistencia para las gallinas. La remolacha azucarera, grande y algo áspera en textura, contiene entre un 15 y un 22 por ciento de azúcar y es la fuente de una gran parte del azúcar que utilizamos en nuestras mesas. También se puede cultivar para ser consumida por las gallinas en huertas más pequeñas.

Las remolachas de huerta son pequeñas y rojas, probablemente originadas a través de selección de la remolacha forrajera. Existen dos subtipos generales: el tipo largo en forma de huso y con raíz parecida al nabo, y el tipo corto o esférico. Las remolachas en forma plana

generalmente se clasifican como de tipo largo. Estos tipos de remolacha varían un tanto en lo que a su color interior se refiere. El color
ideal es un rojo muy oscuro sin franjas blancas.

DATOS NUTRICIONALES

Dos remolachas completas contienen los siguientes nutrientes: 14
mg de calcio, 23 mg de fósforo, 0,5 mg de hierro, 43 mg de sodio,
208 mg de potasio, 20 unidades internacionales de vitamina A,
pequeñas cantidades de algunas vitaminas del complejo B, y 6 mg
de vitamina C.

Los elementos colorantes presentes en el jugo de la remolacha
roja se llaman betaínas, las cuales son un tipo de aminoácidos que
contienen amoníaco. Constan en su mayor parte de betacianinas
(rojas), con una pequeña cantidad de betaxantinas (amarillas). La
betanina representa la mayor parte de las betacianinas presentes. Los
químicos especializados en plantas han descubierto que esta betanina se presenta en la raíz de la remolacha roja como un complejo de
azufre-azúcar.

Una revista científica trimestral que yo edito, publicó hace poco
ciertas originales investigaciones realizadas por un médico húngaro,
que encontró que el jugo de la raíz de remolacha y su presentación
en polvo lograban detener el desarrollo adicional de muchos diferentes tipos de cáncer. El número de primavera de 1993 del *Folk
Medicine Journal* (1:98-104) informó acerca del trabajo del doctor
Alexander Ferenczi, M.D. Trabajando en un hospital del distrito en la
localidad de Csoma, Hungría, más o menos entre 1950 y 1960, el doctor Ferenczi observó en cientos de pacientes que padecían de cáncer
que la raíz de remolacha en jugo, en polvo, finamente rallada o

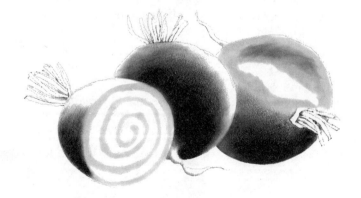

cruda, contenía extraordinarias propiedades quimioterapéuticas. El doctor Ferenczi formuló la hipótesis de que "su color rojo tan evidente podría sugerir que la sustancia activa es su materia colorante".

Además de esto, también existe una relación oculta con el azufre. Numerosos estudios realizados en todo el mundo por médicos y científicos han demostrado que las frutas (como los higos), las verduras (tales como la col, la col rizada, el colinabo, las coles de Bruselas, la coliflor, las hojas de mostaza, el berro, el rábano), y ciertas especias (el ajo, la cebolla) que tienen un alto contenido de azufre, tienen un historial comprobado en lo que respecta a la prevención y al tratamiento de tumores. La raíz de la remolacha roja, como se mencionó anteriormente, tiene pequeñas cantidades de este microelemento muy importante en diversas formas: las vitaminas B sulfurosas (la biotina y la tiamina), cuatro aminoácidos sulfurosos (la cisteína, la cistina, la taurina y la metionina), y el complejo de azufre-azúcar conocido como betanina.

BENEFICIOS TERAPÉUTICOS

La investigación original del doctor Ferenczi es muy excitante, por decir poco, cuando se trata de la potente actividad antitumorígena del jugo de remolacha. Animales de prueba, que habían sido inoculados previamente con tumores malignos y a los que luego se les permitió beber jugo de remolacha al azar, prácticamente se volvieron libres de cáncer y vivieron "en promedio, un 20 por ciento más que los animales de control" que no obtuvieron el beneficio de las remolachas.

Al administrarlo a muchos de sus pacientes que padecían de cáncer, el doctor Ferenczi pronto descubrió que, aunque varios de los casos de cáncer entraban en remisión, algunos de esos pacientes también se enfermaban como consecuencia de los efectos del jugo de remolacha. El doctor afirmó que los hígados de estos pacientes no tenían la capacidad de responder positivamente a cantidades tan grandes del jugo concentrado. Este efecto secundario inesperado lo obligó a diluir el jugo de remolacha con agua. A partir de entonces, no se presentaron más reacciones desfavorables.

Un caso particular sirve para ilustrar lo tan bien que le funcionó la terapia a base de jugo de raíz de remolacha a muchas de aquellas personas a las que trató. Un hombre de 58 años de edad, únicamente identificado por medio de la abreviación D.J., fue admitido al hospital del distrito en Csoma el 5 de enero de 1956. El hombre padecía de un tumor en el pulmón bastante avanzado, probablemente a consecuencia de fumar en exceso. Había perdido mucho peso, tenía una temperatura alta y un sistema inmunológico deprimido. Se le sometió a un régimen a base de jugo de remolacha diluido, ensalada de raíz de remolacha rallada, un suplemento de hierro en forma de tabletas e inyecciones hipodérmicas de neopereparina y piramidón. En dos semanas, el hombre aumentó de peso de manera considerable; su temperatura regresó al nivel normal y su sistema inmunológico se encontraba nuevamente fuerte. Se le dio de alta y se fue a casa, pero no siguió el régimen prescrito. Un año más tarde, a finales de enero, regresó al hospital, pues había sufrido una seria recaída. De nuevo se utilizó la terapia a base de jugo de remolacha en un valiente esfuerzo por salvar su vida. Por espacio de aproximadamente dos semanas, parecía como si el hombre estuviera progresando, pero de repente su condición empeoró y él regresó a su casa a finales de mayo para morir al poco tiempo de cáncer del pulmón. El doctor Ferenczi hizo notar que si el hombre hubiera seguido fielmente el régimen a base de jugo de remolacha y no hubiera regresado a su viejo hábito de fumar, sin duda alguna habría vivido muchos años más en un estado de relativamente buena salud.

Alcoholismo. Esta adicción o dependencia física al alcohol es perjudicial para la salud humana. Puede llevar a insuficiencia hepática (del hígado), demencia, enfermedades pancreáticas y la destrucción del músculo cardiaco. Únicamente existen unas pocas hierbas y jugos que pueden ayudar a restablecer la salud de estos órganos. Además de las zanahorias, la raíz del diente de león, la raíz de botón de oro *(goldenseal)* (una variedad de ranunculácea americana), el gingco *(ginko biloba),* los tomates y la cúrcuma (azafrán de la India, *(turmeric),* el jugo de raíz de remolacha es también bastante útil. Las sales minerales orgánicas presentes en estos alimentos ayudan a reconstruir las células del tejido que han sido seriamente dañadas por una exposición prolongada al alcohol.

Drogadicción. El abuso de las drogas es algo que ha penetrado bastante en nuestra sociedad. A la drogadicción se le puede definir como el uso inapropiado de cualquier droga, incluyendo: (1) las drogas legalmente recetadas por médicos y luego utilizadas de manera inapropiada por un paciente; (2) las drogas legales obtenidas de manera ilegal y utilizadas sin prescripción médica; y (3) las drogas ilegales. El problema de la adicción rebasa las fronteras étnicas, de género y de edad: negros, blancos y cobrizos, hombres y mujeres, desde alumnos de escuelas primarias hasta personas mayores. Los órganos que son afectados de manera más adversa son el cerebro, el corazón, los pulmones, el hígado y los riñones. La raíz de la remolacha es principalmente una hierba que ayuda a reconstituir la sangre, la desintoxica y luego la renueva con minerales y azúcares naturales. Una vez reconstituida de esta manera, la sangre puede llevar la nutrición imprescindible a cada uno de los órganos antes mencionados, que estuvieron considerablemente debilitados por las drogas.

Insuficiencia venosa. Esta condición es común entre las personas de edad mayor, en quienes a menudo existe una irrigación inadecuada de la sangre en las venas de un lugar particular del cuerpo. El resultado es por lo general una acumulación de una cantidad excesiva de fluido acuoso en el tejido muscular o la aparición de lesiones múltiples o sencillas en la piel en algún lugar del cuerpo. Pero los carbohidratos y las sales minerales presentes en la raíz de la remolacha pueden aumentar la circulación a esas áreas del cuerpo y hacer que la sangre estancada sea eliminada rápidamente.

MÉTODO DE PREPARACIÓN

Extráigale el jugo a una remolacha pequeña usando un extractor de jugos centrífugo o por trituración. Luego, en una licuadora para alimentos o en un *Vita-Mix,* añada este jugo, o su equivalente en polvo de jugo de raíz de remolacha orgánica, dos cucharadas (véase el Apéndice), junto con medio manojo de perejil, tres hojas de lechuga romana, tres zanahorias pequeñas, una cucharada de polvo de clorofila *Kyo-Green,* y una cucharadita de extracto de ajo líquido añejado *Kyolic* (ver Apéndice). Coloque el control de su licuadora o *Vita-Mix* a una velocidad mediana y variable y licue todo bien durante aproximadamente un minuto.

Esto le permitirá disfrutar de una de las mejores bebidas tónicas para el hígado que jamás he probado. Es excelente no sólo para aquellas personas que padecen de cáncer, sino también bastante útil en la prevención de esa enfermedad. El consumo recomendado para aquellas personas que padecen de cáncer es de un vaso al día; de lo contrario, uno o dos vasos a la semana será suficiente para fines preventivos.

El jugo de remolacha es una de las mejores bebidas tónicas para el hígado. Sin embargo, el jugo de remolacha crudo, como el doctor Ferenczi mismo descubrió, puede ser extremadamente potente y hacer que el cuerpo reaccione de manera desfavorable cuando se ingiere demasiado a la vez. En una ocasión hablé con Ann Wigmore, la octogenaria fundadora del *Hippocrates Health Institute* de Boston, acerca de este mismo asunto, y ella me recomendó mezclar el jugo de remolacha crudo con algún otro tipo de jugo vegetal tal como el de zanahoria o el de hojas mixtas a fin de diluir un poco su potencia. Yo he descubierto que el concentrado de jugo de remolacha en polvo, al reconstituirse (una cucharada añadida a un vaso de agua de 8 onzas o 240 ml), puede tomarse solo diariamente, sin que necesariamente se presente un efecto secundario desagradable.

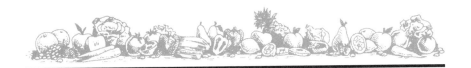

Jugo de RUIBARBO (rhubarb)

"El mejor amigo del dentista"

DESCRIPCIÓN

El ruibarbo común *(Rheum rhaponticum)* que se utiliza para hacer pasteles es originario del sur de Siberia. Es una planta herbácea perenne que se cultiva por sus carnosos pecíolos a los que comúnmente se les llama tallos. Sus hojas son muy grandes y su forma se asemeja un poco a la de un corazón, y sus pecíolos alcanzan una altura de entre dos y seis pies (60 cm y 1,8 metros), dependiendo del lugar en el que se cultive. Los pecíolos de sus hojas se cosechan en verano, antes de que salga el tallo con semillas. Sus flores nacen en un racimo y tienen un color blanco verdoso. La corona de la planta es un rizoma con raíces carnosas, grandes y de muchas ramas.

El ruibarbo no era considerado un alimento hasta hace más o menos unos trescientos años. De la misma forma en que el tomate es una fruta pero se lo considera una verdura, el ruibarbo es un vegetal pero se lo ve como una fruta, especialmente cuando se le asocia con pasteles y aderezos. También puede surgir cierta confusión a partir del hecho de que es especialmente delicioso cuando se cuece junto con fresas, que son una fruta.

Existen dos tipos básicos de ruibarbo: el de afuera (huerta) y el de invernadero. La temporada del ruibarbo de huerta comienza en primavera y termina en el otoño. Sus tallos son a menudo más verdes que rojos y tienen hojas verdes grandes y blandas. Es de una textura bastante áspera y a menudo flexible. También es muy agrio y requiere de mucha azúcar. La temporada de la variedad de invernadero, que se produce en California, Oregon y Michigan, comienza en enero y termina en junio. Tiene un color ya sea rojo cereza o rosáceo. Algunos ruibarbos de invernadero tienen hojas color amarillo brillante y son particularmente atractivos. Este tipo de ruibarbo no es tan fibroso como el ruibarbo de huerta, tiene un sabor más moderado y requiere de menos azúcar. Las hojas del ruibarbo, sin embargo, no se deben consumir.

Algunas compañías herbolarias estadounidenses anteriormente utilizaban un tipo medicinal de ruibarbo proveniente de China *(Rheum officinale)*. Ahí, se ha usado desde el año 2.000 A.C. El mejor tipo proviene de la provincia de Gansu, que se encuentra al norte de China y colinda con la República Popular de Mongolia. En este sitio, la tierra y el clima son los ideales para darle a este ruibarbo medicinal su color amarillo rojizo, su firme textura, su tinte amarillo intenso, y su suave sabor amargo y picante. Jamás he visto que a esta variedad se le extraiga jugo; solamente sé que se usa en polvo o en forma de cápsulas o tabletas.

DATOS NUTRICIONALES

Una taza de ruibarbo picado contiene estos nutrientes: 105 mg de calcio, 17 mg de fósforo, 0,27 mg de hierro, 5 mg de sodio, 351 mg de potasio, 122 unidades internacionales de vitamina A, 8,7 mg de ácido fólico, 9,8 mg de vitamina C, y 14 mg de magnesio.

BENEFICIOS TERAPÉUTICOS

Una mujer de la comunidad *Amish* y de apellido Byler—jamás supe su nombre de pila—me escribió hace algún tiempo desde la población de Smicksburg, Pennsylvania. Su familia se había visto afectada por varios problemas dentales que me detallaba en su carta, y quería saber qué se podía hacer. Su esposo padecía de una decoloración de los dientes bastante severa a causa de la nicotina de los cigarros que fumaba y el tabaco que mascaba. Ella sufría de una continua acumulación de placa dental y de sarro. Sus varios hijos tenían diferentes problemas en los dientes y encías (caries, gingivitis y piorrea). Su pequeña hija de cinco años también sufría de un severo caso de candidiasis, u hongos, en la lengua. Quería saber qué se podía hacer para solucionar estos problemas.

Normalmente yo le habría recomendado cuatro o cinco cosas diferentes para cubrir todos los problemas que tenían. Pero, afortunadamente, me encontraba familiarizado con un producto relativamente nuevo elaborado por la compañía *Pines International,* de Lawrence, Kansas, que es todavía un secreto bastante bien guardado en la mayor parte de la industria de los alimentos para la salud. El propietario de esta compañía, de nombre Ron Seibold, recibió hace algunos años una cantidad de una variedad particular de ruibarbo de una familia de la población de Concordia, Kansas, que la había cultivado durante cuatro generaciones. A mediados del siglo XIX, sus antepasados la habían traído del mismo estado en el que la Sra. Byler vivía.

Los agricultores de Seibold únicamente cosechan este ruibarbo especial una vez al año. El jugo se extrae de los tallos carnosos y se rocía con maranta para secarlo. El polvo para hacer jugo de ruibarbo de esta compañía tiene un sabor agridulce muy parecido al de la limonada hecha en casa, nada más que sin azúcar. Sabiendo que el jugo de ruibarbo es bastante "fácil de usar" cuando de problemas bucales se trata, y que los *Amish* no tienen electricidad para ningún equipo de cocina como podría ser un extractor, le envíe a la mujer un frasco del nuevo producto de *Pines* con sencillas instrucciones acerca de su uso.

Le aconsejé que todos en la familia se cepillaran los dientes, la encía y la lengua todos los días con este polvo para hacer jugo. Primero debían mojar sus cepillos de dientes antes de sumergirlos en este polvo. Lo debían hacer dos o tres veces al día sin falta durante seis semanas, y luego informarme los resultados que hubieran obtenido.

Antes de que hubieran pasado dos meses, la mujer me escribió para decirme que los dientes de su esposo estaban más blancos, que su placa había desaparecido, aunque todavía le quedaba algo de sarro, que la salud dental de sus hijos había mejorado notablemente, y que la candidiasis había desaparecido por completo de la boca de su hija más chica. En su carta exclamaba: "El ruibarbo es de verdad el mejor amigo del dentista".

El lector debe saber que el jugo de ruibarbo *crudo* contiene ácido oxálico, que no es bueno para el cuerpo cuando se consume frecuentemente. William H. Lee, autor de *The Book of Raw Fruit and Vegetable Juices and Drinks* (New Canaan: Keats Publishing, Inc., 1982; p. 64) advertía: "El ruibarbo no es amigo del hombre; estuve tentado de excluirlo por completo de mi libro..." Así que úselo con prudencia. Pero, como mencioné antes, el producto para hacer jugo de *Pines International* es muy aconsejable para los problemas bucales y se puede usar de esta forma sin ningún problema.

El jugo de ruibarbo se puede aplicar como cataplasma o a manera de enjuague externo, o bien ingerirse en cantidades muy pequeñas para tratar los siguientes problemas:

estreñimiento	heridas
gangrena	parásitos intestinales
gases intestinales	úlceras en la pierna
hemorragias	úlceras por demasiado tiempo de reposo en la cama

Advertencia: ¡Aquellas personas que padezcan de cálculos renales no deben usar el jugo de ruibarbo!

Úlceras por estar mucho tiempo de reposo en la cama; úlceras de pierna debidas a la diabetes; heridas. Prepare una pasta con $^1/_2$ cucharadita de polvo para hacer jugo de ruibarbo de la compañía *Pines* y $^1/_2$ de cucharadita de miel. Aplique esta pasta a las llagas, las úlceras en la piel y heridas. Esto acelerará su curación.

Diarrea. Una cucharada de polvo para jugo de ruibarbo de *Pines* ayuda a remediar diarreas moderadas *no* ocasionadas por infecciones bacterianas.

MÉTODO DE PREPARACIÓN

A los pecíolos del ruibarbo, si así lo desea, se les puede extraer el jugo. Como son tan ásperos y fibrosos, un extractor de marca *Champion* le permitirá hacer el jugo más fácilmente que otros modelos. Sin embargo, el polvo para preparar jugo de ruibarbo de la compañía *Pines* es muy recomendable como un eficiente y práctico sustituto de los pecíolos. (Para mayor información, véase el Apéndice Cuatro).

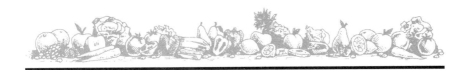

Jugo de SANDÍA (watermelon)

"Un programa de recuperación de los indígenas americanos para la enfermedad"

DESCRIPCIÓN

Algunos etnólogos (científicos que estudian las diferentes culturas) creen que la sandía *(Citrullus vulgaris)* apareció por primera vez entre los indios *Hopi* con la llegada de los frailes españoles al sudoeste de Estados Unidos, a mediados del siglo XVI. Como en ese entonces los *Hopi* no tenían caballos, pero los españoles sí, esta tribu le dio a esta nueva fruta-verdura el sobrenombre de "calabaza de caballo". Los primeros *Hopi* afirmaban que una sandía fresca olía como uno de los sudorosos caballos que sus visitantes extranjeros cabalgaban, según Alfred Whiting en su libro *Ethnobotany of the Hopi* (Flagstaff: Northland Press, 1966; p. 93). De aquí el raro apodo de uno de los principales alimentos de varias tribus nativas del sudoeste de Estados Unidos.

Poco tiempo después, las sandías se comenzaron a cultivar en el resto de esta región del país. El sacerdote jesuita conocido como Padre Kino escribía en octubre de 1700 que los indios *Yuman* que él había visitado tenían sandías, y las expediciones de Anza en el otoño de 1775 dejaron constancia de que los *Yuman* les habían ofrecido unas tres mil sandías, ¡algunas tan grandes como un niño normal de cinco años! (Edward Castetter y Willis H. Bell. *Yuman Indian Agriculture* [Albuquerque: University of New Mexico Press, 1951; p. 129].)

Todas las tribus indias del sudoeste al parecer cultivaban por lo menos dos tipos diferentes de sandías—una con semillas rosas y pulpa amarilla, y una con semillas negras y pulpa amarilla. La sandía normal es una enredadera rastrera con hojas bastante lobuladas, de tamaño mediano y flores de color amarillo unidas a las axilas de las hojas. La fruta tiene diversos tamaños, del de una toronja grande al de una gran calabaza, o a veces es incluso *más grande,* mientras que su forma puede ser ovalada o cilíndrica. Su color es verde oscuro o claro, con rayas longitudinales de color gris-verde en algunas variedades.

La sandía *Stone mountain* es la más conocida para la mayoría de nosotros. Es una fruta grande y de forma ovalada de color verde grisáceo con una pulpa de un color carmesí intenso y semillas blancas, que madura en un período de 88 días. La deliciosa sandía de la variedad *golden sweet* y un tipo estrechamente relacionado con ella son las que las tribus del sudoeste de los de Estados Unidos prefieren. Las dos variedades son de un tamaño de mediano a grande, más largas que anchas, y tienen una pulpa de color amarillo-dorado y una cáscara color verde oscuro. Su período de maduración es de 83 días.

Las tribus del sudoeste siempre han tenido en alta estima a sus sandías. Las primeras variedades se podían almacenar bien y se podían enbalar en hierbas y arena o colgar en cuerdas de fibra de yuca para almacenar incluso hasta el mes de febrero del año siguiente después de la cosecha en agosto. Ésta era una fuente importante de alimento fresco durante los largos y fríos meses de invierno. Entre los grupos de los indios *Pueblo,* a menudo se ofrecían sandías como regalos en ocasiones ceremoniales.

Antes de cortar una sandía, es casi imposible poder juzgar su grado de madurez. Los compradores de frutas y legumbre profesionales jamás compran un cargamento de sandía sin antes cortar varias al azar como muestra. Las sandías maduran después de haberse cortado de su planta. El período de tiempo transcurrido desde su cosecha se puede determinar por la condición del tallo. Al comprar una sandía, si el tallo es verde y fresco, es probable que la sandía este demasiado inmadura para consumirse y necesite unos cuantos días más para madurar. Después de unos cuantos días, el tallo se encogerá y se descolorará, pero seguirá adherido a la sandía. Esto es un signo de que la sandía ha alcanzado la madurez deseada. Después de unos cuantos días más, el tallo se separará de la sandía. Una sandía sin tallo puede estar ya demasiado madura.

Olvídese de eso de golpear ligeramente la sandía como prueba de su madurez; éste es un ejercicio inútil. La única manera a prueba de tontos que existe para juzgar el grado de madurez y la textura de la sandía consiste en cortarla. Los mercados también venden sandías cortadas en cuartos y mitades. Comprar una sandía entera sin cortar es "comprar a ciegas". Comprar un cuarto o una mitad de sandía es mejor para poder asegurarse de su color y sabor.

La sandía perfecta tendrá una pulpa firme y de color rojo oscuro. Si la pulpa es pálida y de color rosa, no está bien madura y no será dulce. Si la pulpa es suave o está deshecha, la sandía ya está demasiado madura y tendrá una textura y un sabor desagradables. Incluso en una sandía perfecta, la mitad del extremo del brote siempre estará más madura y dulce que la mitad del extremo del tallo.

DATOS NUTRICIONALES

Una taza de sandía cortada en trozos contiene: 11 mg de calcio, 16 mg de fósforo, 0,8 mg de hierro, 2 mg de sodio, 160 mg de potasio, 940 unidades internacionales de vitamina A, 11 mg de vitamina C, 3,4 mcg de ácido fólico, 17 mg de magnesio, y 0,11 mg de zinc.

BENEFICIOS TERAPÉUTICOS

La etnóloga Leslie Spier, en su libro *Yuman Tribes of the Gila River* (Chicago: University of Chicago Press, 1933; p. 65), se refería al uso del jugo de sandía por algunos grupos indios del sudoeste de Estados Unidos. Las mujeres de la tribu, informaba, exprimían la pulpa de la sandía fresca entre sus manos para extraerle todo el jugo, después de lo cual el jugo se colaba a través de un pedazo de tela de muselina en otro recipiente para, luego, hervirlo y convertirlo en jarabe.

El antropólogo Daryll C. Ford informó en 1931 que la sandía era plantada y cultivada por hombres de diferentes familias, pero que eran sus mujeres las propietarias de los campos en los que se cultivaban. Relataba cómo era que las mujeres de Shongopavi, una de varias aldeas *Hopi,* empleaban este jarabe de jugo de sandía para tratar una serie de trastornos pulmonares, molestias gastrointestinales, problemas de la piel y disfunciones orgánicas mayores. (Daryll C. Ford, "La Agricultura y la Tenencia de la Tierra *Hopi*", *Journal of the Royal Anthropological Institute of Great Britain and Ireland* 61:357-405, 1931.)

Mis propias investigaciones realizadas en el pueblo de Old Oraibi hace más de una década, confirman el valor del jugo de sandía para ayudar a un sistema débil y disminuido a recuperarse por completo de una enfermedad reciente o una cirugía. El pueblo de Old Oraibi está ubicado en el extremo de una meseta solitaria al norte de Winslow, Arizona. Es el pueblo más antiguo habitado sin interrupción en América del Norte—fue construido en el 1150 y, todavía a finales de 1993 tiene algunos habitantes. Mi informante *Hopi* en ese entonces, una mujer mayor ya sin dientes y con arrugas del clan de los *Patki,* me dijo cómo había usado el jugo de sandía recién exprimido para curar fiebres, detener cólicos en los bebés, curar la acidez estomacal causada por "comer demasiada comida del hombre blanco", aliviar los dolores de cabeza y proporcionar energía y fortaleza, cuando era necesario, a algunas personas de edad avanzada. Afirmaba que todavía podía hacer una vida bastante normal, ¡en parte gracias a las sandías!

Artritis; gota; envenenamiento urémico. Estas tres enfermedades tienen algo en común: una acumulación excesiva de ácido úrico. El jugo de sandía fresca (sin semilla) por la mañana y por la noche ayudará a expulsar ese veneno del cuerpo.

Problemas de la piel. Las erupciones en la superficie de la piel por lo general son indicativas de la existencia de ácidos en la sangre. Esto se debe al consumo excesivo de carne, alimentos fritos, dulces y productos hechos con harina blanca, al igual que a la ingestión excesiva de café, bebidas de cola y bebidas carbonatadas en general. El jugo de sandía permite eliminar mucho de ese ácido del cuerpo y renueva la sangre. Cuando esto sucede, la piel comienza a verse y sentirse mejor.

MÉTODO DE PREPARACIÓN

Corte la pulpa madura de la sandía y procésela en su extractor. No necesita añadir agua, ya que la pulpa sola producirá bastante de su propio jugo. A continuación, pase el jugo por un colador de alambre para retirar las semillas y tómese un pequeño vaso dos veces al día por el tiempo que sea necesario para rejuvenecer su cuerpo.

Las tribus de los *Mojave,* los *Yuma,* los *Cocopa* y los *Maricopa* consumían semillas de sandía enteras después de tostarlas. Se las comían como si fueran piñones. A veces sus alimentos aceitosos los combinaban con harina de mezquita. A veces también se hervían las semillas de la sandía y se hacía un té que tomaban para aliviar las molestias urogenitales. (Castetter y Bell, *op. cit.*)

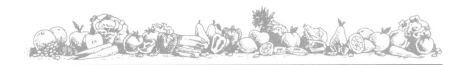

Jugo de TOMATE (jitomate, tomato)

"Un toque de atención para despertar al hígado"

DESCRIPCIÓN

Es probable que el tomate *(Lycopersicon esculentum)* sea el vegetal más popular y más cultivado. Se cultiva en la mayor parte del mundo, enlatándose una enorme cantidad para su distribución mundial. Es originario de la América tropical y su fruta, que antiguamente se conocía como la manzana de oro o la manzana del amor, en alguna ocasión fue considerada venenosa. Sus plantas son suculentas anuales, de muchas ramas, con hojas compuestas por muchas hojuelas con pequeñas flores de pétalos color amarillo que se dan en ramilletes, que van desde tres hasta una docena o más en largos racimos. Sus frutas pueden ser tan pequeñas como una grosella o tan grandes como una calabaza pequeña, y sus formas incluyen las tipo baya, pera, ciruela, corazón, manzana y las frutas grandes y un tanto achatadas que pesan más de 900 gramos. Sus colores incluyen las variedades blanca, amarilla, rosa y roja.

Siempre ha existido polémica en cuanto a si el tomate es una fruta o una verdura. Como desde el punto de vista técnico es una baya, botánicamente se lo clasifica como fruta. Sin embargo, en el mercado, el consumidor siempre lo clasifica como verdura u hortaliza, y el cliente siempre tiene la razón. De modo que, para fines prácticos, en este libro lo consideraremos como una verdura, aunque en realidad no lo es.

Los tomates de maduración en planta y los de maduración forzada se asemejan entre sí, pero existen mucha diferencia en sus respectivos sabores. Los primeros tienen un ligero "olor" alcalino si se acercan a la nariz y se huele el extremo del rabillo superior, que es de donde el tomate se encontraba colgado de la planta antes de ser recolectado. Corte uno de estos tomates y de inmediato podrá percibir el placentero sabor mineral que no requiere del uso de sal adicional para disfrutarlo. Por otro lado, los tomates que se venden en los supermercados se juntan mientras todavía se encuentran verdes. Después de eso, se lavan, se clasifican y se empacan usando máquinas y, luego, se exponen finalmente al calor y se gasean con óxido de etileno; la combinación de ambos elementos hace madurar al tomate por la fuerza, haciéndolo pasar de un color rosado a uno rojo rosáceo. Estos tomates tienen el sabor del aserrín y a menudo son demasiado duros como para ser jugosos igual que los madurados en la planta.

Los agricultores prefieren los tomates de maduración forzada, ya que significan mucho más dinero por sus cosechas. Los costos de mano de obra representan tan sólo una fracción de los requeridos para producir tomates de maduración en planta. También existe un rendimiento mucho mayor por acre, ya que existen menos posibilidades de daños en el campo a causa de la lluvia, el viento o el granizo, y existe poca o ninguna pérdida por daños durante su transportación. A los supermercados les encantan los tomates de maduración forzada, ya que prácticamente son indestructibles. No requieren de atención o de ayuda adicionales. Aun cuando se los trate como si fueran carbón por empleados descuidados o por compradores demasiado exigentes que se la pasen manoseándolos, los tomates de supermercado tienen una buena duración. Un tratamiento similar en el caso del tomate de maduración en planta daría como

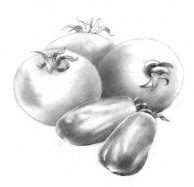

resultado su transformación casi inmediata en jugo de tomate o *ketchup.*

DATOS NUTRICIONALES

Una taza de jugo de tomate contiene estos nutrientes importantes: 8 mg de calcio, 29 mg de fósforo, 0,59 de hierro, 10 mg de sodio, 254 mg de potasio, 1.394 unidades internacionales de vitamina A, 2 mcg. de biotina, 11,5 mcg. de ácido fólico, 21, 6 mg de vitamina C, y 14 mg de magnesio.

BENEFICIOS TERAPÉUTICOS

La introducción del tomate en la dieta de los primeros estadounidenses como alimento útil y medicina eficaz se debió en gran parte a los esfuerzos de un "vendedor ambulante yanqui de primera clase" del siglo XIX, tal como el gran historiador estadounidense Hubert Howe Bancroft lo describió en su libro *History of Utah* (San Francisco: The History Co., 1889; pp. 149-50). Este hombre fue el Dr. John Cook Bennett.

Bennett fue designado Jefe del Departamento de Medicina de la Universidad de Willoughby en Lake Erie, que se encuentra en la ciudad de Chagrin, Ohio. Durante su discurso inaugural en noviembre de 1834, Bennett fue uno de los primeros individuos en informar de que los tomates servían para tratar con éxito la diarrea, los ataques biliosos violentos, la dispepsia (indigestión), evitaban el cólera y restablecían la integridad del hígado hasta alcanzar su estado de salud original. Renunció a ese cargo en marzo de 1835 y dio inicio a una activa campaña por todo lo que era la Reserva Occidental pregonando al maravilloso "tomate mágico". Los puntos de vista de Bennett fueron impresos una y otra vez durante décadas en revistas médicas, diarios y publicaciones periódicas sobre agricultura y el cultivo de hortalizas no sólo en Estados Unidos, sino también en Australia, el Reino Unido y Francia.

El historiador Bancroft caracterizó a Bennett de la siguiente manera: "Tiene habilidad, tiene cerebro y tiene dedos, ¡pero *no tiene alma!*" Sin embargo, ese hombre sin alma sabía suficiente acerca del tomate—en una época en la que la mayoría de los estadounidenses todavía lo consideraban como una fruta venenosa—como para saber que representaba un excelente alimento para fortalecer al hígado débil.

Más o menos 120 años más tarde, un científico japonés que trabajaba en la Universidad de Tohoku en Sendai, Japón, publicó un importante documento que corroboraba casi todo lo que Bennett había afirmado. En *The Tohoku Journal of Experimental Medicine* (57:343-48, 1953), el Dr. Yumi Tohuoka informó que "el jugo de tomate fresco...era muy efectivo para acelerar la formación de glucógeno (azúcar)" en los hígados de conejos normales. De la misma forma, cuando el funcionamiento normal del hígado era alterado temporalmente a través de diferentes agentes químicos, el jugo de tomate hacía que el hígado se recuperara de inmediato de esa recaída. Su conclusión fue que "el tomate es efectivo desde el punto de vista clínico para mejorar las alteraciones del hígado".

Con base en las primeras afirmaciones de Bennett, las investigaciones del Dr. Tohuoka y mis propias observaciones personales a lo largo de más de dos décadas con cientos de casos de hígado que he atendido, puedo decir que ¡no existe *nada* que funcione mejor para mejorar la salud y el estado del hígado tan *rápidamente* como lo hace el tomate ordinario! El tomate es, literalmente, un toque de atención para despertar al hígado de cualquier letargo en el que se encuentre. Para cualquier enfermedad que disminuya los niveles de energía como la hipoglucemia, el síndrome de fatiga crónica, la infección causada por hongos y la mononucleosis, ¡el jugo de tomate o el *V-8*[MR] bajo en sodio es lo mejor para poder sentirse bien en cuestión de minutos!

El jugo de tomate es excelente para cualquier problema de salud que pueda hacer descender los niveles de energía en el cuerpo. Sin embargo, para aproximadamente el 20 por ciento de las víctimas de la artritis reumatoide, puede resultar agravante y, de hecho, puede aumentar su dolor y su hinchazón, de modo que estarán mejor si prescinden de él.

Síndrome de fatiga crónica; fatiga; hipoglucemia; infección por hongos.
Todos estos problemas de salud tienen una cosa en común: agotan los niveles de energía en el cuerpo y lo dejan en su mayor parte en un estado de debilidad. El jugo de tomate con una pizca de pimienta de Cayena y un poco de salsa picante, bien mezclado y tomado por completo, revitalizará al hígado y a las glándulas adrenales en cuestión de media hora y provocará una sensación de vitalidad que durará por varias horas.

Poco apetito. Un tomate cultivado orgánicamente, madurado en planta, tiene un olor y un sabor alcalino. Se debe a que la fruta es muy rica en sales minerales, lo cual provoca apetito al poco tiempo de haberse consumido. Estos minerales también estimulan el flujo de saliva, que se añade a la sensación de hambre y permite que los alimentos se digieran mejor. El tomar el jugo hecho con estos tomates apropiadamente cultivados le ayudará a deshacerse de trastornos alimenticios como la anorexia.

MÉTODO DE PREPARACIÓN

A los tomates es muy fácil extraerles el jugo. Lávelos, córtelos en cuatro partes y procéselos. Si usa tomates del supermercado en un *Vita-Mix,* yo añadiría una taza de agua para obtener más jugo. El jugo de tomate embotellado o enlatado o el jugo *V-8*^{MR} bajo en sodio funcionan igualmente bien. Sazone con un poco de pimienta del ají de Cayena y un poco de jugo de lima o limón para darle un mejor sabor.

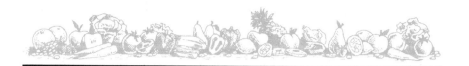

Jugos de UVA y UVA PASA

"Para poner al herpes a hibernar"

DESCRIPCIÓN

Ninguna otra fruta de las que conozco ha suscitado en mí tanto interés a lo largo de los años como las uvas (especie *Vitis*). Era mucho lo que nuestros antepasados dijeron acerca de esta fruta en particular en muchos de sus escritos, algunos de los cuales han sobrevivido en diferentes formas. En lo que todos parecen estar de acuerdo es en que *la uva era "la fruta prohibida" comida por Adán y Eva en el Jardín del Edén.*

Algunas de las muchas fuentes diferentes en las que me he basado para este hecho probable son las siguientes:

R. H. Charles. *The Apocrypha and Pseudepigrapha of the Old Testament* (Oxford University Press, 1976) II:535-36 (Baruch III 4:8-15).

Rabino Dr. H. Freedman y Maurice Simon. *Midrash Rabbah* (Londres: The Soncino Press, 1961), I:151 (Génesis 14:5).

The Babylonian Talmud: Sanhedrin II (Londres: The Soncino Press, 1935), II:478 (70a-70b).

Isidore Singer (Ed.) *The Jewish Encyclopedia* (Nueva York: Funk & Wagnalls Co., 1903), 6:81.

The Nag Hammadi Library in English (San Francisco: Harper & Row, 1977), pp. 110-111; 127; 143-144; 154; 168.

Y entonces surge la pregunta: ¿Por qué fue *específicamente* la uva lo que Adán y Eva consumieron? ¿Por qué no pudo haber sido algún otro tipo de fruta? Esto nos remonta de nuevo a las tradiciones antiguas como el probable trasfondo de la primera pareja que existió en la tierra. Eliza R. Snow, una poetisa muy talentosa, escribió estas líneas en relación a ambos en su poema épico titulado "El ultimátum de la vida humana". Ella estaba, desde luego, sencillamente tomando prestados conocimientos ya en manos de nuestros antepasados cuando escribió:

> Adán, tu Dios, al igual que tú en la tierra, ha estado sujeto al penar en un mundo de pecado: A través de una larga gradación, se levantó para ser investido con el poderío y la majestad de Dios...Como consecuencia de su obediencia, obtuvo el lugar *¡De Dios y Padre de esta raza humana!*

> La obediencia tejerá la misma guirnalda, tal como lo hecho para tu gran Madre, Eva...¿Qué le importó, cuando en su condición más baja, ya fuera por error, consideró lo pequeño o lo grande? Y pasó exactamente lo mismo con ella—demostró su valía— *¡Ahora es la Diosa y la Reina de la Tierra!*

> [Eliza R. Snow. *Poems. Religious, Historical and Political* (Salt Lake City: 1877), pp. 8-9.]

Así pues, suponiendo que esas tradiciones sean correctas, eso implicaría que cuando Adán y Eva vinieron del Cielo a este mundo, vinieron como seres perfectos, sagrados y resurrectos, hechos de carne, hueso y espíritu pero *careciendo* de sangre porque eran todavía inmortales. La publicación *The Nag Hammadi Library in English* (pp. 168-169) esclarece el *porqué* se eligió a la uva como la "fruta prohibida". "En consecuencia, los que lo beben [el jugo de uva] adquieren el deseo de tener relaciones sexuales", reza el texto traducido. Los antiguos sostenían la noción de que como en el Cielo no existía sexualidad, tenía que crearse una "fruta prohibida" de algún tipo (como la uva) para estimular el deseo sexual entre ellos, lo cual, a su vez, produjo no sólo sangre en esta celestial pareja, sino que también les permitió tener hijos *mortales,* fuera de los confines sagrados del Jardín del Edén. Una vez que habían "vivido" lo suficiente como para haber logrado esto satisfactoriamente, volvieron a entrar al Jardín viejos y decrépitos. Ahí, continúa el texto de la *Nag Hammadi,* comieron "racimos de uvas *blancas*" del "árbol de la vida", que era de un color similar al sol. Después de consumir cantidades suficientes de estas uvas en particular por un período de tiempo no especificado, sus cuerpos se volvieron jóvenes y eternos otra vez, lo que les permitió ascender de nuevo al Cielo y reclamar sus tronos de poder y gloria. Por lo menos eso es lo que han trascendido las intrigantes y conmovedoras leyendas acerca de la uva y que ha sido periódicamente readaptado desde entonces.

Las uvas crecen en enredaderas retorcidas y trepadoras que tienen una corteza que se descascara. Las hojas de la uva son lobuladas, por lo general de color verde moderado o verde azulino, y amarillas durante el otoño.

Las plantas pueden ser inducidas de modo que trepen a, o cuelguen de muchas estructuras diferentes. Las enramadas de la uva son algo especial como para sentarse debajo y oler las uvas en proceso de maduración; para sencillamente estirarse y coger unas cuantas uvas maduras, o simplemente para relajarse y disfrutar de un vaso de vino hecho en casa—¡eso sí que es vida!

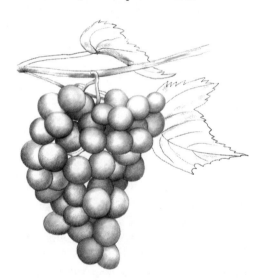

En Estados Unidos se cultivan cuatro clases principales de uva: la uva americana, la uva europea, la *moscatel* y los híbridos de las tres ya mencionadas. Las uvas americanas son originarias de la región nordeste y se cultivan en racimos, tienen una piel que se puede despegar fácilmente y por lo general se comen frescas o se usan para hacer jalea, jugo, y ocasionalmente vino. Las uvas europeas tienen una piel que no se despega tan fácilmente y tienen típicamente un sabor parecido al del vino. Se clasifican en tres categorías principales: las que se utilizan para hacer vino, las uvas para postre y las uvas *pasa*. Las uvas *moscatel*, incluso la conocida como *scuppernong*, son originarias del sudeste. Crecen en racimos no muy apretujados, tienen un sabor ligeramente a almizcle y se comen frescas o se usan para hacer jalea y ocasionalmente un vino con sabor a fruta. Se han desarrollado muchos híbridos que combinan muchas de las características de las uvas americana, europea y *moscatel*.

La uva pasa es nuestra fruta seca más importante en Estados Unidos, y se produce dejando secar las uvas al sol. El noventa y nueve por ciento de nuestras uvas pasas no tienen semilla, y todas se producen con uvas sin semilla *Thompson*. Las uvas pasas sin semilla de color dorado no son más que uvas pasas ordinarias que se han blanqueado con dióxido de azufre. Las uvas pasas en racimo que tienen semillas y se encuentran unidas a los tallos se hacen con uvas *moscatel*. Solían ser muy populares en la época de nuestros abuelos, pero prácticamente han desaparecido del mercado. Las pequeñas grosellas *Zante* frecuentemente utilizadas por los panaderos para hacer *muffins*, no son en realidad grosellas. Son pequeñas uvas pasas hechas de las pequeñas uvas negras *Corinto* sin semilla.

Al comprar uvas de mesa, es imprescindible recordar que la fruta no madura más ni mejora su sabor una vez que ha sido cortada de la vid. Lo que usted ve, o más bien, el sabor que usted percibe, si es que puede probar las uvas cuando las compra, es lo que usted obtendrá. Cuanto más rápido las use, mejor; a medida que transcurre el tiempo pierden frescura y sabor.

Busque las uvas firmes, rellenas, y coloridas que se encuentren firmemente unidas a tallos con hojas flexibles. Un comprador profesional comprueba la frescura de las uvas examinando la cantidad de pelusilla que tienen. La pelusilla *(bloom)* es el nombre que se le da al recubrimiento ceroso natural parecido al polvo aplicado por la naturaleza para proteger a la fruta de los rayos directos del sol. Este recubrimiento es más obvio en las uvas de color más oscuro, pero también está presente, aunque no es tan fácil de detectar, en las variedades de color más claro. Cuanto más pelusilla tenga la uva, más fresca será. Conforme la uva comienza a envejecer y a romperse (después de una o dos semanas), la pelusilla desaparece. El color es muy importante, especialmente en las variedades verdes. Cuanto más verde sea la uva, menor será su contenido de azúcar. Cuanto más amarilla sea la uva, mayor será su contenido de azúcar. Las variedades rojas son de mejor calidad cuando las uvas son de un color muy intenso. Cuanto más oscuras sean las uvas azules, mejor será su calidad.

Las uvas de mesa son adornos atractivos como centros de mesa, pero se pudren pronto a temperatura ambiente. Se deben guardar en el refrigerador inmediatamente después de comprarlas y dejarse ahí hasta que se usen. La frescura y el sabor de las uvas mejoran cuando están frías.

DATOS NUTRICIONALES

Una taza de jugo de uva contiene: 28 mg de calcio, 30 mg de fósforo, 0,8 mg de hierro, 5 mg de sodio, 293 mg de potasio, y pequeñas cantidades de vitaminas A, del complejo B, C y P. Una taza de uvas pasas no empacadas contiene: 90 mg de calcio, 146 mg de fósforo, 5,1 mg de hierro, 39 mg de sodio, 1.106 mg de potasio, 30 unidades internacionales de vitamina A, y pequeñas cantidades de vitamina C y del complejo B.

BENEFICIOS TERAPÉUTICOS

Hace cinco años, en la ciudad de Costa Mesa, California, hablé ante un "Grupo de concienciación acerca del herpes" *(Herpes Awareness Group),* como ellos mismos se llaman. El grupo en su mayoría estaba formado por *yuppies* en ascenso de clase media, de unos treinta años de edad y que tenían algo en común, a saber, el virus del herpes simple. Fui invitado ahí para presentar nueva información acerca del control de este desagradable y complejo microbio a través de sustancias naturales.

Recuerdo haber citado un estudio que fue publicado en la edición de diciembre de 1976 de la revista *Applied and Environmental Microbiology* (32:757-63) en el que dos microbiólogos canadienses informaron que los jugos a base de uva *Concord* sin semilla y los vinos tinto y blanco tenían la capacidad de inhibir los virus del cólera, el herpes simple y la influenza, entre otros. Entonces hablé de mis propias investigaciones con el jugo de la uva pasa, es decir, el jugo de las uvas pasas cocidas, y acerca de cómo ayudaba en el tratamiento de algunos casos de virus de herpes simple tipo I.

No mucho tiempo después de esto, una mujer de nombre Mallory K. me escribió explicando cómo fue que mis observaciones la habían alentado a probar el jugo de uva para tratar su propio herpes. "Pronto descubrí que el jugo de uva embotellado no me beneficiaba gran cosa", me decía. "Supuse que eso se debía al hecho de que se calentaba antes de embotellarse. Así que comencé a hacer mi propio jugo de uva. Empecé usando uvas sin semilla, ya que parecían más fáciles de usar. Experimentando un poco descubrí que las uvas de color oscuro eran mejores. Les extraía el jugo con todo y semillas y luego colaba el líquido con unas capas de muselina fina. Fue necesario únicamente una taza de jugo de uva *fresca de color oscuro* al día para que el herpes quedara bajo control". En su carta mencionaba que había compartido este hallazgo con algunos de sus amigos que tenían el mismo problema, y ellos, también, habían informado de que les había dado buenos resultados.

Hace años se publicó un libro escrito por Johanna Brandt titulado *The Grape Cure,* en el que se proclamaban ampliamente las propiedades de la uva y el jugo de uva para la curación de *cualquier* tipo de cáncer. El libro se convirtió en algo así como un *best-séller* de su tiempo y decenas de miles de personas que padecían de cáncer recurrieron a esta terapia a base de jugos.

Su éxito se puede juzgar mejor por el siguiente episodio real. Hace un par de años compré un conjunto de libros raros forrados en cuero escritos por un prolífico autor mormón fundamentalista de nombre Ogden Kraut, que se había retirado de su oficio anterior como fotógrafo en el Depósito de Ordenanza Tooele al oeste de Salt Lake City. (Esta es una de las instalaciones en el país en que el ejército de Estados Unidos lleva a cabo pruebas bélicas ultra secretas con gérmenes en animales, en ambientes muy confinados. El trabajo del Sr. Kraut consistía en fotografiar a esos animales en sus diversas etapas de decrepitud, mientras vestía un "traje espacial" de un gran tamaño mayor para protegerse de entrar en contacto con estos virus extremadamente mortales.)

Cuando hicimos este trato, me informó de que recién se estaba recuperando de los efectos de un cáncer muy maligno que se le había descubierto en el abdomen. Los doctores lo querían operar y darle dosis masivas de quimioterapia y radiación, pero, para decirlo en pocas palabras, de plano les dijo "que se fueran al infierno" y decidió tratar el problema él mismo. Kraut se sometió entonces a un prolongado ayuno durante varios meses, subsistiendo en su mayor parte a base de jugo de uva y de una dieta de frutas y verduras.

Comentaba que su tumor comenzó a ceder a las pocas semanas de su radical cambio de alimentación. Prosiguió con esta terapia a base de jugos hasta que una serie de placas de rayos X posteriores demostraron que el cáncer había desaparecido por completo. Desde luego, adelgazó mucho, pero afirmaba: "Me sentía maravillosamente bien y tenía más energía que la que había tenido en años. Me sentía como si fuera un chico otra vez. ¡Mi mente estaba lúcida, mis niveles de energía eran increíbles y dormía como un tronco!" Aún no se sabe si el jugo de uva tenga el mismo efecto en el cáncer de otra persona. Pero lo cierto es que sí ocupa un lugar importante dentro de un programa nutricional integral diseñado para combatir el cáncer.

Fatiga. Si una persona carece de la energía suficiente y no tiene problemas con el nivel de azúcar en la sangre, entonces es probable que la uva y la uva pasa sean la solución precisa. Ambas tienen un alto contenido de azúcar natural; la uva pasa, por su parte, tiene un contenido adicional de hierro, que es un importante nutriente para la sangre en las mujeres. El jugo de uva-uva pasa da buenos resultados principalmente en el hígado, en donde tiene lugar la mayor parte de la producción de energía del cuerpo.

Ataques al corazón. En el programa televisivo periodístico, de 25 años de trayectoria y ganador de diversos premios, llamado *60 Minutes* del domingo 11 de noviembre de 1991, el corresponsal veterano Morley Safer presentó un reportaje acerca de "La Paradoja Francesa". Introdujo el tema afirmando que se sabe que son varias las cosas que contribuyen a los ataques cardiacos, siendo la alimentación deficiente una de ellas. "Así que, ¿por qué es que los franceses, que consumen un 30% más de grasas que nosotros, padecen de menos ataques al corazón, aun cuando fuman más y hacen menos ejercicio [que nosotros]?" Señaló que la gastronomía de la cultura francesa es suficiente como para "hacer que a la *American Heart Association* le dé un paro cardiaco—aquí, la mantequilla, la grasa de ganso, la grasa de cerdo y la crema doble son los elementos esenciales de un día de cocina normal". El "secreto" de la salud francés contra los ataques al corazón resulta ser el vino tinto y el jugo de uva. Los franceses beben los dos junto con sus alimentos típicamente obstructores de las arterias. Tanto el vino tinto como el jugo de uva *Concord* tienen una acción definitivamente limpiadora en las paredes arteriales, ayudando a eliminar las plaquetas sanguíneas que se pegan a una placa grasosa y áspera que puede dar como resultado una obstrucción y un bloqueo que conduzcan a un infarto cardiaco repentino.

Infecciones virales. Dos microbiólogos canadienses publicaron los resultados de una importante investigación en la revista científica *Applied and Environmental Microbiology* (32:757-63, diciembre de 1976). Apropiadamente titulado "La inactivación viral a través de las uvas y los vinos", en su informe se presentaban pruebas para demostrar que los taninos presentes en un alto nivel de concentración en estas frutas, eran aniquiladores potentes de virus que causan enfermedades en tubos de ensayo. Los dos investigadores compraron uvas, jugo de uva y uvas pasas en mercados locales, y vinos tinto, rosado y blanco en Ottawa, en la Provincia canadiense de Quebec. Luego, le añadieron virus al extracto de uva hecho con pulpa y piel, al jugo de uva y las infusiones de uvas pasas, y a los vinos. Todos inactivaron a los virus. El jugo de uva resultó ser especialmente potente contra el poliovirus y el virus del herpes simple.

MÉTODO DE PREPARACIÓN

Como casi todas las uvas que se venden en los supermercados hoy en día han sido fuertemente rociadas con pesticidas, soy un poco ambivalente en lo que respecta a recomendarlas para hacer jugo. Lo mejor que se puede hacer, de ser posible, es buscar lugares donde se cultiven *orgánicamente*. El lavarlas sencillamente no bastará, ya que la mayor parte de los químicos penetran directamente *al interior de* la piel de la uva. A diferencia de las manzanas, las naranjas o los plátanos, que se pueden pelar o lavar bien con agua y jabón, las uvas que han sido rociadas con pesticidas son diferentes.

Si no existe otra opción que las uvas cultivadas comercialmente, entonces asegúrese de extraerle sólo media taza de jugo, *y no más,* al día. Asimismo, se puede tomar tres cápsulas de raíz de diente de león y dos de yuca *junto con* el jugo de uva, y esto ayudará a reducir al mínimo el riesgo de los pesticidas que contenga.

Lave las uvas y quíteles los rabillos. Luego, licúelas a una velocidad media. Si utiliza uvas rojas, cuele el jugo con un colador de alambre fino a fin de eliminar las semillas que pudieran haber salido intactas. Si utiliza uvas sin semilla no será necesario hacerlo.

Es posible preparar una agradable mezcla espesa de uva-melón-uva pasa que no sólo es deliciosa, sino que también ayudará a controlar formas más moderadas del virus del herpes. Coloque una taza de uvas pasas de paquete en 750 ml de agua. Hágalas hervir y luego reduzca el calor hasta que éste alcance un nivel bajo y hiérvalas a fuego lento, cubiertas, por espacio de una hora. A continuación, cuele el jugo y viértalo en una charola para hacer cubos de hielo y coloque la charola en su congelador hasta que el jugo se endurezca.

Después, tome 700 gramos de uvas verdes sin semilla (cuatro tazas), lávelas en un colador grande y quíteles los rabillos. Coloque las uvas en un *Vita-Mix* o en un extractor similar y hágalas puré. Vierta este puré en un colador de alambre grueso colocado sobre un tazón de tamaño adecuado y ejerza presión sobre el puré con la parte trasera de un cucharón o pala de madera a fin de extraer tanto jugo como sea posible. Así obtendrá más o menos dos tazas de jugo. Deseche la pulpa.

Quítele las semillas al melón y sáquele la pulpa para colocarla en el *Vita-Mix* o en su licuadora. Procéselo hasta que se licue; esto le dará aproximadamente dos tazas de jugo. Añada el jugo de melón al jugo de uva, cubra el recipiente y refrigere la mezcla por espacio de tres horas a fin de que ambos sabores se mezclen.

Saque la charola del congelador, coloque los cubos de hielo de jugo de uva pasa en una bolsa de plástico resistente y golpéelos con un mazo de madera hasta que se hayan roto lo suficiente de modo que queden del tamaño de una almendra. Entonces, coloque estos pedazos en su extractor o licuadora y procéselos durante de 15 a 30 segundos, o hasta que se hayan triturado finamente.

Ahora, coloque media taza de este jugo de uva pasa ya procesado en un vaso de vidrio normal y vierta una taza del jugo de melón-uva en el vaso. Es una bebida extraordinaria con un sabor único que sabrá muy bien...y le hará mucho bien.

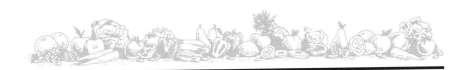

Jugo de ZANAHORIA (carrot)

"La receta para ver mejor"

DESCRIPCIÓN

Las zanahorias (*Daucus carota,* var. *sativa*), se encuentran entre las verduras más populares y nutritivas que se cultivan. Los tipos más tempranos y pequeños, que son de gran calidad, se cultivan para consumo humano, mientras que las variedades de raíz larga se cultivan como alimento para ganado. La zanahoria que conocemos supuestamente proviene de la zanahoria silvestre, a menudo llamada dauco *(Queen Anne's lace).* Esta es una de las peores malezas con las que tenemos que enfrentarnos, especialmente en las praderas. En los terrenos cultivados el problema no es tan grave.

Las variedades de zanahorias pueden agruparse en seis tipos distintos de acuerdo con la forma y el tamaño de la raíz correspondiente:

La variedad *French forcing* o *earliest short horn* (cuerno corto) es la zanahoria más pequeña y temprana que se cultiva. Su raíz tiene casi el mismo largo que su grosor, tiene un color dorado entre rojo y anaranjado, y produce un jugo sabroso y de buen color.

La zanahoria tipo cereza *(Oxheart),* de un color entre rojo y anaranjado, es una tercera parte más larga que gruesa, y decrece en diámetro gradualmente hacia la punta. Sus raíces de un tamaño entre pequeño y mediano, que se aproximan a los 8 cm de largo, son buenas para su venta como zanahorias en manojo, pero resultan mejores para cortarlas y almacenarlas.

La zanahoria tipo *Chantenay* tal vez sea la más importante para la industria del enlatado y como zanahoria a granel para almacenaje. Tiene un jugo de mejor calidad que la zanahoria tipo cereza.

La zanahoria *Danvers half-long* (de longitud mediana) no es tan gruesa como la *Chantenay* y alcanza un crecimiento de unos 18 cm de largo, o de aproximadamente dos terceras partes del largo de la zanahoria tipo *Danvers* original, que le ha cedido el paso a otras variedades largas y delgadas. Decrece en diámetro gradualmente hasta alcanzar una punta bastante aguda, en contraste con la *Chantenay*. Es muy popular en los estados de Nueva Inglaterra.

La zanahoria *Nantes* es de un largo mediano *(half-long)* y probablemente debería incluirse dentro del grupo de la *Danvers,* pero a causa de su forma característica y su calidad muy particular, merece una consideración especial. Es una zanahoria ideal para su venta en manojo y por lo general se cultiva en los estados de la región central de Estados Unidos *(Midwest)* en las zonas de huertos comerciales. Crece hasta alcanzar un largo de unos 20 cm, tiene una forma cilíndrica y no cambia su grosor. Tiene más azúcar que algunas de las otras variedades mencionadas. Su color es entre rojo y anaranjado. Esta variedad nos permite obtener el mejor jugo de zanahoria que existe en cuanto al sabor y energía y, además, constituye "un toque de diana" que despierta al hígado para que preste atención de inmediato. En lo que respecta al contenido mineral, sin embargo, la zanahoria tipo *Chantenay* al parecer tiene un contenido más alto de sustancias como el calcio y el potasio que la *Nantes.*

La zanahoria de tipo largo y delgado es representada por variedades como la *Hutchinson,* la *Morses Bunching,* la *Imperator* y la *Streamliner.* Estas zanahorias tienen un largo de unos 28 cm en promedio y son de muy buena calidad. Cuando están completamente maduras, sus raíces tienen un color entre rojo y anaranjado. La mayoría de las zanahorias cultivadas para el mercado en la Costa Oeste son variedades de este grupo. Este tipo requiere de una tierra profunda que esté bien tratada con cal a fin de producir suficiente azúcar y minerales y hacer que la extracción de su jugo valga la pena. En algunas tiendas de productos para la salud del sur de California he probado jugo hecho con este tipo zanahoria, y en varias tiendas de productos de salud de la parte del *Midwest* otro jugo hecho con zanahoria tipo *Nantes,* y puedo asegurar que existe todo un mundo de diferencia desde el punto de vista nutricional y de sabor entre ambos tipos. Idealmente, debe ser posible extraer el jugo de las zanahorias tipo *Chantenay* y *Nantes* juntas. ¡Tenemos ahí una excelente combinación de jugos!

DATOS NUTRICIONALES

Una zanahoria de $7^1/_2$ pulgadas (19 cm) de largo y $1^1/_8$ pulgadas (2,8 cm) de diámetro contiene estos nutrientes: 27 mg de calcio, 26 mg de fósforo, 0,5 mg de hierro, 34 mg de sodio, 246 mg de potasio, 7.930 unidades internacionales de vitamina A, pequeñas cantidades de complejo de vitamina B, y 6 mg de vitamina C.

En otro análisis nutricional realizado por *Lancaster Laboratories* para la *Vita-Mix Corporation,* se enumeraron los siguientes nutrientes adicionales por cada 100 gramos de jugo de zanahoria: 8,2 mg de magnesio y 0,2 ppm (partes por millón) de cromo. El contenido de azúcar se desglosó de esta manera: fructosa, 1,5 por ciento por peso, dextrosa 0,8 por ciento por peso, sacarosa 1,9 por ciento por peso, maltosa 0,3 por ciento por peso, y lactosa 0,5 por ciento por peso. El contenido total de azúcar fue del 4 por ciento por peso.

En ninguno de los análisis se especificaron los tipos específicos de zanahorias utilizados.

BENEFICIOS TERAPÉUTICOS

Más o menos seguido viajo a Phoenix, Arizona, donde por lo general hago un programa en vivo el sábado por la mañana con mi amigo y colega el Dr. Bob Martin en la estación de radio KFYI-AM. Posteriormente, un amigo de ambos, Irvin "Herb" Markowitz, me invita por un par de horas a su tienda de productos para la salud, *Cinema Park Super Health Foods Store,* para firmar autógrafos y responder a las preguntas de salud de sus clientes.

La última vez que un evento de ese tipo tuvo lugar, más de 200 personas esperaban en fila fuera de la tienda para comprar mis libros y tener la oportunidad de conocerme. Entre ellos se encontraba una mujer joven de nombre Cherlynn, de 37 años, que trabajaba en la oficina de un arquitecto de esa ciudad. Padecía de vista cansada y de visión borrosa momentánea.

Mi consejo para ella fue el siguiente: "Lave sus ojos una vez al día con una solución suave de polvo de ácido bórico (media cucharadita) y té de manzanilla caliente (una taza). Después, tómese un vaso de jugo de legumbres verdes mixtas (una cuarta parte) y jugo de zanahoria (tres cuartas partes) cada tercer día (un día sí, un día no)". Le di mi tarjeta personal y le pedí que por favor se pusiera en contacto conmigo en caso de necesitar más ayuda.

Más o menos dos meses después, me llegó por correo una nota recordándome ese suceso e identificándose la firmante como la mujer a quien yo había ayudado. Me decía que en una semana sus ojos habían mejorado considerablemente siguiendo las sencillas recomendaciones que yo le había hecho. Y en tres semanas, incluso podía manejar de noche (algo que resultaba para ella un problema antes de dar inicio al tratamiento).

Este es un testimonio real del poder del jugo de zanahoria para el tratamiento de la visión.

Problemas del cutis. Muchos jóvenes adolescentes entre los 10 y los 20 años de edad más o menos, a menudo se ven afectados por problemas como los barros, el acné miliar y las espinillas. Los adultos de más edad pueden verse afectados por trastornos de la piel más severos como furúnculos, quistes y abscesos. Si no se presenta ninguna de estas erupciones, entonces la piel puede ponerse áspera y seca y tener una apariencia correosa. Todos estos problemas del cutis se deben principalmente a una alimentación deficiente y a malos hábitos (tabaquismo, alcoholismo, drogadicción). Todo esto causa mucha acidez en la sangre. El jugo de zanahoria es lo suficientemente rico en potasio como para ayudar a neutralizar este exceso de ácido, y contiene además una increíble cantidad de vitamina A que le ayuda al hígado a eliminar esas toxinas del cuerpo.

Acumulaciones de metales pesados. La mayoría de nosotros nos encontramos expuestos a los metales pesados presentes en el aire que respiramos, el agua que bebemos y las legumbres verdes con hojas rociadas con pesticida que comemos. Otro tipo de exposición puede provenir de cierta loza en la que preparamos nuestros alimentos, o del consumo de pedazos de pintura descascarada proveniente de paredes por parte de niños pequeños y curiosos en casas y departamentos viejos. Es interesante señalar que en la ex-Unión Soviética, a los obreros en ambientes ocupacionales que los exponían a muchos metales tóxicos a menudo se les recetaban alimentos que permiten eliminar esas sustancias del cuerpo muy rápidamente. De acuerdo con el *American Journal of Clinical Nutrition* (42:746-48, octubre de 1985), el jugo de zanahoria, los chícharos verdes, las papas, la col, el puré de tomate, el arándano agrio y otras "frutas frescas" no especificadas, pueden retirar esos metales pesados del tejido graso en donde se encuentran, agruparlos y expulsarlos del sistema.

Lupus eritematoso. El lupus eritematoso sistémico (LES) es una enfermedad inflamatoria que puede dañar el tejido conectivo en todo el cuerpo, incluyendo los tejidos de las articulaciones, músculos, piel, riñones, corazón, pulmones y sistema nervioso. Es una forma inusual de artritis que afecta en su mayor parte a las mujeres. De hecho, las mujeres sobrepasan en número a los hombres en lo que respecta a esta disfunción autoinmune en una proporción de más de 9 a 1. Por razones todavía desconocidas, el lupus es también más común en los estadounidenses negros y en algunos grupos asiáticos e indígenas de Norteamérica que en personas caucásicas o hispanas. Aunque el LES por lo general dura toda la vida, se le puede remediar por medio del consumo de altas cantidades de vitamina A, sales minerales y carbohidratos naturales. El jugo de zanahoria satisface bastante bien todos estos criterios. Pero para no someter al hígado a una cantidad de jugo de zanahoria excesiva, lo cual tendería a hacer que la piel se pusiera de un color anaranjado amarillento, se recomienda diluir el jugo con una cantidad igual de algún tipo de clorofila líquida.

MÉTODO DE PREPARACIÓN

Una de las bebidas más deliciosas que he preparado y que sirve para mejorar la visión deficiente requiere diversos ingredientes que por lo general jamás se combinan. Sin embargo, siempre estoy dispuesto a experimentar y descubrir cosas nuevas, que es precisamente la forma en la que di con esta mezcla.

Lave y talle (pero no pele) media zanahoria *Chantenay* y una zanahoria *Nantes* de tamaño pequeño a mediano (véase la sección *Descripción* para consultar los detalles acerca de ambos tipos). A continuación, lave y talle (pero no pele) una remolacha (betabel) roja pequeña. Quítele las hojas y úselas en una ensalada o ligeramente cocidas al vapor para comerlas cocidas o para hacer jugo cuando necesite de clorofila líquida.

Corte las zanahorias en pedazos más pequeños y extraiga el jugo. Coloque el jugo de zanahoria aparte. Luego, corte la remolacha en varios pedazos y extraiga el jugo. Combine ambos jugos junto con media taza de crema no batida, media cucharadita de sabor de vainilla puro y media cucharadita de jarabe de almíbar de arce *(maple)* puro. Licúe durante dos minutos a velocidad variable baja.

El exótico sabor y el rico y penetrante color que un jugo así presenta al ojo y el paladar son indescriptibles, pero sin duda harán que todos y cada uno de los sorbos que usted tome valgan la pena. El único dilema podría ser el de resistir a la tentación de tomarse un segundo o un tercer vaso de esta mezcla de jugos.

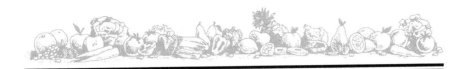

APÉNDICE UNO

Cómo hacer un bar de jugos en su casa

CÓMO ESCOGER EL EXTRACTOR DE JUGOS ADECUADO

Existen básicamente tres diferentes formas de obtener jugo de las frutas y las verduras. La primera forma es un método tan viejo como la humanidad misma—se trata de la operación manual de exprimir algo con una o ambas manos a fin de obtener hasta la última gota de jugo posible. En el caso de algunos productos como las bayas o los cítricos, ésta es una tarea bastante fácil. En otros casos como con los melones o los pepinos, es más difícil, pero no imposible. Sin embargo, a menos que usted posea la fuerza de *Superman,* no llegará muy lejos al tratar de exprimir una zanahoria, un rábano, una papa o un tallo de apio con la mano. Lo único que obtendrá serán una mano y una muñeca adoloridas, un pulgar dislocado, o el síndrome del túnel del carpo.

El segundo método consiste en invertir dinero en algún tipo de máquina extractora de jugos. Existen dos tipos básicos: El extractor centrífugo *(centrifugal juicer)* y el extractor por trituración *(masticating).* En el caso de un extractor de jugos centrífugo, las frutas y las verduras son finamente picadas en una canastilla de acero inoxidable o de plástico, antes de hacerlas girar a una velocidad muy rápida a fin de separar el jugo de la pulpa. El jugo sale por una espita y la pulpa se queda en la máquina. Otra versión de este tipo de extractor

303

incluye un expulsor de pulpa que permite desalojar la pulpa una vez que el jugo ha salido. El extractor por trituración muele cualquier fruta o verdura que se inserte en él para convertirla en una pasta comestible antes de hacerla girar muy rápidamente de modo que el jugo pase a través de un filtro que se encuentra en la parte inferior del extractor.

Con este método de extracción de jugos, desafortunadamente existen varios inconvenientes desde el punto de vista nutritivo. El más obvio es el que la pulpa se desecha por completo. Numerosos estudios médicos han demostrado que la fibra es una parte esencial de la salud humana; y sin la fibra adecuada en su dieta, una persona puede volverse susceptible a varias enfermedades degenerativas. El segundo problema, aunque menos obvio, tiene que ver con los desequilibrios del azúcar en la sangre ocasionados por beber ese jugo puro *sin* la fibra. En el caso de algunos jugos lo anterior no es tan crítico, pero en el caso de otros con un alto contenido de azúcares naturales esto puede ser muy problemático, especialmente si una persona padece de diabetes o hipoglucemia, los dos trastornos más comunes relacionados con el azúcar en la sangre.

El tomar jugos *puros* de manzana, zanahoria, uva o naranja sin su fibra ocasiona estragos en los niveles de azúcar en la sangre. Es el equivalente a conducir un automóvil que carece de frenos adecuados. Para que ese vehículo sea funcional y seguro necesitaría tener buenos frenos. La pulpa de las frutas y verduras naturalmente dulces es precisamente el mecanismo a través del cual su contenido de azúcar es asimilado por el organismo más *lentamente,* en vez de hacerlo rápidamente. Al usar cualquier tipo de extractor de jugos que deseche la pulpa, lo que usted está haciendo, básicamente, es descartar ese mecanismo de seguridad que evitaría que se presentara una "sobrecarga de azúcar en su cuerpo". Además, sin la fibra que los acompaña, los jugos de frutas o verduras dulces que usted pudiera estar tomando tendrán un "efecto tipo *yo-yo*" en su cuerpo.

Por lo tanto, para evitar que se presenten estragos en los niveles de azúcar de la sangre, usted necesita considerar la tercera y más razonable opción en materia de extracción de jugos. Esto es lo que yo llamo el método de "extracción de jugos tipo puré". Para esto necesitará un aparato único al que denomino "extractor-licuador". A diferencia de los auténticos extractores de jugos como el centrífugo o el extractor por trituración, que separan a la pulpa de las frutas o verduras, un "extractor-licuador" convierte todo en puré—la pulpa, las semillas y la cáscara o piel. En otras palabras, se podría decir que un "extractor-licuador" mantiene los frenos del automóvil en buen estado a fin de evitar un accidente en el camino debido al azúcar de la sangre.

El Centro de Alimentos y la Cocina de Pruebas *(Food Center and Test Kitchen)* de la revista de salud *Prevention* decidieron llevar a cabo una demostración informal y una prueba gustativa utilizando tres de los extractores de jugos más importantes en el mercado que representan a los tres diferentes métodos de extracción de jugo. De los extractores centrífugos, escogieron un *Omega;* de los extractores por trituración, un extractor *Champion,* y de los que yo he denominado "extractor-licuador", eligieron el *Total Nutrition Center* de *Vita-Mix.* Cada extractor fue probado individualmente, siguiendo las instrucciones específicas del fabricante, en tres diferentes ocasiones. En cada ocasión, se procesaron alimentos de densidades totalmente diferentes: zanahorias, piñas (ananás) y tomates. También se tomó en cuenta la facilidad de ensamble, operación y limpieza de cada uno de los extractores. Los resultados finales fueron publicados en el número de enero de 1993 de la revista *Prevention* (pp. 61-64) bajo el título auspicioso de "A Consumer's Guide to Juices—and Juicers" (La guía de jugos y extractores de jugos para el consumidor). A continuación, presento un breve resumen de las conclusiones a las que se llegaron con cada uno de los extractores.

El *Omega* rallaba los alimentos y luego extraía el jugo por medio de una fuerza centrífuga. Las frutas o verduras eran empujadas contra una rueda giratoria de finas cuchillas que se encontraba en la base de una canastilla semejante a un cernidor. Entonces el material ya rallado era arrojado contra el cernidor, a través del cual se filtraba el jugo. Los probadores le otorgaron altas calificaciones en lo que se refería a la elaboración de jugos de piña y zanahoria, pero se quedaron muy desilusionados con el "espeso y espumoso" jugo de tomate. Su limpieza fue, en realidad, toda una faena. Se tuvo que desenroscar una tuerca que sostiene a la cuchilla y luego desmontar del tazón del extractor el colador cilíndrico que sirve para atrapar la pulpa. La pulpa tuvo que ser retirada con la mano. El tazón del aparato, su canastilla y sus cuchillas se tuvieron que enjuagar con agua tibia únicamente—¡jamás con agua caliente o en un lavavajillas! Si a usted le gusta atornillar y desatornillar cosas y limpiarlas con las manos, se puede comunicarse con: *Omega Products,* 6291 Lyters Lane, PO Box 4523, Harrisburg, PA 17111.

El extractor de jugos *Champion* trituró finamente las frutas y verduras que se colocaron en él antes de extraer el jugo de la pulpa vía presión hidráulica. Como existen entre 4 y 5 piezas individuales que necesitan montarse y desmontarse cada vez que usted extrae jugo, su operación puede volverse bastante engorrosa y emplear mucho tiempo. Además, usted necesita disponer de sus propios recipientes para recolectar el jugo y la pulpa, o, de lo contrario, ensuciará terriblemente el piso y la mesa de trabajo de su cocina. Los jugos obtuvieron calificaciones bastante altas en lo que a sabor se refiere, a excepción del jugo de piña, que resultó demasiado espeso y se parecía al jugo de piña enlatado. Su limpieza no fue cosa sencilla. Se necesitó tiempo y paciencia para desmontar todo, lavarlo a mano en agua jabonosa fría, y luego enjuagarlo antes de secarlo. Ninguna de las partes de este extractor de jugos se puede lavar en un lavavajillas. Si a usted le gusta el frecuente montaje y desmontaje de piezas y no le importa las manos ásperas por lavar tanto, se puede comunicar con: *Plastaket Manufacturing Co., Inc.,* 6220 East Highway 12 (Victor Road), Lodi, CA 95240.

De los tres extractores de jugos sometidos a prueba, el equipo de la revista *Prevention* reservó sus más altos aplausos y elogios para el *Vita-Mix*. En lo que se refiere a la extracción de jugos, afirmaron: "Existe un extractor que supera a todos los demás: el *Vita-Mix*". Se quedaron maravillados con lo fácil de usar que es—prácticamente no se requiere ningún montaje. De la misma manera, se quedaron impresionados con las "deliciosas bebidas llenas de todo el sabor y la fibra originales de la fruta" producidas por el *Vita-Mix*. Descubrieron cómo era que este extractor "respondía al reto" al momento de hacer la "extracción de jugos tipo puré" con zanahorias. Lo elogiaron ampliamente por ser "el más versátil de los extractores que sometimos a prueba". Además, la limpieza les resultó ¡casi tan fácil como chasquear los dedos! Una vez, llenaron su vaso tipo licuadora con agua caliente y jabonosa, lo enjuagaron y lo volvieron a colocar sobre su base para luego hacerlo funcionar. Otra vez, sencillamente enjuagaron el vaso y su tapa en forma de domo, y los colocaron en un escurridor de vajillas. La tercera vez, colocaron tanto el recipiente como la tapa en un lavavajillas.

La compañía *Wolf Technical Services,* de Aurora, Ohio, llevó a cabo una serie de pruebas todavía más exigentes con cinco diferentes extractores de jugos. Recibí una copia de su reporte del proyecto Número 921002 (de fecha 19 de noviembre de 1992), de la cual obtuve la siguiente información. En sus operaciones de prueba se usaron cinco extractores de jugo:

1. *The Juiceman, Automatic Juice Extractor,* Tipo 42.1, Núm. Fab. 10-90 (Hecho en Polonia).

2. *The Juiceman II, Automatic Juice Extractor,* Modelo TR-50C, S/N 1-1108266 (Hecho en Corea).

3. *Olympic, Fruit and Vegetable Juicer,* Modelo 100, S/N- 05415 (Hecho en Pennsylvania y California).

4. *The Champion, World's Finest Juicer,* S/N Y-65839, equipado con un motor G.E. modelo núm. G5-NG-8535 (Hecho en California).

5. *Vita-Mix Maxi-4000,* Modelo 479044, Tipo Comercial/Casero (Hecho en Ohio).

Ocho residentes de Ohio fueron seleccionados para extraer aproximadamente dos litros de jugo de manzanas, naranjas, piñas (ananás) y plátanos (bananas). Todo se tabuló cuidadosamente y los datos finales se registraron en la Tabla I del Informe Técnico. Además del hecho evidente de que con el *Vita-Mix* no había desechos de pulpa (algo que sí sucedía con los otros extractores), se vio que existían también considerables ahorros de tiempo en su limpieza final y en su proceso de extracción de jugo.

La tabla que aparece a continuación muestra la cantidad promedio de tiempo registrada para cada extractor. Fíjese en lo rápido que el *Vita-Mix* extrajo el jugo y se pudo limpiar después en comparación con los otros cuatro extractores.

Extractor de Jugos	*Minutos para Procesamiento*	*Minutos para Limpieza*
Juiceman	10.402	5.300
Juiceman II	4.972	5.673
Champion	12.742	6.651
Olympic	15.081	7.538
Vita-Mix	2.642	1.044

De modo que si usted desea un jugo completo que sea totalmente nutritivo, rápido y fácil de preparar con un extractor que le ahorre tiempo, comuníquese con: *Vita-Mix Corp.,* Dept. HEHJ, 8615 Usher Rd., Cleveland, OH 44138., o llame, sin costo alguno, al 1-(800) 848-2649 (1-800-VITAMIX).

CONSEJOS PARA LA EXTRACCIÓN DE JUGOS

Siempre asegúrese de lavar bien aquellas frutas y verduras a las que va a extraerles el jugo. Si se trata de verduras con hojas como la espinaca o la lechuga romana, enjuáguelas varias veces con agua corriente. ¡Asegúrese de lavar bien todo aquello a lo que le va a extraer el jugo!

Es posible que tenga que pelar y deshuesar algunas frutas o verduras. El retirar las pieles o cáscaras amargas y las semillas cuando la ocasión lo requiera puede seguramente mejorar el sabor de sus jugos.

Tal como lo mencioné anteriormente en este texto, evite mezclar los jugos de frutas y verduras—sé que la mayoría de los demás libros sobre jugos lo aconsejan. Sin embargo, yo no lo aconsejo, por la sencilla razón de que la mayoría de las verduras son alcalinas y tiene un alto contenido de sales minerales, mientras que la mayoría de las frutas son ácidas y contienen muchos azúcares naturales. El organismo procesa los alimentos alcalinos de una manera y maneja los alimentos ácidos de otra. Además, los minerales experimentan un proceso de quelación especial en el interior del cuerpo para que puedan ser almacenados apropiadamente en aquellos lugares en donde más se les necesita. Por otro lado, los carbohidratos son transformados en combustible y "quemados" en el interior del cuerpo para producir energía y fuerza. Cuando se combinan los jugos de frutas dulces y verduras ricas en minerales, a menudo producen molestias intestinales y alteraciones químicas dentro del organismo. Por lo tanto, ¡siempre *manténgalos separados!*

Si jamás ha tenido un extractor, entonces al principio tal vez le resulte práctico seguir las recetas de los jugos. Pero conforme se vaya familiarizando más con el proceso de extracción en su aparato, podrá experimentar y hacer la prueba con nuevas mezclas de jugos que le resulten interesantes y dinámicas tanto en color como en sabor.

Este es el *único* libro sobre jugos que contiene información muy detallada acerca de cada una de las frutas y verduras que se presentan. Le he dado a mis lectores información específica acerca de qué es lo que deben buscar para obtener los jugos con los mejores sabores posibles.

¡Y tampoco se olvide de los condimentos! A diferencia de las frutas y las verduras, que no deberán mezclarse, las especias son algo que resulta intrigante y aventurero utilizar. No se detenga a poner algo de polvo de ajo a su coctel de zanahoria-espinaca-tomate. ¿Y qué le parecería una pizca de pimienta (ají) de Cayena en su delicioso jugo de tomate, berro y rábano? Un poco de *kelp* granulado, junto con extracto de ajo líquido añejado *Kyolic,* puede darle vida a una combinación de jugos de planta de trigo y planta de cebada que de lo contrario resultaría aburrida. Todavía no me puedo olvidar del delicioso sabor que las pizcas de canela o cardamomo molidos pueden darle a los jugos de durazno (melocotón), pera o piña (ananá), o a una mezcla de los tres. Si le añade algo de nuez moscada o jengibre fresco rallado a una mezcla de jugos de papaya, guayaba y mango, o a cualquiera de los tres por separado, podrá descubrir usted mismo el excelente sabor que especias exóticas como éstas pueden darle a esos jugos de frutas tropicales.

Siempre tenga en mente que un extractor de jugos como el *Vita-Mix* hace una "extracción de jugos tipo puré", lo cual significa que en muchos casos tendrá que añadir un poco de agua a fin de diluir el jugo y hacerlo más fácil de beber. Por otro lado, es probable que usted quiera "contar las calorías", si es que le preocupa aumentar de peso. Aunque los jugos no contienen prácticamente nada de grasa, sus calorías se pueden acumular muy rápido, especialmente en el caso de las frutas tropicales.

Recuerde que aunque esté conservando la fibra junto con los azúcares naturales de los jugos dulces, existe aun la posibilidad de que los niveles de azúcar en la sangre de su cuerpo sean alterados si usted padece de diabetes o de hipoglucemia. En esos casos, es una buena idea sorber únicamente una pequeña cantidad de jugo dulce a la vez. Después de un breve lapso, usted podrá determinar si su cuerpo está reaccionando o no de manera adversa a lo que ha bebido.

Por último, es importante tener en mente que el jugo fresco preparado y consumido el *mismo* día es mucho mejor para usted que el jugo refrigerado y almacenado durante varios días.

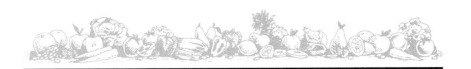

APÉNDICE DOS

Qué hacer con los sobrantes de pulpa

Cuando mi estimado colega y amigo de muchos años, el Dr. Lendon Smith, un pediatra ya retirado, recibió una copia del texto principal de este libro y lo leyó para escribir el prólogo que aparece al principio, no tenía en sus manos estos apéndices. Cuando hablé con él por teléfono hacia finales de diciembre de 1993, antes de recibir su prólogo, lo único que tenía eran críticas legítimas del libro.

"Sería bueno que incluyeras algún uso para la pulpa de todos estos jugos", me dijo. "Muchos de los libros sobre jugos que actualmente existen en el mercado no parecen abordar este problema, y esto, de verdad, me molesta, porque se está desechando la mejor parte del jugo—el material fibroso que se deja detrás".

Le aseguré a Lendon que ya había considerado esa cuestión con bastante detenimiento. Después de haber revisado cuidadosamente una docena o más de extractores de jugos de conocidas marcas comerciales en el mercado, finalmente había decidido darle un mayor énfasis al *Vita-Mix,* ¡sencillamente porque es el único que incorpora la pulpa al jugo! De todos modos, yo tenía la intención de incluir una breve sección en la parte final del libro acerca de los usos que se le pueden dar a la pulpa para aquellas personas que tuvieran extractores centrífugos o por trituración.

"¡Qué bueno! ¡Qué bueno!" exclamó con su típico entusiasmo de colegial. "Es muy importante que la gente sepa eso, y me da gusto que lo estés haciendo y que esta situación ya esté cambiando. ¡Eso definitivamente le dará un valor todavía mayor a tu libro!"

La primera cosa para la que se pueden utilizar las pulpas de muchas frutas y verduras es como cataplasmas para tratar diferentes problemas de salud. Algunas pulpas de base sulfurosa, principalmente las de la col, la col rizada y la cebolla, constituyen apósitos ideales para tratar lesiones por quemaduras serias que se pueden cambiar cada pocas horas. El azufre presente en ellas ayuda a desinfectar la herida y a promover una rápida regeneración de los tejidos si la quemadura no está demasiado extendida o es demasiado profunda.

Las pulpas de la zanahoria, el pepino, la calabaza (*pumpkin*) y el calabacín (*squash*) son excelentes para tratar inflamaciones de la piel ocasionadas por padecimientos como el eccema, la psoriasis o el herpes, o provocadas por quemaduras de sol. Ejercen un efecto bastante refrescante y, por lo tanto, también bastante benéfico, en el caso de tener fiebre, si se colocan sobre la frente, el pecho y el abdomen.

Existen otros tipos de pulpa que tienen excelentes propiedades extractivas, especialmente aquellas verduras con muchos almidones y algunas frutas. En casos de úlcera de pierna diabética, heridas o llagas abiertas, heridas gangrenosas, quistes o furúnculos abiertos y erupciones de la piel similares, las aplicaciones de pulpa de papa, nabo (*turnip*) o naba (*rutabaga*) son bastante eficaces. Cuando existe un tumor externo que se puede abrir con un objeto estéril y filoso, como es el caso del cáncer de seno, una cataplasma de pulpa de higo eliminará la infección ¡de manera increíble!

Otra clase de pulpas provenientes de frutas o verduras muy ácidas que harán que la piel de su boca se contraiga bastante rápido, son de un gran valor para cicatrizar heridas, raspones y cortaduras. He visto a algunas curanderas en El Cairo, Egipto, utilizar la pulpa de caqui (*persimmon*) de manera bastante efectiva para cicatrizar la piel en casos de cortaduras por cuchillo. Estas mismas pulpas ácidas son igualmente efectivas para detener sangrados.

Ciertas pulpas ácidas también ayudan a reafirmar la piel y a hacer desvanecer las arrugas cuando se emplean como mascarillas faciales. Algunos muy costosos centros de salud europeos ofrecen esas "mascarillas frutales" hechas a base de pulpas de cítricos para ayudar a las mujeres mayores a deshacerse de las "patas de gallo" alrededor de los ojos y de la piel flácida en las mejillas y la papada.

Después de aplicar la mascarilla, se limpia bien la piel y se le da un masaje con aceites a base de plantas como el de aguacate y el de olivo, y con algunos aceites a base de nueces, ejerciendo un movimiento circular con los dedos.

Las pulpas también tienen un gran atractivo para satisfacer necesidades culinarias. Algunas pulpas que tienen un sabor bastante agradable se pueden utilizar en ensaladas convencionales, tales como las de zanahoria, col *(cole slaw)* o papa, con resultados sorprendentes. Trate de combinar cosas que se lleven bien, como por ejemplo: la pulpa de cebolla con ensalada de habichuelas; la pulpa de la piña o la de la uva y las pasas de uva con ensalada de zanahoria; las pulpas de la zanahoria, higo y dátil, manzana, grosella y apio para hacer una exquisita ensalada de col; las pulpas de rábano, lechuga romana, hojas de mostaza o berro con ensalada de papa. Experimentando un poco usted será capaz de crear sus propias e imaginativas combinaciones que no sólo sabrán bien, sino que definitivamente demostrarán que usted tiene ¡una excelente aptitud por lo poco común! Todo es cuestión de saber qué frutas y verduras son compatibles entre sí, desde el punto de vista nutritivo y digestivo. Una combinación como la de pulpa de naranja con ensalada de tomate, por ejemplo, sencillamente no sería compatible.

Las pulpas de ciertas frutas y verduras con un alto contenido de azúcares naturales son ideales para hacer barras de frutas. Estas pulpas se pueden colocar de manera uniforme en una bandeja para galletas forrada con papel aluminio, para secarlas al sol o en un aparato para secar frutas, y luego cortarlas en diversos largos y anchos de modo que sirvan como nutritivos bocadillos al salir a caminar, a acampar o ir de vacaciones. He visto a algunas de las tribus de Arizona y New Mexico preparar esos "pemicanes" a base de frutas, que se guardan por espacio de meses y sirven como deliciosos bocadillos durante el invierno.

Otra forma de utilizar la pulpa de jugo es en panes. Las dos siguientes recetas son lo suficientemente versátiles como para incluir una amplia variedad de pulpas de frutas y verduras. Además, son hipoalergénicas y no contienen maíz, huevos o leche, de modo que las personas sensibles a estos alimentos pueden utilizarlas sin inconvenientes, dependiendo, desde luego, de los tipos de pulpa que se utilicen a los que no se tengan reacciones alérgicas.

En la primera receta, se puede utilizar casi cualquier tipo de pulpa de jugo de fruta. Los otros ingredientes son los mismos, independientemente de la pulpa de fruta que se esté utilizando.

PAN DE PULPA DE FRUTA FRESCA

$\frac{1}{2}$ taza de azúcar morena (**brown sugar**) firmemente compactada

$\frac{1}{4}$ taza de aceite de alazor (cártamo, **safflower**)

$\frac{1}{4}$ taza de miel o melote (melaza, **molasses**)

2 cucharadas de jerez (**sherry**)

1 cucharadita de extracto de vainilla puro de marca **Golden Pride/Rawleigh**

2 cucharadas de bicarbonato de soda (**baking soda**)

3 tazas de cualquier tipo de pulpa de jugo de fruta fresca

$1\frac{1}{2}$ taza de nueces picadas

$\frac{1}{2}$ taza de semillas de girasol (**sunflower seeds**) deshollejadas

2 tazas de harina sin blanquear (**unbleached**) cernida

$\frac{1}{2}$ cucharadita de sal

$\frac{1}{4}$ cucharadita de canela (**cinnamon**)

$\frac{1}{4}$ cucharadita de nuez moscada (**nutmeg**)

Combine el azúcar morena, el aceite, la miel, el jerez y la vainilla en un recipiente grande para ensalada. Mezcle aparte la pulpa de fruta con el bicarbonato de soda y luego añada las nueces. Combine lo anterior con la mezcla a base de azúcar morena. Cierna juntos los ingredientes secos restantes y luego combínelos con la mezcla a base de pulpa de fruta. Vierta todo en un molde para pan de 20 × 12 cm (9 × 5 pulgadas) previamente engrasado y enharinado. Hornee a 350º F durante una hora y 25 minutos, o hasta que un palillo de dientes insertado en el centro salga limpio. Deje enfriar el pan en su molde durante aproximadamente tres minutos. Colóquelo sobre una rejilla de alambre para que se termine de enfriar. Obtendrá un pan suficiente para cortar 18 a 20 rebanadas.

La siguiente receta es buena para cualquier tipo de calabacín o *squash* (incluyendo la calabaza o *pumpkin*) y los tubérculos con almidones como la papa, la naba *(rutabaga)*, la chirivía *(parsnip)* y el nabo *(turnips)*. Las pulpas de todos estos jugos de verduras se pueden utilizar igualmente bien. En este caso he escogido la pulpa de calabaza, pero sólo se trata de un ejemplo. En su lugar se puede usar la pulpa de cualquier calabacín o tubérculo con almidones.

Pan de Calabaza

*1 taza de pulpa de calabaza o **pumpkin** (o de cualquier otro tipo de calabacín o tubérculo)*

*1/3 taza de aceite de alazor (cártamo, **safflower**)*

1/2 taza de miel

1/2 taza de pasas de uva

*12/3 taza de harina integral para repostería (**whole wheat pastry flour**)*

1/4 cucharadita de sal

*1/2 cucharadita de canela (**cinnamon**)*

*1/8 cucharadita de nuez moscada (**nutmeg**)*

*11/2 cucharadita de bicarbonato de soda (**baking soda**)*

Combine la pulpa de la calabaza (o cualquier otro tipo de pulpa de alguna verdura relacionada), el aceite y la miel. En un bol (tazón) para ensalada de tamaño mediano, combine el resto de los ingredientes. Revuelva bien la mezcla a base de pulpa de calabaza con la mezcla a base de harina. Vierta todo en un molde para pan de 20 × 10 cm (8 × 4 pulgadas) bien engrasado. Hornee a 350º F durante casi una hora, o hasta que un palillo de dientes insertado en el centro del pan salga limpio. Coloque el pan en una rejilla de alambre para enfriar. Obtendrá pan suficiente para cortar 16 rebanadas.

Aquí yo podría mencionar que aun cuando se tenga algún otro tipo de extractor de jugos que proporcione la pulpa, no es mala idea invertir en un *Vita-Mix*. Usted puede utilizarlo para hacer mezclas en recetas como éstas y así ahorrarse mucho tiempo y mucho trabajo manual arduo.

Algunas pulpas de fruta, como las de manzana, pera, albaricoque (chabacano, *apricot*) y durazno (melocotón, *peach*), resultan deliciosas adiciones a la avena cocida, al mijo *(millet)*, o a los cereales de trigo *(cream-of-wheat)*. Con unas cuantas pizcas generosas de canela y cardamomo, estos platos para el desayuno quedarán endulzados de manera natural sin tener que añadir azúcar ni miel.

La pulpa de fruta es lo suficientemente versátil como para poder preparar con ella diferentes e interesantes batidos *(shakes)*. Utilice yogur de sabor natural *(plain yogurt)*, requesón *(cream cheese)* o *tofu* como el ingrediente de base para licuar con él cualquier pulpa de fruta que desee. Si la pulpa es un poco amarga, agregue una cucharada de almíbar de arce puro *(maple syrup)* o de melaza *(black-*

strap molasses). Finalmente, espolvoree sus batidos con un poco de cereal de *granola,* semillas tostadas o nueces, lo cual le proporcionará fibra.

A algunas pulpas de fruta también se les puede añadir un poco de canela *(cinnamon)* o nuez moscada *(nutmeg)*, y una vez calentadas, se pueden esparcir sobre panqueques, *waffles, french toast, crepes suzette* o *muffins* ingleses, dando resultados deliciosos.

Las pulpas de jugo de algunas verduras se pueden convertir en tentadoras croquetas para hamburguesas hechas con carne magra. También se pueden convertir en relleno para aves junto con las pulpas de algunas frutas, como la manzana y la naranja.

Y no pase por alto las muchas y excelentes creaciones que usted puede hacer con pulpas de jugo de deliciosas frutas y verduras incorporándolas a ensaladas con gelatina *(jello)*. Para este fin, le recomiendo utilizar la gelatina sin sabor *Knox* y alejarse de la popular gelatina *JELL-O*[MR], que no es ni saludable ni buena para el organismo.

Aunque ya lo he mencionado varias veces en este texto, quisiera recordarle a mis lectores una vez más que casi todas las pulpas de frutas o verduras se pueden reincorporar a sus jugos respectivos para preparar deliciosas bebidas que pueden promover activamente el movimiento de los intestinos, incluso los más "perezosos". Como su contenido en su mayor parte es de fibra, esas pulpas son excelentes laxantes.

Por último, si no se le ocurre ninguna otra cosa que hacer con sus sobrantes de pulpa, entonces sencillamente conviértalos en abono *(compost)* para su próximo cultivo de primavera. La pulpa de jugo es uno de los mejores fertilizantes naturales que conozco. De hecho, es tan bueno como las hojas descompuestas en lo que se refiere a contenido de hidrógeno, tan importante para la salud de la tierra en la actualidad.

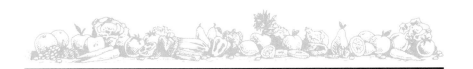

APÉNDICE TRES

Proveedores y fabricantes de productos

Así como sucede con la mayoría de libros acerca del autotratamiento de la salud, donde sus autores mencionan productos específicos que piensan que pueden resultar ser beneficiosos a sus lectores, a continuación se encuentra una lista de aquellos productos y servicios mencionados, ya sea de manera directa o indirecta, en este libro. Se incluyen también los nombres de sus fabricantes o proveedores, junto con la información relevante, en caso de que algún lector desee comunicarse con ellos.

Esta lista de ninguna manera implica respaldo alguno por parte del autor o su editor; sencillamente se trata de información útil que puede ser de beneficio para el consumidor.

THE VITA-MIX CORPORATION
8615 Usher Road
Cleveland, Ohio 44138-9989
1-(800) 848-2649 (VITAMIX) o (216) 235-4840

The Total Nutrition Center Whole Food Machine,
   Extractor Modelo V-S

WAKUNAGA OF AMERICA CO., LTD.
23501 Madero
Mission Viejo, CA 92691
1-(800) 421-2998, en California 1-(800) 544-5800 o (714) 855-2776

Liquid Kyolic Aged Garlic Extract (Extracto de ajo líquido añejado *Kyolic*)

Kyo-Green Chlorophyll Drink Mix (Mezcla para bebidas a base de clorofila *Kyo-Green*)

Cuando se trata de ajos de calidad superior, los japoneses son los expertos. Ningún otro producto disponible comercialmente se aproxima siquiera al ajo *Kyolic*. De hecho, el ajo *Kyolic* es el preferido por los científicos para sus investigaciones sobre el ajo ¡en todo el mundo!

GOLDEN PRIDE/RAWLEIGH
3493 Augusta Drive
Ijamsville, MD 21754
1-(800) 435-5197, 1-(800) 233-6550 o (561) 640-5700

Almond Extract (extracto de almendra)
Banana Flavoring (esencia de plátano)
Coconut Flavoring (esencia de coco)
Double Strength Vanilla (vainilla de doble potencia)
Lemon Extract (extracto de limón)
Maple Flavoring (esencia de arce)
Orange Extract (extracto de naranja)
White Vanilla (vainilla blanca)
Cinnamon (canela)
Ginger (jengibre)
Ground Cloves (clavo molido)
Nutmeg (nuez moscada)
Formula #1 (líquido a base de miel, polen de abeja y jalea real)
Plus K (refuerzo líquido a base de minerales con hierbas)
Formula #5, Bee Perfect (polvo alimenticio)
Formula #9, Aloe Plus Drink (líquido a base de áloe o sábila, arándano agrio y hierbas)

PINES' INTERNATIONAL, INC.
P.O. BOX 1107
Lawrence, KS 66044
1-(800) 697-4637 o (913) 841-6016

Organic Red Beet Juice Powder (jugo de remolacha roja orgánico en polvo)

Rhubarb Juice Powder (jugo de ruibarbo en polvo)

Conozco a Ron Seibold desde hace muchos años. Él es el producto de lo mejor de la principal zona agricola de Estados Unidos y ha desarrollado su compañía con una filosofía integral y bondadosa.

FRIEDA'S BY MAIL
P.O. BOX 58488
Los Angeles, CA 90058
1-(800) 241-1771, en California 1-(800) 421-9744, o (213) 627-2981

Frieda Caplan y su familia se especializan en ofrecer al consumidor frutas exóticas y difíciles de encontrar provenientes de todo el mundo. Fue la primera persona en introducir la vellosa fruta *kiwi* de cáscara color marrón a Estados Unidos en el 1962. Como ella indica, al *kiwi* le llevó casi veinte años para penetrar el mercado estadounidense.

RED COOPER
Route 3, Box 10
Alamo, Texas 78516-2576
1-(800) 876-4733

Esta compañía se especializa en jugosas y maduras frutas cítricas, deliciosos y exóticos higos y dátiles del Cercano Oriente, y muchas otras deliciosas frutas y productos a base de jugos de fruta.

OLD SOUTHWEST TRADING CO.
P.O. BOX 7545
Albuquerque, New Mexico 87194
1-(505) 836-0168

Jeffrey y Nancy Gerlach se especializan en una sola cosa: chiles. Tienen todo tipo de chiles a escoger para fines de extracción de jugo –chiles de pungencia moderada o lo suficientemente picantes como para ¡volarle los labios de la cara!

SHEPHERD'S GARDEN SEEDS
30 Irene Street
Torrington, Connecticut 06790
(860) 482-3638

Esta compañía, que comenzó a funcionar hace diez años, ofrece semillas de algunos de los vegetales más finos, deliciosos y jugosos que existen. Vale la pena explorar esta opción si desea cultivar los suyos propios. Tienen en existencia semillas para los siguientes vegetales:

Acelga *(swiss chard)*, Alcachofa *(artichoke)*, Apio *(celery)*, Berenjena *(eggplant)*, Berro *(watercress)*, Brócoli, Calabacines (de verano e invierno, *summer squash, winter squash)*, Calabaza *(pumpkin)*, Cebolla *(onion)*, Chiles (picantes y dulces), Col *(cabbage)*, Col rizada *(kale)*, Colecitas de Bruselas *(Brussels sprouts)*, Coliflor, Colinabo *(kohlrabi)*, Diente de león *(French dandelion)*, Endibia *(endive)*, Escarola *(escarole)*, Espinaca *(spinach)*, hojas y vegetales orientales *(Oriental vegetables & greens)*, Hojas de mostaza *(mustard greens)*, Judías verdes (alubias, *string beans)*, Lechuga *(lettuce)*, Melón, Nabo *(turnips)*, Pepino *(cucumber)*, Perejil *(parsley)*, Puerro *(leeks)*, Rábano (rojo y *daikon)*, Remolacha (betabel, *beet)*, Tomate, Verdolaga *(purslane)*, y Zanahoria *(carrot)*.

NICHOLS GARDEN NURSERY
1190 North Pacific Highway
Albany, Oregon 97321-4598
(541) 928-9280

Este vivero, que tiene 40 años de antigüedad y está administrado por una segunda generación, se ubica en el famoso valle del río Willamette, en Oregon, en donde la combinación de tierras con mucho humus y climas templados resulta en las mejores condiciones de cultivo posibles. Cualquier semilla que no encuentre en *Shepherd's,* seguramente la tendrá *Nichols.*

TALK AMERICA
60 York Street, Suite 201
Portland, Maine 04101
(207) 775-5007

"Dr. Heinerman's Healthy Prescriptions" (Las saludables recetas del Dr. Heinerman), un curso en inglés para estudio en casa de 6 horas de duración que incluye cintas de audio y cuaderno de trabajo, además de un informe especial titulado "50 Herbs That Can Save Your Life" (50 Hierbas que le pueden salvar la vida) gratis con cada compra. El curso de estudio cubre "The Cave Man Diet Program" (la técnica prehistórica para bajar de peso y mantenerlo alejado); "Double the power of Your Immune System" (programas específicos para muchas enfermedades relacionadas con el sistema inmunitario); y "The Management of Pain" (sencillas técnicas quiroprácticas y de masaje en pies y manos que se pueden usar en casa, junto con alimentos y hierbas apropiados, para aliviar el dolor).

ANTHROPOLOGICAL RESEARCH CENTER
P.O. Box 11471
Salt Lake City, UT 84147
1-(801) 521-8824

Folk Medicine Journal (Revista de medicina tradicional)
Publicación trimestral acerca de la salud alternativa editada por el Dr. Heinerman. Cuota de suscripción anual: $30 dólares estadounidenses para EE.UU. y Canadá, y $45 dólares para el extranjero.

Rex's Wheat Germ Oil
Aceite puro a base de vitamina E utilizado por los veterinarios como suplemento alimenticio para animales. Es una fuente ideal para poder gozar de una energía y una piel juveniles. $65 dólares para una provisión de 6 meses.

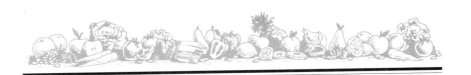

APÉNDICE CUATRO

Materiales de lectura relacionados

WELLNESS SHAKES AND JUICE BAR DRINKS (Batidos y bebidas saludables a base de jugos) por los editores del *University of California at Berkeley Wellness Letter* (New York: Time-Life Books, 1989), 60 páginas.

JUICING FOR LIFE (La extracción de jugos para mejorar la vida) por Cherie Calbom y Maureen Keane (Garden City Park, NY: Avery Publishing Group, Inc., 1992), 351 páginas.

THE BOOK OF RAW FRUIT AND VEGETABLE JUICES AND DRINKS (La guía de jugos y bebidas a base de frutas y verduras crudas) por William H. Lee, Ph.D. (New Canaan, CT: Keats Publishing, Inc., 1982), 177 páginas.

GETTING THE BEST OUT OF YOUR JUICER (Cómo aprovechar al máximo su extractor de jugos) por William H. Lee, Ph.D. (New Canaan, CT: Keats Publishing, Inc., 1992), 175 páginas.

RAW JUICE THERAPY (La terapia a base de jugos crudos) por John B. Lust (Londres: Thorson's Publishers, Ltd., febrero de 1961), 173 páginas.

THE JOY OF JUICING RECIPE GUIDE (La guía de recetas para gozar de la extracción de jugos) por Gary y Shelly Null. (Nueva York: Golden Health Publishing, 1992), 234 páginas.

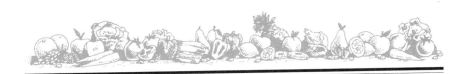

APÉNDICE CINCO

Recetas de bebidas deliciosas a base de jugos

Las recetas de bebidas a base de jugos mencionadas en esta sección provienen de varias fuentes. Mi gratitud, ante todo, para Rose Wride, directora del departamento de *Home Economics* de Vita-Mix Corporation, en Cleveland, Ohio, por su amable ayuda para asegurarnos que las recetas fueran correctas, y para su equipo de cocineros, que probaron y le dieron el visto bueno a todas las recetas antes de su publicación. Mi gratitud también para Vita-Mix Corporation por el amplio uso de las recetas de su libro *Vita-Mix Total Nutrition Center Recipes and Instructions*. También quiero expresar mi agradecimiento a Bernice Watson, de Palo Alto, California, y a Marjorie Trump, de Filadelfia, Pennsylvania, por sus originales e innovadoras ideas para la elaboración de jugos. Finalmente, debo decir que yo mismo he probado lo delicioso de algunas de estas recetas que, se lo garantizo, ¡no encontrará en ningún otro libro! ¡A su salud!

LA PREPARACIÓN DE JUGOS EN SU LICUADORA ES ALGO MUY SENCILLO

Usted notará la sencillez de las instrucciones que siguen a cada receta. La elaboración de jugos en la licuadora es un proceso fácil y delicioso una vez que se entienden los conceptos básicos.

Los ingredientes líquidos y blandos son los que primero deberán ponerse en la licuadora, seguidos de los ingredientes sólidos y el hielo. Esto evitará que la licuadora se atranque al prenderla, y permitirá que la mezcla circule libremente hasta alcanzar una consistencia uniforme. No es necesario licuar los ingredientes en etapas, ni picarlos o desmenuzarlos. Por lo general, lo único que se requiere es cortar el alimento en pedazos de unos 2 ó 3 cm.

Aunque las recetas que aparecen a continuación se pueden preparar en cualquier licuadora resistente, la consistencia uniforme, la intensidad del sabor, la velocidad de procesamiento y la calidad del jugo en general, son muy superiores en un extractor de jugos *Total Nutrition Center* de *Vita-Mix*.

BEBIDAS A BASE DE FRUTAS

TÓNICO A BASE DE FRUTAS

$^1/_2$ *plátano (banana) maduro sin cáscara*

$^1/_2$ *taza de fresas*

$^1/_2$ *taza de pedazos pequeños de piña (ananá, **pineapple**)*

$^1/_2$ *naranja de tamaño mediano sin cáscara*

$^1/_2$ *manzana de tamaño mediano cortada a la mitad*

$^1/_2$ *cucharadita de canela molida*

$^1/_2$ *taza de cubitos de hielo*

Ponga todos los ingredientes en el vaso de su licuadora en el orden listado. Coloque la tapa. Licúe a velocidad ALTA hasta que la mezcla adquiera una consistencia uniforme. Sirva de inmediato.
Rinde: 2 tazas

JUGO DE CEREZA Y DURAZNO

$1^1/_2$ *taza de jugo de manzana*

3 *duraznos (melocotones, **peaches**), o 3 tazas de durazno (melocotón) enlatado*

$^1/_4$ *taza de cerezas deshuesadas*

1 *taza de cubitos de hielo*

Ponga todos los ingredientes en el vaso de su licuadora en el orden listado. Coloque la tapa. Licúe a velocidad ALTA hasta que la mezcla adquiera una consistencia uniforme. Sirva de inmediato.
Rinde: $4^1/_2$ tazas

REVITALIZADOR DE ALBARICOQUE *HUNZA*

$1/2$ taza de leche de cabra (o descremada)

$1/2$ cucharadita de extracto de vainilla puro

$1/4$ taza de albaricoques (damascos, chabacanos, **apricots**) secos, remojados en 1 taza de jugo de manzana

$1/4$ taza de uvas verdes sin semilla

1 cucharada de coco rallado

1 cucharada de pasas de uvas

1 cucharada de semillas de girasol (**sunflower**)

1 cucharada de germen de trigo (**wheat germ**)

$1/4$ cucharadita de cardamomo en polvo

1 taza de cubitos de hielo

Ponga todos los ingredientes en el vaso de su licuadora en el orden listado. Coloque la tapa. Licúe a velocidad ALTA hasta que la mezcla adquiera una consistencia uniforme. Sirva de inmediato.

Rinde: 1$2/3$ tazas

RÁPIDO DE ALBARICOQUE

$1/2$ cucharadita de extracto de ron

$1/4$ taza de jugo de naranja

$1/4$ taza de jugo de limón

$1/4$ taza de néctar de albaricoque (damasco, chabacano, **apricot**)

$1/4$ cucharada de jugo de lima (limón verde)

$1/4$ taza de albaricoques (damascos, chabacanos, **apricots**) secos, remojados en $1/2$ taza de jugo de manzana

$3/4$ taza de cubitos de hielo

Ponga todos los ingredientes en el vaso de su licuadora en el orden listado. Coloque la tapa. Licúe a velocidad ALTA hasta que la mezcla adquiera una consistencia uniforme. Sirva de inmediato.

Rinde: 1$1/3$ taza

NOTA DEL COCINERO: ——————————————

Si lo desea, lo puede diluir con hielo o agua.

SORPRESA DE ALBARICOCEUE

$1/4$ taza de jugo de piña (ananá, **pineapple**)

$1/4$ taza de **ginger ale**

$\frac{1}{4}$ cucharadita de extracto de ron

$\frac{1}{2}$ naranja sin cáscara

$\frac{1}{4}$ taza de albaricoques (damascos, chabacanos, **apricots**) secos, remojados en 1 taza de jugo de manzana

$\frac{1}{2}$ taza de fresas (frutillas, **strawberries**) congeladas

$\frac{1}{2}$ taza de cubitos de hielo

Ponga todos los ingredientes en el vaso de su licuadora en el orden listado. Coloque la tapa. Licúe a velocidad ALTA hasta que la mezcla adquiera una consistencia uniforme. Sirva de inmediato.

Rinde: 2$\frac{1}{3}$ tazas

BATIDO DE PLÁTANO Y ALGARROBAS

$\frac{1}{2}$ taza de leche de cabra (o descremada)

$\frac{1}{2}$ taza de polvo de leche de soya

1 plátano (banana) maduro sin cáscara

2 cucharadas de polvo de algarrobas **(carob)**

2 cucharadas de miel

2 tazas de cubitos de hielo

Ponga todos los ingredientes en el vaso de su licuadora en el orden listado. Coloque la tapa. Licúe a velocidad ALTA hasta que la mezcla adquiera una consistencia uniforme. Sirva de inmediato.

Rinde: 2$\frac{2}{3}$ tazas

BEBIDA DE NARANJA Y PLÁTANO

2 naranjas sin cáscara cortadas en cuartos

1 plátano (banana) maduro sin cáscara

Miel a gusto (opcional)

1 taza de cubitos de hielo

Ponga todos los ingredientes en el vaso de su licuadora en el orden listado. Coloque la tapa. Licúe a velocidad ALTA hasta que la mezcla adquiera una consistencia uniforme. Sirva de inmediato.

Rinde: 2 tazas

BATIDO DE YOGUR CON PLÁTANOS, HIGOS Y DÁTILES

1 taza de jugo de manzana

$\frac{1}{2}$ cucharadita de extracto de almendra puro

$\frac{1}{2}$ taza de yogur de sabor natural

3 plátanos (bananas) maduros sin cáscara y partidos a la mitad

$\frac{1}{4}$ *taza de dátiles (**dates**) deshuesados*

$\frac{1}{4}$ *taza de higos (**figs**)*

*2 cucharadas de coco rallado (**coconut flakes**) sin endulzar*

$\frac{1}{2}$ *cucharadita de cardamomo en polvo*

2 tazas de cubitos de hielo

Ponga todos los ingredientes en el vaso de su licuadora en el orden listado. Coloque la tapa. Licúe a velocidad ALTA hasta que la mezcla adquiera una consistencia uniforme. Sirva de inmediato.

Rinde: 4$\frac{1}{3}$ tazas

BATIDO DE DURAZNO, PLÁTANO Y ALMENDRAS

2 cucharadas de leche descremada

$\frac{1}{2}$ *plátano (banana) de tamaño mediano sin cáscara*

$\frac{1}{8}$ *cucharadita de extracto de almendra (**almond extract**)*

*1$\frac{1}{2}$ cucharadita de salvado de avena (**oat bran**)*

1 cucharada de miel

$\frac{1}{4}$ *taza de durazno (melocotón, **peach**) congelado*

$\frac{1}{2}$ *taza de cubitos de hielo*

Ponga todos los ingredientes en el vaso de su licuadora en el orden listado. Coloque la tapa. Licúe a velocidad ALTA hasta que la mezcla adquiera una consistencia uniforme. Sirva de inmediato.

Rinde: 1 taza

CÓCTEL AMARGO DE ZARZAMORA

$\frac{1}{4}$ *taza de jugo de toronja (pomelo, **grapefruit**)*

$\frac{1}{2}$ *taza de agua mineral bien fría*

1 cucharada de jugo de limón

$\frac{1}{2}$ *taza de zarzamoras (**blackberries**)*

1 taza de cubitos de hielo

Ponga todos los ingredientes en el vaso de su licuadora en el orden listado. Coloque la tapa. Licúe a velocidad ALTA hasta que la mezcla adquiera una consistencia uniforme. Sirva de inmediato.

Rinde: 1$\frac{1}{2}$ taza

BATIDO DE ARÁNDANOS, HIGOS Y DÁTILES

2 tazas de leche de cabra (o descremada)

2 cucharadas de jugo de limón

*1 cucharada de almíbar de arce (**maple syrup**) puro*

$\frac{1}{2}$ *cucharadita de canela (**cinnamon**) molida*
$\frac{1}{2}$ *taza de dátiles deshuesados (**pitted dates**)*
$\frac{1}{4}$ *taza de higos (**figs**)*
1 *taza de arándanos (**blueberries**) congelados*

Ponga todos los ingredientes en el vaso de su licuadora en el orden listado. Coloque la tapa. Licúe a velocidad ALTA hasta que la mezcla adquiera una consistencia uniforme. Sirva de inmediato.
Rinde: 3$\frac{1}{2}$ tazas

REFRESCO DE ARÁNDANO AGRIO

$\frac{1}{2}$ *taza de jugo de piña (ananá, **pineapple**) bien frío*
$\frac{1}{4}$ *taza de agua mineral bien fría*
$\frac{1}{4}$ *taza de condimento de arándano agrio (**cranberry sauce**)*
$\frac{1}{4}$ *taza de arándanos agrios (**cranberries**)*
$\frac{1}{4}$ *taza de frambuesas (**raspberries**)*
1 *taza de cubitos de hielo*

Ponga todos los ingredientes en el vaso de su licuadora en el orden listado. Coloque la tapa. Licúe a velocidad ALTA hasta que la mezcla adquiera una consistencia uniforme. Sirva de inmediato.
Rinde: 2$\frac{1}{2}$ tazas

NOTA DEL COCINERO:

Este jugo es muy agrio. Si lo desea, endúlcelo con miel.

BATIDO DE MANZANA, BAYAS Y PLÁTANOS

$\frac{1}{2}$ *taza de leche de cabra (o descremada)*
$\frac{1}{4}$ *cucharadita de extracto de limón puro*
1 *plátano (**banana**) maduro sin cáscara*
2 *manzanas lavadas y cortadas en cuartos*
$\frac{1}{4}$ *taza de fresas (frutillas, **strawberries**) congeladas*
$\frac{1}{2}$ *taza de cubitos de hielo*

Ponga todos los ingredientes en el vaso de su licuadora en el orden listado. Coloque la tapa. Licúe a velocidad ALTA hasta que la mezcla adquiera una consistencia uniforme. Sirva de inmediato.
Rinde: 3$\frac{1}{2}$ tazas

DESPABILADOR DE MELÓN

1 taza de melón cantaloupe pelado y cortado en trozos, bien frío
½ taza de trozos de sandía, sin semillas y bien fríos
1 naranja mediana sin cáscara y cortada en cuartos
1 cucharadita de jugo de lima (limón verde)

Ponga todos los ingredientes en el vaso de su licuadora en el orden listado. Coloque la tapa. Licúe a velocidad ALTA hasta que la mezcla adquiera una consistencia uniforme. Sirva de inmediato.

Rinde: 1½ taza

REFRESCO DE MELÓN, PIÑA Y PLÁTANO

*½ taza de jugo de arándano agrio (**cranberry**)*
½ taza de melón cantaloupe
*½ taza de piña (ananá, **pineapple**) enlatada con jugo, bien fría*
½ plátano (banana) mediano sin cáscara
1 rodaja de limón con cáscara, de 3 mm (⅛ pulgada) de grueso
1 cucharada de miel
¾ taza de cubitos de hielo

Ponga todos los ingredientes en el vaso de su licuadora en el orden listado. Coloque la tapa. Licúe a velocidad ALTA hasta que la mezcla adquiera una consistencia uniforme. Sirva de inmediato.

Rinde: 2½ tazas

CORDIAL DE FRESAS Y KIWI

2¼ tazas de jugo de naranja
1 fruta kiwi mediana, pelada y cortada a la mitad
*1 taza de fresas (frutillas, **strawberries**)*
1 taza de cubitos de hielo

Ponga todos los ingredientes en el vaso de su licuadora en el orden listado. Coloque la tapa. Licúe a velocidad ALTA hasta que la mezcla adquiera una consistencia uniforme. Sirva de inmediato.

Rinde: 3½ tazas

SPRITZER DE UVA Y PASAS DE UVA

*1 taza de jugo de piña (ananá, **pineapple**) bien frío*
1 taza de agua mineral bien fría

2 *tazas de uvas verdes sin semillas*

$\frac{1}{2}$ *taza de pasas de uva, remojadas en suficiente jugo de piña (ananá, **pineapple**) de modo que las cubra*

Ponga todos los ingredientes en el vaso de su licuadora en el orden listado. Coloque la tapa. Licúe a velocidad ALTA hasta que la mezcla adquiera una consistencia uniforme. Sirva de inmediato.

Rinde: 4 tazas

REFRESCO DE FRESAS Y SANDÍA

3 *tazas de sandía (sin semilla)*

1 *taza de fresas congeladas*

Ponga todos los ingredientes en el vaso de su licuadora en el orden listado. Coloque la tapa. Licúe a velocidad ALTA hasta que la mezcla adquiera una consistencia uniforme. Sirva de inmediato.

Rinde: 2$\frac{1}{2}$ tazas

CÓCTEL DE FRUTAS

$\frac{1}{4}$ *toronja (pomelo, **grapefruit**) roja o rosa pelada*

$\frac{1}{2}$ *naranja sin cáscara y cortada a la mitad*

$\frac{1}{3}$ *taza de piña (ananá, **pineapple**) bien fría*

$\frac{1}{2}$ *taza de uvas blancas o rojas sin semillas*

1 *taza de cubitos de hielo*

Ponga todos los ingredientes en el vaso de su licuadora en el orden listado. Coloque la tapa. Licúe a velocidad ALTA hasta que la mezcla adquiera una consistencia uniforme. Sirva de inmediato.

Rinde: 2$\frac{1}{2}$ tazas

DAIQUIRI DE UVA SIN ALCOHOL

$\frac{1}{2}$ *cucharadita de extracto de ron*

$\frac{1}{4}$ *taza de jugo de uvas*

1 *cucharada de concentrado de jugo de uvas congelado*

$\frac{1}{4}$ *taza de uvas rojas (**red grapes**) sin semilla*

$\frac{1}{4}$ *taza de uvas blancas (**green grapes**) sin semilla*

$\frac{1}{4}$ *taza de uvas azules (**blue grapes**) sin semilla*

Ponga todos los ingredientes en el vaso de su licuadora en el orden listado. Coloque la tapa. Licúe a velocidad ALTA hasta que la mezcla adquiera una consistencia uniforme. Sirva de inmediato.

Rinde: 1$\frac{3}{4}$ tazas

Sangría de Cítricos Sin Alcohol

$^{3}/_{4}$ taza de jugo de uva blanca

2 tazas de agua mineral bien fría

1 taza de piña (ananá, **pineapple**) enlatada, con jugo

1 limón sin cáscara y cortado en cuartos

1 lima (limón verde) sin cáscara y cortada en cuartos

1 toronja (pomelo) Ruby-red pelada y cortada en cuartos

Ponga todos los ingredientes en el vaso de su licuadora en el orden listado. Coloque la tapa. Licúe a velocidad ALTA hasta que la mezcla adquiera una consistencia uniforme. Sirva de inmediato.

Rinde: 6 tazas

Cóctel de Piña Más Dos

$^{1}/_{4}$ taza de piña (ananá, **pineapple**) fresca

$^{1}/_{2}$ naranja sin cáscara

$^{1}/_{2}$ tangerina sin cáscara

1 rebanada de manzana de 2 ó 3 cm (una pulgada) de ancho

$^{1}/_{2}$ plátano (banana) maduro sin cáscara

1 cucharadita de almíbar de arce **(maple syrup)** puro

1 cucharadita de miel oscura

$^{1}/_{2}$ taza de cubitos de hielo

Ponga todos los ingredientes en el vaso de su licuadora en el orden listado. Coloque la tapa. Licúe a velocidad ALTA hasta que la mezcla adquiera una consistencia uniforme. Sirva de inmediato.

Rinde: 1$^{1}/_{2}$ taza

Sorpresa de Mango

$^{1}/_{4}$ taza de jugo de piña (ananá, **pineapple**) bien frío

$^{1}/_{2}$ taza de piña (ananá, **pineapple**) fresca o enlatada bien fría

$^{1}/_{2}$ plátano (banana) maduro sin cáscara

$^{1}/_{2}$ taza de trozos de mango sin cáscara

$^{1}/_{4}$ taza de fresas (frutillas, **strawberries**) congeladas

1 naranja sin cáscara y cortada en cuartos

$^{1}/_{2}$ taza de cubitos de hielo

Ponga todos los ingredientes en el vaso de su licuadora en el orden listado. Coloque la tapa. Licúe a velocidad ALTA hasta que la mezcla adquiera una consistencia uniforme. Sirva de inmediato.

Rinde: 2$^{1}/_{2}$ tazas

Batido de Frutas Mixtas

$\frac{1}{2}$ *taza de yogur de sabor natural*

1 *plátano (banana) maduro*

$\frac{1}{2}$ *naranja sin cáscara y cortada a la mitad*

$\frac{1}{4}$ *taza de durazno (melocotón,* **peach***) congelado*

$\frac{1}{2}$ *taza de fresas (frutillas,* **strawberries***) congeladas endulzadas*

$\frac{1}{4}$ *taza de cubitos de hielo*

Ponga todos los ingredientes en el vaso de su licuadora en el orden listado. Coloque la tapa. Licúe a velocidad ALTA hasta que la mezcla adquiera una consistencia uniforme. Sirva de inmediato.

Rinde: 2½ tazas

Jugo de Fresas y Uvas

1 *taza de fresas (frutillas,* **strawberries***) congeladas*

1 *taza de uvas blancas sin semilla*

1 *taza de uvas rojas sin semilla*

$\frac{1}{2}$ *taza de cubitos de hielo*

Ponga todos los ingredientes en el vaso de su licuadora en el orden listado. Coloque la tapa. Licúe a velocidad ALTA hasta que la mezcla adquiera una consistencia uniforme. Sirva de inmediato.

Rinde: 2½ tazas

BEBIDAS A BASE DE VERDURAS

Gazpacho de Tomate

3 *tazas de jugo de tomate*

$\frac{1}{3}$ *taza de vinagre de vino*

$\frac{1}{2}$ *taza de* **Wheat Germ Oil** *(aceite de germen de trigo) de marca* **Rex's**MR

unas gotas de salsa Tabasco

1 *cucharadita de* **Aged Garlic Extract** *(extracto líquido de ajo añeja do) de marca* **Kyolic**MR

2 *tomates grandes y maduros cortados en cuartos*

1 *pepino, pelado y cortado en pedazos de 2 ó 3 cm (una pulgada)*

1 *cebolla pequeña cortada en cuartos*

1 *pimiento dulce verde (con las semillas intactas) cortado en cuartos* **Kelp** *granulado a gusto*

Ponga todos los ingredientes en el vaso de su licuadora en el orden listado. Coloque la tapa. Licúe a velocidad ALTA hasta que la mezcla adquiera una consistencia uniforme. Sirva de inmediato.

Rinde: 3 tazas

BATIDO PICANTE DE CALABACÍN

1 taza de leche de cabra

*1½ cucharada de melaza (**molasses**)*

½ taza de calabacín butternut cocido y enfriado

4 cucharaditas de tofu

una pizca de cardamomo molido

*una pizca de macis (**mace**) molido*

*una pizca de nuez moscada (**nutmeg**) molida*

Ponga todos los ingredientes en el vaso de su licuadora en el orden listado. Coloque la tapa. Licúe a velocidad ALTA hasta que la mezcla adquiera una consistencia uniforme. Sirva de inmediato.

Rinde: 1½ taza

CÓCTEL DE ESPINACAS

*1 cucharadita de **Aged Garlic Extract** (extracto líquido de ajo añejado) de marca **Kyolic**ᴹᴿ*

1 taza de jugo de tomate bien frío

1 taza de té de menta cargado y frío

1 taza de hojas de espinaca frescas

1 taza de cubitos de hielo

Ponga todos los ingredientes en el vaso de su licuadora en el orden listado. Coloque la tapa. Licúe a velocidad ALTA hasta que la mezcla adquiera una consistencia uniforme. Sirva de inmediato.

Rinde: 2½ tazas

NOTA DEL COCINERO: ——————————————

Para información acerca de cómo obtener el Polvo *Kyo-Green*ᴹᴿ y el *Aged Garlic Extract* (extracto líquido de ajo añejado) *Kyolic*ᴹᴿ, dos de los mejores productos alimenticios para la salud disponibles en Estados Unidos, vea la sección de *Wakunaga of America* en Apéndice 3.

Combinación Vegetal Picante

1 *taza de jugo de tomate*

1 *taza de lechuga romana*

1 *hoja de col morada (**purple cabbage**)*

1 *trozo de zanahoria de 5 cm (dos pulgadas)*

1 *cucharada de cebolla Vidalia dulce*

1 *cucharadita de perejil*

$\frac{1}{4}$ *taza de pimiento dulce rojo o verde*

$\frac{1}{2}$ *cucharadita de pimiento*

*una pizca de pimienta (ají) de Cayena (**cayenne pepper**)*

$\frac{1}{8}$ *cucharadita de salsa Tabasco*

$\frac{1}{2}$ *cucharadita de salsa Worcestershire*

$\frac{1}{2}$ *cucharadita de **Aged Garlic Extract** (extracto líquido de ajo añejado) de marca **Kyolic**[MR]*

1 *taza de cubitos de hielo*

Ponga todos los ingredientes en el vaso de su licuadora en el orden listado. Coloque la tapa. Licúe a velocidad ALTA hasta que la mezcla adquiera una consistencia uniforme. Sirva de inmediato.

Rinde: 2 tazas

Bebida Fresca de Suero de Leche y Pepino

1 *taza de suero de leche (**buttermilk**)*

1 *trozo de pepino de 5 cm (dos pulgadas) sin cáscara*

4 *hojas de menta (**peppermint**) pequeñas*

2 *cubitos de hielo*

Ponga todos los ingredientes en el vaso de su licuadora en el orden listado. Coloque la tapa. Licúe a velocidad ALTA hasta que la mezcla adquiera una consistencia uniforme. Sirva de inmediato.

Rinde: 1 taza

Cooler de Pepino

$\frac{1}{2}$ *taza de crema agria baja en grasa (**lowfat sour cream**) o yogur de sabor natural (**plain**)*

1 *taza de pepino pelado y cortado en pedazos de 2 ó 3 cm (una pulgada)*

*una pizca de **kelp** granulado*

1 *cucharada de cebolla fresca*

$\frac{1}{2}$ *taza de cubitos de hielo*

Ponga todos los ingredientes en el vaso de su licuadora en el orden listado. Coloque la tapa. Licúe a velocidad ALTA hasta que la mezcla adquiera una consistencia uniforme. Sirva de inmediato.

Rinde: 1½ taza

Jugo de Sauerkraut Con Remolacha

½ taza de jugo de sauerkraut (col picada al estilo alemán)

½ taza de sauerkraut

*¼ taza de remolacha (betabel, **beets**) enlatada*

*1 cucharadita de Polvo **Kyo-Green**^MR*

1 taza de cubitos de hielo

Ponga todos los ingredientes en el vaso de su licuadora en el orden listado. Coloque la tapa. Licúe a velocidad ALTA hasta que la mezcla adquiera una consistencia uniforme. Sirva de inmediato.

Rinde: 1½ taza

Deleite de Zanahoria y Remolacha

1½ taza de agua mineral bien fría

1 taza de jugo de zanahoria

1 taza de leche de cabra (o descremada)

*½ taza de remolacha (betabel, **beets**)*

1 taza de cubitos de hielo

Ponga todos los ingredientes en el vaso de su licuadora en el orden listado. Coloque la tapa. Licúe a velocidad ALTA hasta que la mezcla adquiera una consistencia uniforme. Sirva de inmediato.

Rinde: 3¾ tazas

Bebida de Remolacha Para Maratón

1 taza de jugo de zanahoria

*1 taza de pimiento dulce verde (**green bell pepper**) cortado en trozos de 2 ó 3 cm (una pulgada)*

*½ taza de remolacha (betabel, **beets**)*

Ponga todos los ingredientes en el vaso de su licuadora en el orden listado. Coloque la tapa. Licúe a velocidad ALTA hasta que la mezcla adquiera una consistencia uniforme. Sirva de inmediato.

Rinde: 1½ taza

Tónico de Coliflor y Verduras Mixtas

1½ taza de jugo de zanahoria

2 *tazas de coliflor cocida al vapor y enfriada*

2 *nervaduras de apio con hojas*

1 *cucharadita de* **Beet Juice Powder Concentrate** *(jugo de remolacha concentrado en polvo) de marca* **Pines'**^{MR}

1 *cucharadita de Rhubarb Juice Powder Concentrate (jugo de ruibarbo concentrado en polvo) de marca* **Pines'**^{MR}

1 *cucharadita de Polvo* **Kyo-Green**^{MR}

$\frac{1}{2}$ *diente de ajo*

Ponga todos los ingredientes en el vaso de su licuadora en el orden listado. Coloque la tapa. Licúe a velocidad ALTA hasta que la mezcla adquiera una consistencia uniforme. Sirva de inmediato.
Rinde: 2 tazas

Bienvenida de Rábano Picante

$\frac{3}{4}$ *taza de jugo de zanahoria*

1 *cucharadita de jugo de tomate*

1 *cucharadita de jugo de sauerkraut (col al estilo alemán)*

2 *cucharadas de condimento de rábano picante* **(horseradish sauce)**

2 *rábanos* **(radishes)**

Ponga todos los ingredientes en el vaso de su licuadora en el orden listado. Coloque la tapa. Licúe a velocidad ALTA hasta que la mezcla adquiera una consistencia uniforme. Sirva de inmediato.
Rinde: 1 taza

Jugo de Tomate a la Teriyaki

$\frac{1}{2}$ *taza de tomates enlatados o jugo de tomate*

$\frac{1}{2}$ *taza de apio con hojas*

2 *cucharadas de pimiento dulce verde* **(green bell pepper)**

$\frac{1}{3}$ *taza de zanahoria*

2 *cucharadas de cebolla*

2 *cucharadas de salsa Teriyaki*

1 *cucharadita de* **Aged Garlic Extract** *(extracto líquido de ajo añejado) de marca* **Kyolic**^{MR}

1 *cucharadita de Polvo* **Kyo-Green**^{MR}

$1\frac{1}{2}$ *taza de cubitos de hielo*

Ponga todos los ingredientes en el vaso de su licuadora en el orden listado. Coloque la tapa. Licúe a velocidad ALTA hasta que la mezcla adquiera una consistencia uniforme. Sirva de inmediato.
Rinde: 3 tazas

Cóctel de Vegetales Verdes

$1/2$ *taza de crema agria sin grasa (**nonfat sour cream**) o yogur de sabor natural (**plain**)*

$1/2$ *taza de pepino pelado*

$1/4$ *taza de brócoli*

$1/2$ *taza de guisantes (chícharos, arvejas, **peas**) congelados o frescos, cocidos al vapor y luego enfriados*

$1/4$ *taza de cebolla*

1 *cucharadita de **Aged Garlic Extract** (extracto líquido de ajo añejado) de marca **Kyolic**^{MR}*

1 *cucharadita de Polvo **Kyo-Green**^{MR}*

$1/2$ *taza de cubitos de hielo*

Ponga todos los ingredientes en el vaso de su licuadora en el orden listado. Coloque la tapa. Licúe a velocidad ALTA hasta que la mezcla adquiera una consistencia uniforme. Sirva de inmediato.

Rinde: $11/2$ taza

Jugo de Zanahorias y Más

1 *taza de agua mineral bien fría*

$11/2$ *taza de zanahorias cortadas en trozos de 2 ó 3 cm (una pulgada)*

1 *cucharadita de Polvo **Kyo-Green**^{MR}*

1 *taza de cubitos de hielo*

Ponga todos los ingredientes en el vaso de su licuadora en el orden listado. Coloque la tapa. Licúe a velocidad ALTA hasta que la mezcla adquiera una consistencia uniforme. Sirva de inmediato.

Rinde: 2 tazas

Jugo de Colecitas de Bruselas y Más

1 *taza de jugo de tomate*

1 *taza de jugo de zanahoria*

1 *taza de apio con hojas*

4 *colecitas de Bruselas crudas*

1 *cucharadita de **kelp** granulado*

1 *taza de cubitos de hielo*

Ponga todos los ingredientes en el vaso de su licuadora en el orden listado. Coloque la tapa. Licúe a velocidad ALTA hasta que la mezcla adquiera una consistencia uniforme. Sirva de inmediato.

Rinde: $31/2$ tazas

BEBIDAS CALIENTES A BASE DE VERDURAS

ADVERTENCIA DEL COCINERO

Al preparar cualquiera de estas **Bebidas calientes a base de verduras,** puede existir el riesgo de quemaduras si no utiliza un *Vita-Mix.* Es importante que utilice ingredientes a una temperatura *templada.* Agregue los ingredientes poco a poco y luego, de ser necesario, caliente al baño María hasta alcanzar la temperatura deseada en una cacerola.

PONCHE CALIENTE DE AJO Y CEBOLLA

4 tazas de agua mineral hirviendo

3 cucharadas de pasta de tomate (tomato paste)

*1 zanahoria de tamaño mediano cortada en trozos de 2 ó 3 cm
    (una pulgada)*

1 nervadura de apio con hojas

2 a 3 cebollas verdes

5 cubitos de caldo concentrado

*1 cucharada de Aged Garlic Extract (extracto líquido de ajo
    añejado) de marca KyolicMR*

Ponga todos los ingredientes en el vaso de su licuadora en el orden listado. Coloque la tapa. Licúe a una velocidad ALTA hasta que la mezcla adquiera una consistencia uniforme. Sirva de inmediato.

Rinde: 4 tazas

JUGO DE SOPA SWEET PEA

1 taza de caldo concentrado de pollo, jamón o verdura, hirviendo

*1 cucharadita de Aged Garlic Extract (extracto líquido de ajo
    añejado) de marca KyolicMR*

*½ taza de guisantes (chícharos, arvejas, peas) congelados, ya
    descongelados*

*1 trozo de pimiento dulce rojo (sweet red bell pepper) de 2 ó 3 cm
    (una pulgada) de ancho*

1 zanahoria de 2 a 5 cm (una a dos pulgadas)

una pizca de pimienta negra (black pepper)

una pizca de orégano

una pizca de kelp granulado

Ponga todos los ingredientes en el vaso de su licuadora en el orden listado. Coloque la tapa. Licue a una velocidad ALTA hasta que la mezcla adquiera una consistencia uniforme. Sirva de inmediato.

Rinde: 1¹/₂ taza

Jugo de Guisantes Dulces y Papas

1 taza de leche descremada caliente

¹/₄ taza de sustituto de crema agria sin grasa o yogur de sabor natural (plain)

¹/₄ taza de guisantes (chícharos, arvejas, sweet peas) dulces (frescos o congelados), cocidos al vapor

¹/₂ taza de papas peladas y cocidas

1 cucharadita de cebolla

¹/₄ a ¹/₂ cucharadita de caldo de pollo concentrado bouillon (opcional)

¹/₂ cucharadita de Polvo Kyo-Green^{MR}

Ponga todos los ingredientes en el vaso de su licuadora en el orden listado. Coloque la tapa. Licúe a una velocidad ALTA hasta que la mezcla adquiera una consistencia uniforme. Sirva de inmediato.

Rinde: 1¹/₂ tazas

Guisantes, Brócoli y Espárrago Calientes

¹/₂ taza de guisantes (chícharos, arvejas, peas) frescos o congelados, cocidos al vapor

¹/₂ taza de brócoli cocido al vapor

¹/₄ taza de espárrago fresco cocido al vapor

1 cucharada de cebolla

¹/₄ cucharadita de caldo de pollo concentrado bouillon (opcional)

¹/₂ taza de caldo de pollo caliente

1 cucharada de queso Cheddar bajo en grasas

Ponga todos los ingredientes en el vaso de su licuadora en el orden listado. Coloque la tapa. Licúe a una velocidad ALTA hasta que la mezcla adquiera una consistencia uniforme. Sirva de inmediato.

Rinde: 1¹/₂ taza

FRUTA PARA EL BEBÉ

Albaricoque y Manzana Para el Bebé

1 taza de leche de cabra

1 *manzana de tamaño mediano pelada y cortada en cuartos*

1 *taza de albaricoques (damascos, chabacanos, **apricots**) frescos o*
    enlatados

Ponga todos los ingredientes en el vaso de su licuadora en el
orden listado. Coloque la tapa. Licúe a una velocidad ALTA hasta que
la mezcla adquiera una consistencia uniforme. Sirva de inmediato.

Rinde: 1³/₄ taza

Naranja y Manzana Para el Bebé

1 *naranja de tamaño mediano pelada y cortada en cuartos*

1 *manzana mediana pelada y cortada en cuartos*

¹/₃ *taza de agua mineral*

Ponga todos los ingredientes en el vaso de su licuadora en el
orden listado. Coloque la tapa. Licúe a una velocidad ALTA hasta que
la mezcla adquiera una consistencia uniforme. Sirva de inmediato.

Rinde: 1 taza

Bebida de Pera y Naranja Para el Bebé

1 *taza de jugo de naranja bien frío*

1 *pera cortada en cuartos*

Ponga todos los ingredientes en el vaso de su licuadora en el
orden listado. Coloque la tapa. Licúe a una velocidad ALTA hasta que
la mezcla adquiera una consistencia uniforme. Sirva de inmediato.

Rinde: 1¹/₂ taza

Durazno y Plátano Para el Bebé

¹/₂ *cucharadita de jugo de limón*

³/₄ *taza de leche de cabra*

1 *plátano (banana) de tamaño mediano sin cáscara*

¹/₂ *taza de durazno (melocotón, **peach**) frescos o enlatados*

1 *dátil (**date**) deshuesado*

Ponga todos los ingredientes en el vaso de su licuadora en el
orden listado. Coloque la tapa. Licúe a una velocidad ALTA hasta que
la mezcla adquiera una consistencia uniforme. Sirva de inmediato.

Rinde: 1²/₃ tazas

> NOTA DEL COCINERO: ———————————————————
>
> Esta combinación se pone como si fuera budín *(pudding)* conforme se asienta.

VERDURAS PARA EL BEBÉ

JUDÍAS Y CEBADA PARA EL BEBÉ

$1/2$ *taza de judías verde (alubias, chauchas, ejotes, vainitas, string*
   beans) cocidas

$1/4$ *taza de leche de soya (reconstituida)*

1 *cucharadita de cereal de cebada (barley cereal) de Gerber^{MR}*

Ponga todos los ingredientes en el vaso de su licuadora en el orden listado. Coloque la tapa. Licúe a una velocidad ALTA hasta que la mezcla adquiera una consistencia uniforme. Sirva de inmediato.

Rinde: $1/2$ *taza*

GUISANTES PARA EL BEBÉ

1 *taza de leche de cabra (o descremada)*

2 *cucharaditas de cereal de cebada (barley cereal) de Gerber^{MR}*

$3/4$ *taza de guisantes (chícharos, arvejas, peas) cocidos*

Ponga todos los ingredientes en el vaso de su licuadora en el orden listado. Coloque la tapa. Licúe a una velocidad ALTA hasta que la mezcla adquiera una consistencia uniforme. Sirva de inmediato.

Rinde: 1 taza

JUGO DE ZANAHORIA PARA EL BEBÉ

$3/4$ *taza de jugo de zanahoria*

1 *taza de leche de cabra*

Ponga todos los ingredientes en el vaso de su licuadora en el orden listado. Coloque la tapa. Licúe a una velocidad ALTA hasta que la mezcla adquiera una consistencia uniforme. Sirva de inmediato.

Rinde: $1^{3}/4$ *tazas*

NOTA DEL COCINERO

Cualquiera de las recetas de alimentos para el bebé también pueden ser dadas a los que se estén recuperando de una larga enfermedad o de una cirugía, o a las personas de edad mayor que ya no pueden ingerir alimentos sólidos.

ÍNDICE

A

abscesos, 58-59
aceite de oliva, 3, 4
aceitunas, 1-2
achicoria, 5, 6
acidez estomacal, 171-173, 252-253
ácido elágico, 43
ácido gamalinoléico, 46, 52
acné, 81, 153
ADD. *Véase* trastorno por déficit de
   atención
aftas, 58-59
aguacates, 9-10
aguaturma. *Véase* pataca
ajo, 14-15, 17-18
ajo chalote. *Véase* chalote
albaricoque, 25-28
alcoholismo, 48, 181, 247, 272
alergias, 31-32, 35-36, 229-230
alfalfa, 29-32
almorranas. *Véase* hemorroides
alubias. *Véase* judías verdes
amigdalitis, 49, 112, 162
ananás. *Véase* piña
anemia, 46, 157
ansiedad, 173-174
apetito, pérdida de, 122, 287
apio, 34-37
arándano agrio, 40-41, 48-49
arándano azul, 39-40, 47-48
arrugas, combatiendo, 2-3, 27, 157, 225,
   312-313
arteriosclerosis, 21-22
artritis, 10, 80-81, 140-141, 191, 282
arvejas. *Véase* guisantes
asma, 58, 109
ataque de apoplejía, 50
azúcar
   advertencia acerca de, 137, 161, 217,
      241
   pulpa y, 304-305
azufre, 18, 115-116, 176, 271
   y crecimiento atrofiado, 123

B

baya del saúco, 41-42, 49-50
bayas, 38-54. *Véase también* bayas
   específicas
bazo, 217, 235
bebé
   fruta para el, 341-343
   verduras para el, 343-344
bebidas
   a base de frutas, 326-334
   a base de verduras, 334-339
   calientes, 340-341
berro, 55
berza común, 128-129
betabel. *Véase* remolacha
betaínas, 270
boysenberry, 40, 48
bromelina, 238
bronquitis, 58, 116
brotes de frijol, 60-62

C

cabeza, dolores de, 186
calabacita italiana, 65-66
calabaza, 69-70
   pan de, 315
calcio, 129-132, 176
cálculos biliares, 212, 234-235
cáncer, 27-28, 43, 117, 246-247,
   270-272, 293-294
caqui, 73-75
carbunclos, 58-59, 211-212
cebada, 243-244
cebolla, 15-16, 17-18
cebolla escalonia. *Véase* chalote
ceguera nocturna, 142
celulitis, 231
cereza, 78-79
chabacano. *Véase* albaricoque
chalote, 16, 17-18
Champion, extractor, 306, 307
chícharos. *Véase* guisantes

chile colorado, 86
chiles, 83-87
chirivía, 92-93
ciática, 178
ciruela, 96-98
ciruela pasa, 97-98
cistitis. *Véase* infecciones del tracto
    urinario (ITU)
clamidia, 111
cobre, 87
col, 114-116
col de bruselas, 120-121
cólera, 200
colesterol, 11-12, 21, 99, 116, 118,
    191-192
colinabo, 124-125
colon, 116
col rizada, 128-129
comer en exceso, 94
congestión, 110-111, 267
consunción galopante, 147-148
conteo sanguíneo, 98
contracciones musculares, 203
contusiones, 46, 52
corazón. *Véase también* colesterol;
    edema cardíaco; enfermedades
    coronarias
    ataques al, 294-295
    debil, 164-165
    enfermedades del, 11-12
cortaduras, 76. *Véase también* heridas
crecimiento atrofiado, 123
cuero cabelludo reseco, 12
cutis. *Véase* piel

D

damasco. *Véase* albaricoque
dátil, 133, 135
deshidración, 217
desnutrición, 10, 13, 247
diabetes, 118, 137, 181, 221
    y pulpa, 304-305
    úlceras debidas a, 126-127, 212, 278
diarrea, 199, 278
diente de león, 138-139
dientes. *Véase* salud dental
dientes flojos, 76-77. *Véase también*
    salud dental
difenilisatina, 99

disco herniado, 7
disentería amebiana, 200
disfunción enzimática, 240-241
diverticulitis, 252
drogadicción, 181, 247, 272-273
durazno, 144-145, 147

E

eccema, 37, 40-50, 154
edema cardíaco, 207
embarazo, problemas de, 116, 150.
    Véase también parto
encefalitis, 22
endibia, 5-6
enfermedad celíaca, 136, 168
enfermedad de Crohn, 195-196, 203
enfermedades autoinmunes, 258
enfermedades coronarias, 32
enfermedades de trasmisión sexual,
    57, 111-112
enfisema, 58
envenenamiento de la sangre, 36
envenenamiento por mercurio, 231
envenenamiento por tomaína, 46-47
envenenamiento urémico, 181-182, 282
enzimopatía. *Véase* disfunción
    enzimática
erupciones cutaneas, 35, 49-50, 226
esclerosis múltiple, 52
escorbuto, 48
espalda, 7
espárrago, 151-152
espinaca, 155-156
espinillas, 211-212
estreñimiento, 48, 50, 99, 135-136,
    189-190, 263
estrés, 186-187
ETS. *Véase* enfermedades de trasmisión
    sexual
extractor de jugos, 303-309
    Champion, 306, 307
    escogiendo, 303-308
    Juiceman, 307
    Juiceman II, 307
    Olympic, 307
    Omega, 305
    pulpa, utilizando los sobrantes de
        311-315
    Vita-Mix, 306, 307

F

fatiga, 157, 247, 286, 294
fibra, 98
fibrosis quística, 121-122
fiebres, 49, 51, 149, 195
fitobezoar, 239-240
fluoruro, 74-75
fósforo, 87
fracturas, 7, 68, 129
frambuesa roja y negra, 42
fresa, 42-43
frijoles, 60
fruta de la pasión, 158-159
frutas
    bebidas a base de, 326-334
    para el bebé, 341-343
frutas cítricas, 101-108
fruta ugli, 106-107, 108
furúnculos, 52, 58-59, 211-212

G

gangrena, 126-127
garganta, dolor de, 109-110, 162
gastritis, 99, 252
glándulas
    deficiencias en, 63
    inflamadas, 49, 258
gonorrea, 111
gota, 32, 50, 79-80, 282
granada, 163-164
gripe, 54, 109, 110
gripe estomacal, 110-111
grosella espinosa, 42
grosella negra y roja, 39, 46-47
guisantes, 166-167

H

habanero, 85
hemorroides, 76, 165
heridas, 126-127, 137, 206, 212, 278.
    Véase también cortaduras
hernia hiatal, 216, 252-253
herpes, 142, 292-293
hiedra venenosa, 49-50, 226
hierro, 44, 98, 176
hígado
    adiposo, enfermedad de, 263-264

agrandamiento del, 217
artritis y, 141
debíl, 285-286
disfunción del, 50, 67, 71-72
ictericia del, 46
perezoso, 27-28
problemas del, 235
higo, 134-135
hinojo, 170-171
hiperacidez, 100, 281
hiperactividad, 36-37
hipertension. *Véase* presión sanguínea
hipertiroidismo, 263
hipoglucemia, 91, 137, 181, 221, 286
    y pulpa, 304-305
hipotermia, 266-267
hipotiroidismo, 263
histeria, 173-174
hojas de mostaza, 175-176
hormonas, desequilibrios en, 63
huesos, 6-7, 129-132. *Véase también*
    fracturas; osteoporosis
humo de cigarrillo indirecto, 27-28

I

incisiones quirúrgicas, 126-127
indigestión, 149, 171-173
infecciones, 247
    por estafilococos, 112
    de hongos, 20-21, 24, 47, 286
    del tracto urinario (ITU), 47, 48-49,
        52-53, 161
    virales, 295
inflamación crónica, 207
inflamación de la vesícula biliar, 264
inflamaciones gastrointestinales, 258
inflamaciones glandulares, 41, 258
insomnio, 136, 161, 187
insuficiencia venosa, 51, 207, 273

J

jalapeño, 85-86
jitomate. *Véase* tomate
judías germinadas. *Véase* brotes de
    frijol
judías verdes, 179-180
jugo de aceitunas, 3-4
jugo de aguacate, 13

jugo de ajo, 23-24
jugo de albaricoque, 28
jugo de alfalfa, 32-33
jugo de apio, 4, 37
jugo de arándano agrio, 48-49
jugo de arándano azul, 47-48
jugo de baya del saúco, 49-50
jugo de boysenberry, 48
jugo de brotes de frijol, 63-64
jugo de calabacita italiana, 67-68
jugo de calabaza, 71-72
jugo de caqui, 75-77, 200
jugo de cebolla, 23-24
jugo de cereza, 79-82
jugo de chiles y pimientos, 87-91
jugo de chirivía, 93-95
jugo de col, 116-119
jugo de col de bruselas, 121-123
jugo de colinabo, 125-127
jugo de col rizada y berza común, 129-132
jugo de diente de león, 139-143
jugo de espárrago, 152-154
jugo de espinaca, 156-157, 190, 192
jugo de frambuesa roja y negra, 51
jugo de fresa, 51-52
jugo de granada, 164-165, 200
jugo de grosella, 46-47
jugo de grosella espinosa, 50
jugo de guisantes, 167-169
jugo de hinojo, 171-174
jugo de hojas de mostaza, 177-178
jugo de judías verdes, 180-182
jugo de kuncuat, 109
jugo de la fruta de la pasión, 159-162
jugo de la fruta ugli, 110
jugo de lechuga, 186-187
jugo de lima, 110
jugo de limón, 109
jugo de manzana, 189-192
jugo de melón cantaloupe, 194-197
jugo de membrillo, 199-200
jugo de naranja, 110
jugo de nectarina, 202-204
jugo de ortiga, 206-207
jugo de papa, 211-212
jugo de pataca, 220-222
jugo de pepino, 224-227
jugo de perejil, 229-232
jugo de perifollo, 234-236

jugo de piña, 238-241
jugo de plátano, 251-253
jugo de quimbombó, 255-259
jugo de rábano, 261-264
jugo de rábano picante, 266-268
jugo de ráspano, 50-51
jugo de remolacha, 271-274
jugo de ruibarbo, 276-278
jugo de sandía, 281-282
jugo de tomate, 285-287
jugo de zanahoria, 299-302
jugo de zarzamora, 46
jugos, consejos para la extracción de, 308-309
jugos cítricos, 107-113
jugos de achicoria y endibia, 8
jugos de bayas, 38-39, 53-54. *Véase también* jugos de bayas específicas, 38-39, 53-54
jugos de berro-nabo, 57-59
jugos de ciruela y ciruela pasa, 98-100
jugos de col rizada y berza común, 240
jugos de dátil e higo, 135-137
jugos de durazno y pera, 147-150
jugos de papaya y mango, 216-281
jugos de planta de trigo y planta de cebada, 244-248
jugos de uva y uva pasa, 292-296
Juiceman, extractor, 307
Juiceman II, extractor, 307

K

kumquat, 102-103, 107
Kyolic, 16-17, 318

L

lechuga, 183-185
leucemia, 71
lima, 103-104, 107
limón, 103-104, 107
limón verde. *Véase* lima
lombrices, 23, 75
lupus eritematoso, 46, 50, 301

M

mala circulación, 217
mal aliento, 165

mal de Parkinson, 202-203
malestar matutina, 150
malestar matutino, 116. *Véase también*
    náuseas del embarazo
mango, 214-216
manzana, 188-189
mareo por movimiento, 116, 150
materiales de lectura relacionados, 323
melocotón. *Véase* durazno
melón cantaloupe, 193-194
membrillo, 198-199
meningitis, 22-23
menstruación, 46, 178
metales pesados, acumulaciones de,
    211, 300-301
microelementos, 44-45
molestias estomacales, 196

N

nabo, 55-56
naranja, 104-105, 107-108
náuseas del embarazo, 51, 150
nectarina, 201-202
nervios, calmando, 116
neumonía, 58, 109

O

obesidad, 88-89, 94, 220-221
oídos, infecciones de, 24, 49
Olympic, extractor, 307
Omega, extractor, 305
ortiga, 205-206
osteoporosis, 6-7, 67-68, 131-132

P

palta. *Véase* aguacate
pan, pulpa de fruta en, 313-315
panadizos, 58-59
papa, 208-211
papaya, 213-214, 216
parásitos intestinales, 3, 75-76, 77, 165
parto, 156-157. *Véase también*
    embarazo, problemas de
pataca, 219-220
patata. *Véase* papa
pelo, 93-94
pelón. *Véase* nectarina

pepino, 223-224
pera, 145-147
perejil, 228
perifollo, 233-234
peso, falta de, 13
picaduras de insecto, 225-226
piel. *Véase también* trastornos
    específicos
    condiciones de la, 50, 81, 93-94,
        154, 217, 231, 282, 300
    cuidado de, 2-3, 4, 312-313
    rejuveneciendo, 225
    reseca, 12, 225
    úlceras de la, 31, 126-127, 212, 278
pimiento, 86
pimiento dulce, 85
piña, 237-238
piojos, 200
plasma, expansor temporal de, 255-258
plátano, 249-251
PMS. *Véase* síndrome premenstrual
    (PMS)
pomelo. *Véase* toronja
potasio, 43-44, 176
presión sanguínea, 43-44, 45-46, 164
problemas gastrointestinales, 54,
    116-117. *Véase también*
    trastornos específicos
productos, proveedores y fabricantes
    de, 317-321
proteínas, 61, 62-63
psicosis, 173-174
psoriasis, 37, 50
pulmones, abceso en, 147-148
pulmonía, 58
pulpa
    y azucar, 304-305
    utilizando los sobrantes de, 311-315

Q

quemaduras, 19-20, 24, 50
    del sol, 226
quimbombó, 254-255
quistes, 211-212

R

rábano, 260-261
rábano picante, 265-266

ráspano, 42
rata, mordedura de, 195
remolacha, 269-271
resfriado común, 54
reumatismo, 10, 81, 178
riñones, 43-44, 152-153
    infecciones de, 52-53
    peidras en los, 94
ruibarbo, 275-276

S

salud dental, 48, 52, 74-75, 278
sandía, 279-281
sangre
    envenenamiento de la, 36
    trastornos de, 46-47
sarcoma de Kaposi, 71
senos paranasales, 125-126
SIDA, 71-72, 89-90
sífilis, 111
síndrome de fatiga crónica, 221, 286
síndrome premenstrual (PMS), 178
síndromo de intestino irritado, 168-169

T

tabasco, 86
tangerina, 105-106, 108
tendinitis, 7-8
tiroides, 262-263
tiroides poco activa, 49
tomate, 283-285
toronja, 101-102, 107, 108
tos, 136, 187. *Véase también* bronquitis
tos ferina, 58, 136
toxicidad por metales pesados, 211
toxicidad química, 267
trastorno por déficit de atención, 36-37
traumatismos, 207
triglicéridos, 191-192. *Véase también*
    colesterol

trigo, 242, 244
tromboflebitis, 167-168
trombosis, 90
tuberculosis, 57-58, 142-143, 149

U

úlceras
    de la piel, 31, 126-127, 212, 278
    duodenales, 117
    en la boca, 58-59
    pépticas, 117
uñas, problemas con, 93-94
uva, 288-292
uva pasa, 291

V

vaginitis, 24
venas varicosas, 77
venganza de Moctezuma. *Véase* diarrea
verduras
    bebidas a base de, 334-339
        calientes, 340-341
        para el bebé, 343-344
visión, problemas de, 27-28, 51,
    160-161
vitamina A, 27-28, 176
    deficiencia de, 72
vitamina C, 111
Vita-Mix, extractor, 306, 307
vitimina C, 61

Y

yodo, 49

Z

zanahoria, 297-299
zarzamora, 39, 45-46
zumaque venenoso, 49-50, 226